Farmacologia

Como Agem os Medicamentos

2ª edição

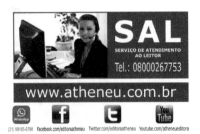

Farmacologia

Como Agem os Medicamentos
2ª edição

Vera Lúcia Pivello

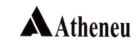

Rio de Janeiro • São Paulo
2022

EDITORA ATHENEU

São Paulo	— *Rua Maria Paula, 123 – 18° andar* *Tel.: (11) 2858-8750* *E-mail: atheneu@atheneu.com.br*
Rio de Janeiro	— *Rua Bambina, 74* *Tel.: (21) 3094-1295* *E-mail: atheneu@atheneu.com.br*

CAPA: Equipe Atheneu
PRODUÇÃO EDITORIAL: MWS Design

CIP-BRASIL. CATALOGAÇÃO NA PUBLICAÇÃO
SINDICATO NACIONAL DOS EDITORES DE LIVROS, RJ

P764f
2. ed.

    Pivello, Vera Lúcia
      Farmacologia : como agem os medicamentos / Vera Lúcia Pivello. - 2. ed. - Rio de Janeiro : Atheneu, 2022.
      ; 24 cm.

    Inclui bibliografia e índice
    ISBN 978-65-5586-515-8

    1. Farmacologia. I. Título.

22-75885   CDD: 615.1
                   CDU: 615

Meri Gleice Rodrigues de Souza - Bibliotecária - CRB-7/6439
04/02/2022   09/02/2022

PIVELLO, V. L.
Farmacologia – Como Agem os Medicamentos – 2ª edição

©Direitos reservados à Editora atheneu – Rio de Janeiro, São Paulo, 2022.

Sobre a Autora

Vera Lúcia Pivello é farmacêutica-bioquímica formada pela Faculdade de Ciências Farmacêuticas da Universidade de São Paulo (USP), pós-graduada em Administração Hospitalar e Farmacologia Aplicada. Mestre pelo Programa de Fármaco e Medicamentos, pela mesma Universidade.

Com experiência em farmácia hospitalar, docência e assistência/atenção farmacêutica, atuou como colaboradora em várias publicações na área farmacêutica, de saúde e leiga, fornecendo orientações sobre medicamentos e legislação sanitária, como a Revista Âmbito Farmacêutico e o Jornal da Associação Paulista de Cirurgiões-Dentistas (APCD).

Sua experiência, de cunho essencialmente prático e para públicos diferentes, levou-a a preparar este trabalho buscando preencher uma lacuna: transmitir os primeiros conceitos de Farmacologia a um público (estudantes e técnicos de Farmácia) que necessita do conhecimento sobre o assunto em linguagem acessível.

Esta obra se propõe a ser um contato inicial com o estudo da Farmacologia, para que o leitor busque, a partir dela, aprofundar seus conhecimentos.

Todos nós sabemos alguma coisa;
todos nós ignoramos alguma coisa.
Por isso, aprendemos sempre.

PAULO FREIRE
Pedagogo, filósofo, educador brasileiro

Agradecimentos

Aos mestres, alunos, colegas e a todos os que participaram da nossa jornada profissional e que, de uma forma ou de outra, contribuíram com o nosso conhecimento e experiência. Sem essa troca, o que poderíamos?

Apresentação

A Farmacologia estuda os medicamentos e a sua ação no organismo.

É descrita em livros e artigos em uma linguagem complexa, difícil para muitos estudantes e profissionais que atuam com medicamentos e gostariam de saber mais sobre eles.

A proposta deste livro, destinado aos profissionais e estudantes da área farmacêutica e outras áreas que tenham a Farmacologia como tema para a sua formação, é fornecer noções sobre grupos de fármacos de uso comum, de maneira simples, para despertar no leitor um interesse que o leve a buscar maiores conhecimentos sobre o assunto.

O foco deste estudo são os conceitos, que vão sendo introduzidos aos poucos, à medida que os temas são desenvolvidos. Assim, dosagens e posologias não são descritas – há muitas obras e bulários que fornecem tais dados. Aqui, preocupamo-nos com os modos de ação e as características gerais dos fármacos, abordando também as principais interações que possam desenvolver com outros fármacos.

Nossa intenção é facilitar o entendimento sobre o produto (ou seja, o medicamento) com o qual trabalhamos. Conhecendo-o um pouco melhor, estaremos mais conscientes de seus benefícios e de sua contribuição para a evolução do tratamento, bem como de suas limitações e perigos.

Não trabalhamos com um produto qualquer: um medicamento traz, além das substâncias químicas e da embalagem que o compõem, toda uma expectativa de melhora, de solução para os problemas de alguém que vai utilizá-lo e, não raro, deposita nele boa parte de suas esperanças.

Tratemos, pois, esse produto tão especial com muita responsabilidade.

Abordaremos, como foi dito, grupos de fármacos com grande utilização na prática cotidiana, dentre os quais aqueles que a legislação brasileira permite comercializar sem apresentação da receita médica – são os chamados MIP, medicamentos isentos de prescrição. Também abordamos ao longo do nosso trabalho, de modo simples, os novos fármacos (fármacos biológicos, os anticorpos monoclonais ou mabs), que estão se tornando muito importantes para o tratamento de diversos tipos de patologias.

Neste livro, embora não estejam presentes todos os grupos de fármacos, são abordados os assuntos que o farmacêutico mais se defronta no seu dia a dia. Com a evolução da orientação farmacêutica, para a melhor condução do tratamento e o uso racional da farmacoterapia, é imprescindível que o profissional esteja sempre buscando mais conhecimentos.

Apresentamos exemplos de medicamentos com os nomes utilizados no comércio. Isso não implica nenhum tipo de compromisso de nossa parte: estamos apenas ilustrando o que foi dito com exemplos conhecidos por nossos leitores.

Quando citado o nome comercial de um medicamento, ele estará acompanhado do símbolo ® – pois se trata de um nome de registro, um nome "próprio" daquele fabricante.

Sempre que necessário, faremos breves explicações sobre fisiologia e mecanismos de ação. Afinal, não se pode explicar um medicamento que vai agir em um organismo do qual não se tem noção, ou estaremos repetindo Voltaire, escritor e filósofo francês, que disse, há cerca de trezentos anos: "Os medicamentos são substâncias das quais não conhecemos quase nada, dadas a doentes de quem sabemos menos ainda".

A Autora

Sumário

Capítulo 1   CONCEITOS BÁSICOS

1.1   Introdução, 1
- 1.1.1   Entrando no assunto..., 1
- 1.1.2   Explicação de alguns conceitos em farmacologia, 2

1.2   As Formas Farmacêuticas, 3
- 1.2.1   Medicamentos líquidos, 4
- 1.2.2   Medicamentos sólidos, 6
- 1.2.3   Medicamentos pastosos, 9

1.3   Vias de Administração: Vias de Acesso do Medicamento ao Organismo, 10
- 1.3.1   Alguns conceitos que relacionam sangue e ação dos fármacos, 12
- 1.3.2   Ligação dos fármacos a proteínas plasmáticas, 13
- 1.3.3   Via tópica, 14
- 1.3.4   Via inalatória, 15
- 1.3.5   Mucosas (vias sublingual, nasal, conjuntival, retal e vaginal), 16
- 1.3.6   Via oral, 17
- 1.3.7   Via parenteral, 18

1.4   Conceito de Biodisponibilidade e Bioequivalência, 20

Capítulo 2   ANTISSEPSIA TÓPICA

2.1   Limpeza, Antissepsia, Desinfecção, Esterilização e Outros Conceitos, 23

2.2   Principais Grupos de Antissépticos, 25
- 2.2.1   Álcoois, 25
- 2.2.2   Hipoclorito de sódio, 25
- 2.2.3   Iodo, 26
- 2.2.4   Peróxidos, 26

2.2.5　Água boricada, 27
2.2.6　Sais quaternários de amônio, 27
2.2.7　Clorexidina, 27
2.2.8　Compostos fenólicos, 28
2.2.9　Formóis, 28
2.2.10　Sabões comuns, 28
2.2.11　Sabões antissépticos, 29

2.3　Concluindo a Exposição sobre Antissepsia Tópica, 31

Capítulo 3　ANALGÉSICOS – MEDICAMENTOS CONTRA A DOR

3.1　Os Vários Tipos de Analgésicos, 33
　　3.1.1　Ácido acetilsalicílico (AAS), 34
　　3.1.2　Dipirona, 37
　　3.1.3　Paracetamol, 38

3.2　Analgésicos Miorrelaxantes (Relaxantes Musculares), 39

3.3　Medicamentos Anticolinérgicos (Antiespasmódicos), 39

3.4　Medicamentos Antienxaqueca, 42
　　3.4.1　Um pouco de serotonina, 44

3.5　Outros Analgésicos, 45

3.6　Algumas Conclusões sobre os Analgésicos, 45

Capítulo 4　MEDICAMENTOS COM AÇÃO NO TRATO RESPIRATÓRIO

4.1　Medicamentos para os Sintomas de Resfriados e Gripes, 47
　　4.1.1　Antigripais sintomáticos, 47

4.2　Medicamentos contra a Tosse, 50
　　4.2.1　Antitussivos ou antitussígenos, 50
　　4.2.2　Expectorantes, 51
　　4.2.3　Mucolíticos, 51

4.3　Medicamentos Utilizados no Tratamento de Asma, Bronquite Crônica, Enfisema, 51
　　4.3.1　Agonistas adrenérgicos, 52
　　4.3.2　Metilxantinas, 53
　　4.3.3　Fármacos corticoides ou corticosteroides, 54
　　4.3.4　Anticolinérgicos, 56
　　4.3.5　Anti-histamínicos (antialérgicos), 57
　　4.3.6　Inibidores de receptores de leucotrienos, 58
　　4.3.7　Anticorpos monoclonais, 58

Capítulo 5 ANTI-INFLAMATÓRIOS

5.1   O Processo Inflamatório, 61

5.2   Anti-inflamatórios não Esteroidais (AINEs), 64
    5.2.1   Ação dos AINEs na dor e na febre, 64
    5.2.2   Efeitos adversos dos AINEs, 64
    5.2.3   Precauções a serem observadas em relação a todos os AINEs, 66
    5.2.4   Interações dos AINEs com outros medicamentos, 66
    5.2.5   Principais grupos de anti-inflamatórios não esteroidais (AINEs), 67

5.3   Anti-inflamatórios Corticosteroides (Glicocorticoides), 69
    5.3.1   Corticoides e outros medicamentos, 71

5.4   Anti-inflamatórios Usados na Gota e Artrite Reumatoide, 72
    5.4.1   Medicamentos para o tratamento da gota, 72
    5.4.2   Medicamentos para a artrite reumatoide, 73

5.5   Anti-inflamatórios e Condroprotetores Usados na Osteoartrose (Artrose), 76
    5.5.1   Estrutura da articulação sinovial, 76
    5.5.2   Medicamentos para o tratamento da artrose, 77

Capítulo 6 MEDICAMENTOS COM AÇÃO NO TRATO GASTRINTESTINAL

6.1   O Funcionamento da "Usina Digestiva", 81
    6.1.1   O estômago e sua acidez, 84

6.2   Fármacos para a Redução da Secreção Ácida, 86
    6.2.1   Antagonistas da histamina, 86
    6.2.2   Inibidores da bomba de prótons, 88

6.3   Protetores da Mucosa Gástrica, 89

6.4   Antiácidos, 90

6.5   Laxantes (Catárticos), 94
    6.5.1   Formadores de massa, 96
    6.5.2   Laxantes estimulantes, 98
    6.5.3   Laxante lubrificante, 100
    6.5.4   Laxantes agonistas dos receptores de serotonina (5-HT), 100

6.6   O que É Diarreia?, 101
    6.6.1   Antidiarreicos, 103

6.7   Antieméticos (Antivômitos), 104
    6.7.1   Antieméticos anti-histamínicos, 105
    6.7.2   Antieméticos antidopaminérgicos, 106
    6.7.3   Antieméticos antisserotoninérgicos, 107
    6.7.4   Antieméticos diversos, 108

6.8   Hepatoprotetores, 108

Capítulo 7 MEDICAMENTOS PARA O CONTROLE DO COLESTEROL E LIPÍDEOS DO SANGUE

7.1   As Gorduras do Sangue, 111

7.2   Medicamentos para as Hiperlipidemias, 116
    7.2.1   Resina de ligação aos ácidos biliares, 116
    7.2.2   Medicamentos inibidores da HMG-CoA redutase (estatinas), 117
    7.2.3   Inibidor da absorção do colesterol, 119
    7.2.4   Derivados do ácido fíbrico (fibratos), 120
    7.2.5   Ácido nicotínico, 121
    7.2.6   Ácidos graxos ômega 3, 121

Capítulo 8 MEDICAMENTOS PARA O CONTROLE DO DIABETES

8.1   Voltando na História, 123

8.2   O Diabetes em um Contexto Atual, 125

8.3   Tipos de Diabetes, 127
    8.3.1   Diabetes tipo 1 (DM1), 127
    8.3.2   Diabetes tipo 2 (DM2), 127
    8.3.3   Diabetes gestacional (DMG), 127

8.4   Conhecimento dos Diversos Aspectos que Compõem o Diabetes, 128
    8.4.1   Rastreamento do DM2, 128
    8.4.2   Prevenção, 128
    8.4.3   Principais sintomas do diabetes, 128
    8.4.4   Exames laboratoriais mais comuns para a investigação do diabetes ou da glicemia alterada, 129

8.5   Complicações Agudas do Diabetes, 129
    8.5.1   Hipoglicemia, 129
    8.5.2   Coma diabético, 130
    8.5.3   Cetoacidose diabética, 130
    8.5.4   Síndrome hiperosmolar não cetótica, 131

8.6   Complicações Crônicas do Diabetes, 131
    8.6.1   Retinopatia diabética, 132
    8.6.2   Nefropatia diabética, 132
    8.6.3   Pé diabético, 133
    8.6.4   Neuropatia diabética, 133

8.7   Medicamentos para o Controle do Diabetes, 134
    8.7.1   Insulinas, 134
    8.7.2   Hiperglicemiantes, 140
    8.7.3   Medicamentos hipoglicemiantes orais e análogos de incretinas (injetáveis), 140
    8.7.4   Fármacos recentes: inibidores da reabsorção da glicose pelos rins, 148

Capítulo 9 FÁRMACOS CARDIOVASCULARES – NA HIPERTENSÃO, INSUFICIÊNCIA CARDÍACA, ARRITMIAS

9.1 O que É Pressão Arterial (PA)?, 151
    9.1.1 Por que é necessário o controle da pressão arterial?, 153
    9.1.2 Principais causas da hipertensão arterial e fatores de risco, 153

9.2 O Tratamento da Hipertensão Arterial, 155

9.3 Fármacos que Agem no Sistema Renina-Angiotensina-Aldosterona (SRAA), 155
    9.3.1 O sistema renina-angiotensina-aldosterona (SRAA) e o sistema nervoso simpático na regulação da pressão arterial, 156
    9.3.2 Inibidores da ECA (IECA), 158
    9.3.3 Bloqueadores de receptores da angiotensina II (BRA), 162
    9.3.4 Inibidores da renina, 165

9.4 Fármacos Bloqueadores Seletivos dos Canais de Cálcio (BCC), 165
    9.4.1 Características dos primeiros bloqueadores de canais de cálcio, 167
    9.4.2 Bloqueadores de canais de cálcio diidropiridínicos, 168
    9.4.3 Efeitos adversos e interações dos bloqueadores dos canais de Ca^{+2}, 168

9.5 Fármacos Anti-Hipertensivos com Ação no Sistema Nervoso Simpático, 169
    9.5.1 O sistema nervoso simpático, 169
    9.5.2 Inibidores dos receptores $\alpha 1$-adrenérgicos ($\alpha 1$-bloqueadores), 174
    9.5.3 Inibidores dos receptores β-adrenérgicos (β-bloqueadores), 175
    9.5.4 Anti-hipertensivos com ação no sistema nervoso central, 181

9.6 Vasodilatadores, 183
    9.6.1 Vasodilatadores diretos, 184
    9.6.2 Outros fármacos com ação vasodilatadora, 185

9.7 Fármacos para a Insuficiência Cardíaca, 186
    9.7.1 Insuficiência cardíaca (IC), 186
    9.7.2 Fármacos inotrópicos, 190
    9.7.3 Vasodilatadores na insuficiência cardíaca, 193
    9.7.4 Fármacos antiarrítmicos, 198

Capítulo 10 FÁRMACOS E ATIVOS DE USO DERMATOLÓGICO (USO TÓPICO)

10.1 A Pele, 203

10.2 Antimicrobianos para o Tratamento das Micoses Superficiais, 206
    10.2.1 Sulfas, 206
    10.2.2 Antibióticos, 207
    10.2.3 Antifúngicos, 209

10.3 Medicamentos contra Ectoparasitas (Escabiose e Pediculose), 216

10.4 Medicamentos com Ação Descamativa – Queratolíticos, 219

10.5 Adstringentes/Secativos, 222

10.6 Anestésicos, Analgésicos e Antipruriginosos de Uso Tópico, 223
    10.6.1 Ésteres do ácido para-aminobenzoico, 223
    10.6.2 Derivados de amidas, 223
    10.6.3 Diversos, 224

10.7 Anti-inflamatórios e Cicatrizantes, 225

10.8 Protetores Solares, 229
    10.8.1 A radiação ultravioleta, 229
    10.8.2 Fator de proteção solar (FPS), 229
    10.8.3 Filtros solares, 229

10.9 Produtos Pigmentantes e Despigmentantes (Clareadores), 231

10.10 Hidratantes, 232
    10.10.1 Agentes de hidratação e reparação da pele, 233

10.11 Produtos de Uso Comum na Higiene Corporal, 235
    10.11.1 Sabonetes íntimos femininos, 235
    10.11.2 Desodorantes e antiperspirantes, 236
    10.11.3 Enxaguatórios bucais, 237

10.12 Pele e Cuidados, 239

Capítulo 11 VITAMINAS, MINERAIS E OUTROS SUPLEMENTOS

11.1 Vitaminas, 241
    11.1.1 Vitaminas lipossolúveis, 243
    11.1.2 Vitaminas hidrossolúveis, 249

11.2 Minerais, 257
    11.2.2 Cálcio, cobre, ferro, flúor, fósforo, iodo, magnésio, manganês, potássio, selênio, zinco, 258

11.3 Fármacos Mais Comumente Utilizados como Energéticos ou Antiastênicos (Isolados ou em Associações de Polivitamínicos e Poliminerais), 266
    11.3.1 Aminoácidos, 266
    11.3.2 Ginseng, 267
    11.3.3 Lecitina de soja, 268
    11.3.4 Sulbutiamina, 268
    11.3.5 Ácidos Graxos Ômega 3 e 6, 269

11.4 Adoçantes Dietéticos, 270
    11.4.1 Uso de Adoçantes × Segurança, 272

11.5 Considerações sobre Vitaminas e Minerais, 273

Leituras Sugeridas, 275

Índice Remissivo, 284

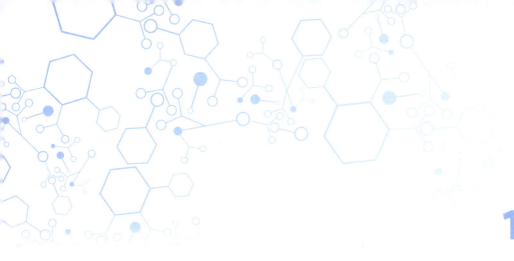

1

Conceitos Básicos

1.1 INTRODUÇÃO

1.1.1 Entrando no assunto...

Tomar ou utilizar medicamentos é tão fácil... eles vêm prontos para o uso, em embalagens práticas e até atraentes. Sem contar que ali pode estar a grande solução para um problema que incomoda, é muito mais fácil engolir uma simpática "pílula" do que se submeter a uma dieta, fazer um programa disciplinado de exercícios, ou restringir alguns hábitos de vida de que gostamos, mas que estão prejudicando nossa saúde.

Talvez seja este o motivo pelo qual tanta gente toma medicamentos de forma tão descuidada, pois simbolizam uma das duas eternas buscas da Humanidade, ainda não resolvidas – uma delas é a Pedra Filosofal, que teria o poder de transformar tudo o que tocasse em ouro (riqueza). A outra é a Fonte da Eterna Juventude, que encerraria em suas águas o dom de conservar indefinidamente a saúde e a aparência jovem de quem ali se banhasse.

Nunca deixamos de lado esses dois desejos, que os alquimistas (os químicos antigos) procuraram exaustivamente realizar. É assim que, tantas vezes, ouvimos de alguém ou da mídia uma notícia sobre algo que, se utilizado, proporcionará mais disposição, mais ânimo (inclusive sexual); nossa memória vai ficar ótima; vamos ficar mais bonitos e mais jovens! Não seria a prometida fonte mencionada?

Vamos falar com toda a sinceridade – os medicamentos, tão valiosos, não são milagres, são ferramentas que a ciência coloca ao nosso alcance, sempre com progressos, mas que merecem todo o cuidado. Já ouvimos falar, com certeza, em reação adversa, anafilaxia, idiossincrasia, interação medicamentosa.

Essas palavras estão relacionadas a problemas com o uso de medicamentos – ao longo do nosso estudo, serão explicadas.

1.1.2 Explicação de alguns conceitos em farmacologia

Qual seria a diferença entre **remédio** e **medicamento**? E fármaco? É a mesma coisa que medicamento?

Já ouvimos algo como: *"Fazer ginástica é, para mim, um verdadeiro remédio!" ou "Tomar um cálice de licor de jenipapo antes do jantar é um santo remédio para a digestão!"*

Não vamos questionar se são ou não verdadeiras tais afirmações.

Mas nota-se que a palavra remédio (presente nas duas) dá a ideia de algo benéfico, que traz uma melhora, mas não é exatamente uma "química" que usamos para obter tais benefícios.

De fato, o conceito de remédio é mais amplo – dança, exercícios, esportes, lazer, psicoterapia – tudo o que possa levar a uma melhora ou cura é um remédio.

O conceito de medicamento já é mais restrito – para os farmacologistas, ele significa substâncias químicas que passaram por processos de manufatura (artesanais ou industriais), e assim transformadas, serão utilizadas para proporcionar a melhora ou cura. Se o medicamento já é o produto completo, pronto para ser entregue a quem vai utilizá-lo, o conceito de fármaco se refere apenas à substância ativa, à substância que terá o efeito esperado. Para a Farmacologia, "fármaco" e "droga" são sinônimos, mas vamos preferir chamar as substâncias ativas de fármacos, devido à conotação bastante comum de se referir a "droga" como sendo apenas substâncias de abuso, que causam prejuízos a quem as consome.

E as plantas, também são medicamentos?

Depende. A planta "ao natural" (ou triturada, seca, pulverizada) não é considerada medicamento, embora (é claro) ainda assim, possa ter propriedades curativas.

Para ser um medicamento, a planta vai passar por processo de extração de suas substâncias ativas (como tintura, óleo, extrato, cera, e outros), com os cuidados exigidos pela legislação, para ser utilizada como tal – e chamada agora medicamento fitoterápico (*fito* significa planta).

Da mesma forma, os medicamentos também podem ter origem biológica, sendo produzidos a partir de organismos vivos - como exemplos muito conhecidos citamos as vacinas (utilizadas na medicina tradicional há mais de dois séculos) e a insulina (elaborada por meio de técnicas de engenharia genética); também são exemplos as muitas imunoglobulinas, vários hormônios, e os complexos anticorpos monoclonais ("mabs"). Os medicamentos de origem biológica, ou biofármacos, estão em evolução constante, e pretendem tornar os tratamentos de doenças como Alzheimer, os muitos tipos de câncer, doenças autoimunes, psoríase (entre outras patologias), cada vez mais individualizados, melhorando a resposta do paciente ao tratamento e reduzindo a possibilidade de efeitos adversos.

Neste nosso estudo, uma introdução à Farmacologia, não enfocaremos com profundidade os biofármacos, atendo-nos aos itens mais comuns no atendimento cotidiano, especialmente no ambiente da farmácia.

Citamos acima as "substâncias ativas" do medicamento; de fato, é preciso distinguir a parte que fará o efeito esperado da parte que não tem tal efeito. A primeira será o princípio ativo do medicamento; a segunda, seus excipientes ou veículos, e também os adjuvantes. Os componentes sem ação terapêutica, estão presentes na fórmula para fornecer o volume necessário, conservar o medicamento contra a ação de micróbios, proporcionar cor e gosto agradável (se preciso), enfim, dar corpo e estabilidade à formulação.

Os princípios ativos são identificados, no medicamento, pelo seu **nome genérico**.

Depois da política de implantação de genéricos no Brasil (no final da década de 1990), ficou mais fácil conhecer o que são esses nomes. Eles correspondem às identificações que os princípios ativos têm, sem relação com o fabricante (não é nome de marca). Nos livros de farmacologia, os princípios ativos são tratados pelos seus nomes genéricos.

Importante lembrar que os nomes não podem ser tratados ou escritos "de qualquer jeito", eles seguem uma lista que é oficial no Brasil, chamada Denominação Comum Brasileira (DCB). Se o nome genérico ainda não foi incluído na DCB, ele deve obedecer à Denominação Comum Internacional (DCI). Além do nome genérico, o medicamento tem também um nome químico (que não é a mesma coisa que nome genérico!).

O nome químico é o nome dado ao princípio ativo pelos estudiosos que o descobriram ou desenvolveram, e assim conseguem "desenhar" a molécula de tal substância. É um nome que segue uma série de regras de nomenclatura, obedecidas internacionalmente. Conheça os exemplos no Quadro 1.1.

Quadro 1.1 Exemplos de terminologia de medicamentos.

Nome genérico	Nome químico	Alguns nomes comerciais
Paracetamol	N-(4-hidroxifenil)-acetamida	Tylenol®, Dôrico®
Fluoxetina	feniltrifluortoliloxipropilamina	Prozac®, Daforin®
Diclofenaco	ácido 2,6-diclorofenilaminobenzenoacético	Cataflan®, Biofenac®
Enalapril	éster da 1-[[carboxi-3-fenilpropil]-L-alanil]-L-prolina	Renitec®, Vasopril®

Os nomes químicos são muito mais difíceis, e não são comumente utilizados, pelos profissionais de saúde.

Observarmos também que os nomes comerciais são sempre escritos com letra maiúscula, uma vez que, sendo os medicamentos "batizados" pelos laboratórios fabricantes, passam a ser nomes próprios, pertencentes aos fabricantes que os colocaram no mercado.

1.2 AS FORMAS FARMACÊUTICAS

O mercado oferece muitos medicamentos com o mesmo princípio ativo, mesmo nome comercial e frequentemente, com diversas formas farmacêuticas diferentes. Por exemplo:

- metoclopramida: disponível em comprimidos, gotas pediátricas, ampolas;
- cetoprofeno: cápsulas, supositório, ampola, comprimido, gel tópico;
- ibuprofeno: comprimidos, drágeas, cápsulas gelatinosas e gotas pediátricas;
- dipirona: comprimidos, gotas, solução oral, injetável, supositórios.

O número de exemplos seria imenso. Por que tantas apresentações diferentes para um mesmo princípio ativo?

São vários os motivos, por exemplo, de acordo com cada apresentação, o tempo para o início da ação do medicamento será diferente.

CONCEITOS BÁSICOS **3**

No uso oral, as gotas dissolvidas em água começam a agir mais depressa no organismo que as cápsulas e os comprimidos (porque já estão dissolvidas, e o medicamento será mais facilmente absorvido) – no entanto, os comprimidos dispersíveis (veremos adiante) possuem dissolução imediata, diretamente na boca ou em um pouco de água. Portanto, **não é só a forma farmacêutica que decide o início da ação.**

Os supositórios começam sua ação (geralmente) de forma mais rápida que os medicamentos tomados por via oral; os injetáveis (ampolas) têm ação ainda mais rápida, mas os perigos de reações indesejáveis também aumentam.

E não é só para obter efeito mais rápido que existem várias apresentações; há outros motivos, como:

- a necessidade de liberação mais lenta de um princípio ativo;
- não desejar que ele se desintegre no estômago, e sim no intestino;
- quando a substância não pode ser usada por via oral, porque é passível de ser destruída pelos sucos digestivos;
- comodidade, praticidade, facilidade de transporte;
- necessidade de evitar gosto desagradável;
- apelos de *marketing*.

As diferentes maneiras com que o medicamento é trazido até nós (comprimido, cápsula, drágea, xarope, creme, gel etc.) são chamadas formas farmacêuticas (Quadro 1.2).

Será preciso conversar sobre as diferentes formas farmacêuticas, pois elas podem determinar um aproveitamento diferente de um mesmo princípio ativo pelo organismo.

Quadro 1.2   Principais apresentações das formas farmacêuticas.

Medicamentos líquidos	Medicamentos sólidos	Medicamentos pastosos
Soluções	Pós- Granulados	Pomadas
Suspensões	Comprimidos	Cremes
Emulsões	Drágeas	Géis
Colírios	Cápsulas	Sistemas transdérmicos
Injetáveis	Supositórios	

1.2.1   Medicamentos líquidos

Nas **soluções**, os princípios ativos estão dissolvidos em um líquido (chamado solvente), geralmente a água; são límpidas, translúcidas, mesmo que contenham corantes.

Como exemplos, podemos lembrar a vitamina C em gotas, a dipirona gotas e solução oral, a maioria dos injetáveis, os enxaguatórios bucais (tipo Cepacol®). Os xaropes também são soluções, contendo uma grande quantidade de açúcar (não menos que 45% de seu peso). Neles, a grande concentração de açúcar confere o aspecto viscoso e o sabor doce. Podem conter também substâncias espessantes, para proporcionar a viscosidade adequada. Há "xaropes" sem açúcar, para quem não pode consumi-lo (como os diabéticos) – tais formulações são chamadas edulitos.

Nas **suspensões**, o princípio ativo não está dissolvido: são partículas que estão suspensas (dispersas) no líquido, por isso é que se deve agitar uma suspensão antes de usá-la.

São muitos os exemplos de suspensões: os antiácidos, como o Leite de Magnésia®, o Riopan® (magaldrato) e até alguns injetáveis, como a penicilina benzatina (Benzetacil®) – eis um dos motivos por que ela é uma injeção dolorida – na aplicação, são introduzidas partículas sólidas no músculo; assim, deve-se agitá-la suavemente antes da retirada da dose a ser injetada, a administração deve ser feita lentamente.

As suspensões devem ser agitadas suavemente, para que as partículas sólidas do medicamento se distribuam de modo uniforme no líquido suspensor.

As **emulsões** contêm em sua fórmula dois líquidos: um é aquoso, e o outro é oleoso; dizemos então que são líquidos imiscíveis – não se misturam. No entanto, as emulsões têm um aspecto leitoso e uniforme, que é adquirido graças a um terceiro componente, o agente emulsificante, que faz com que a parte oleosa se "quebre" em gotículas bem pequenas e se espalhe completamente pela parte aquosa.

Fica portanto:

Parte aquosa + Parte oleosa $\xrightarrow{\text{agente emulsificante}}$ Emulsão

A Cosmética se utiliza muito das fórmulas emulsivas: os cremes, loções e leites cosméticos são emulsões.

Os **colírios**, geralmente soluções, destinam-se à administração ocular; são estéreis, o que quer dizer que são isentos da presença de qualquer micro-organismo. Todo esse cuidado na preparação deve continuar também na hora da utilização, pois os olhos são estruturas muito sensíveis, nas quais uma contaminação microbiana pode causar danos bastante graves.

Eis algumas precauções a serem tomadas, ao se utilizar um colírio:

- lavar as mãos antes da aplicação;
- evitar o contato do conta-gotas ou do bico do frasco com o olho ou a pálpebra;
- manter a tampa do frasco voltada para cima, evitando seu contato com qualquer superfície;
- não guardar resto do produto após o término do tratamento: depois de aberto o frasco, seu período de conservação, diferente para cada medicamento, geralmente não é grande.

Os **injetáveis**, como os colírios, são estéreis – e as consequências serão muito graves se o injetável introduzir uma contaminação microbiana diretamente no sangue do paciente. Destinam-se à administração parenteral (do latim par enteros, ou "ao lado do intestino", que quer dizer que esses medicamentos não passarão pelo tubo digestivo).

Em caso de contaminação microbiana, se houver uma infecção generalizada, isto é, disseminada por todo o organismo, tal situação é chamada *sepsis ou sepse*. Isso pode ocorrer se houver problemas na produção do injetável, com a quebra da esterilidade do produto, ou no seu manuseio, na hora da utilização (falar ou tossir sobre o injetável antes de aplicá-lo, não lavar adequadamente as mãos, tocar alguma parte da agulha na hora da aplicação).

CONCEITOS BÁSICOS **5**

Os injetáveis – líquidos (soluções, suspensões e emulsões) e pós para diluição – são preparações em pequenos volumes (ampolas e frasco-ampolas) e grandes volumes (de 100 mL a 1 litro), estes últimos para administração contínua por períodos maiores de tempo (várias horas). A administração de grandes volumes é chamada infusão intravenosa, e é utilizada para soros, glicose, reposição de sais e de proteínas.

Na seção 1.3 – Vias de Administração detalharemos o uso dos injetáveis. Ainda sobre os líquidos, é importante lembrar que, ao despejá-los, deve-se cuidar para que não escorram, manchando o rótulo e dificultando a identificação do medicamento. Também é preciso limpar a boca do frasco, pois o líquido que ficar ali pode facilitar a contaminação por micro--organismos (pode acontecer até com antissépticos e antibióticos).

As suspensões e emulsões sempre devem ser agitadas antes do uso (tal recomendação consta, inclusive, no rótulo desses medicamentos). A finalidade é evitar que uma possível deposição de medicamento no fundo do frasco faça com que se retire uma dose incorreta.

Os medicamentos em que o pó é diluído em água até a marca orientada pelo fabricante são chamados preparações extemporâneas (como várias apresentações de antibióticos para uso pediátrico).

Nesses produtos, é importante verificar seu período de validade após abertos. Geralmente, o período varia em torno de 1 a 2 semanas. Assim, não se deve guardar o que sobrar do medicamento.

Vale lembrar que os xaropes também não devem ser guardados por períodos grandes após abertos; como contêm muito açúcar ou agentes suspensores que dão o aspecto viscoso ao produto, poderão ser contaminados por micro-organismos, principalmente por fungos.

Ao se perceber cheiro estranho ou desagradável, mudança de cor ou de aspecto ou tampa estufada, o produto não deve ser consumido, mesmo dentro do prazo de validade. Pode ter havido alteração do medicamento por reações químicas, ou contaminação microbiana.

1.2.2 Medicamentos sólidos

Os sólidos, por serem isentos de água, têm um período de conservação geralmente maior que os medicamentos líquidos, devendo ser mantidos em lugar seco.

A água (como umidade) não é boa para medicamentos – as moléculas de água se introduzem entre as do produto, alterando sua estrutura química. Essa alteração, ou "quebra", causada pela água, chama-se **hidrólise**, e pode fazer com que o medicamento se torne uma substância diferente da original, com mudança ou perda do efeito esperado.

> Hidrólise: é uma reação química de "quebra" de uma molécula pela água

Dessa forma, é evidente que o armário do banheiro é um lugar extremamente impróprio para guardar medicamentos, especialmente os sólidos.

Os **pós** e **granulados** são administrados com água. Como ficam com a superfície exposta, é mais difícil encobrir o gosto. É melhor apresentar o medicamento como cápsula, se o gosto for muito desagradável, para que não haja aversão, inclusive com ocorrência de vômito.

Por sua superfície mais "espalhada", os pós e granulados podem adquirir umidade mais facilmente que as outras formulações sólidas, isto é percebido pela formação de grumos ou torrões no produto, quando umedecido.

É para evitar isso, e também para garantir a administração da quantidade correta, que a indústria farmacêutica prepara embalagens com doses unitárias; se os pós e granulados estiverem em frascos, devem ser conservados sempre bem fechados.

São exemplos de pós e granulados, no comércio: os antiácidos efervescentes (como o Sal de Fruta Eno®), os sais para reidratação oral (Rehidrat®), alguns laxativos à base de fibras (Muvinlax®, Metamucil®).

Os **comprimidos** são sólidos compactados (ou, como o nome diz, são pós que foram comprimidos), e é esta a forma farmacêutica da maior parte das apresentações oferecidas atualmente pelo mercado. Eles têm vantagens em relação aos pós, especialmente pela facilidade de administração e transporte. Como estão menos expostos à umidade, sua conservação é melhor.

O comprimido não deve ser partido ou mastigado, a não ser que apresente um sulco para tal finalidade, ou tenha sido elaborado com esse propósito (como o comprimido mastigável ou o dispersível).

A seguir, alguns dos vários tipos de comprimidos disponíveis no mercado, cada um com características diferentes.

- Comprimido de liberação controlada (prolongada): libera o(s) princípio(s) ativo(s) de forma controlada, permitindo uma quantidade maior de substância ativa por unidade do medicamento. Como a desintegração é gradual, pode-se ter uma redução na frequência de tomadas, em comparação com o comprimido de liberação imediata.
- Comprimido revestido: possui finas camadas de revestimento para proteger o(s) princípio(s) ativo(s) do ar ou umidade, para encobrir odor ou sabor desagradável, ou para melhorar a aparência. Os comprimidos de liberação controlada podem ser revestidos, para controlar a velocidade de liberação da(s) substância(s) ativa(s).
- Comprimido dispersível: em contato com um líquido, rapidamente se desfaz, na boca ou com um pouco de água. Deve ser dispersado antes de ser engolido. O comprimido orodispersível dissolve-se ou desintegra-se rapidamente quando colocado sobre a língua.
- Comprimido efervescente: contém em sua fórmula substâncias ácidas e alcalinas (como o bicarbonato de sódio), que reagem em contato com água, liberando gás carbônico (CO_2). É o CO_2 que dá a efervescência. Os componentes devem ser dissolvidos ou dispersos antes da administração do comprimido.
- Comprimido mastigável: para ser mastigado, deixando um sabor agradável na boca.

As **cápsulas** são formadas por duas partes (corpo e tampa) que se encaixam, e onde o pó é protegido pelo envoltório de gelatina (ou outras substâncias), geralmente colorida. Os princípios ativos são encapsulados por vários motivos – podem ter gosto ruim, odor desagradável ou sofrerem alterações pela luz; pode ser ainda que causem danos à mucosa da boca e garganta ou ao estômago. Se for preciso evitar esta última situação, a cápsula será revestida com um verniz de proteção, para se desintegrar somente no intestino – é chamada então cápsula de desintegração entérica (de *enteros*, intestino); ao se desfazer no intestino, tal medicamento é chamado também gastrorresistente (porque resiste aos sucos digestivos do estômago).

As cápsulas não devem ser abertas, e seu conteúdo misturado a líquidos.

Além destas, chamadas cápsulas gelatinosas duras, as cápsulas podem ser preparadas com gelatina à qual se acrescenta glicerina ou sorbitol, substâncias que darão uma consistência elástica, parecida com plástico. Podem ter formato esférico ou alongado, e servem para líquidos ou materiais pastosos. O medicamento fica "lacrado" no interior das cápsulas – não é possível abri-las e retirar seu conteúdo. São as cápsulas gelatinosas moles.

As cápsulas para inalação contêm pó, que será liberado através de inaladores especiais – destinam-se à inalação oral ou nasal e são administradas, por exemplo, no controle das crises asmáticas.

As **drágeas** têm no seu interior um comprimido com o princípio ativo, e são revestidas por camadas contendo substâncias diversas, como resinas naturais ou sintéticas, gomas, gelatinas, plastificantes, açúcares e corantes; por último, são polidas com cera própria, para obter aspecto final liso e brilhante.

Tal revestimento não é feito sem motivo – além de dar um aspecto bonito ao produto, o drageamento evita que a exposição à luz e ao ar o alterem. Quando a substância é agressiva para o estômago, esse revestimento impede que o medicamento se desintegre ali; como no caso das cápsulas, ele será liberado somente no intestino – é a liberação entérica, comum entre os anti-inflamatórios.

Um produto drageado deve ser consumido em uma única tomada – ao tentar partir uma drágea, vamos despedaçá-la, e retirar a proteção dada pelo fabricante.

É possível, a esta altura, percebermos o porquê de não partir, abrir ou mastigar cápsulas ou drágeas, pois os princípios ativos dessas formulações poderão:
- ser inutilizados pelos sucos digestivos do estômago;
- agredir o estômago, causando irritações, sangramentos, gastrites.

Se o comprimido, cápsula ou drágea for de liberação prolongada, quer dizer que a quantidade do princípio ativo contida em cada unidade vai ser utilizada pelo organismo em 12 ou até em 24 horas – um forte motivo para não parti-lo ou mastigá-lo – esses medicamentos, que o fabricante identifica por "*Long*", "*Retard*", "*AP*" (ação prolongada), possuem dosagens maiores que seus correspondentes de ação normal. A quantidade maior de princípio ativo deve se desfazer no interior do estômago ou intestino de forma controlada, já prevista pelo fabricante.

A seguir, dois exemplos:
- Diclofenaco sódico, anti-inflamatório, na apresentação comercial Voltaren®:
  Voltaren® (tradicional) – tem 50 mg de princípio ativo (diclofenaco).
  Voltaren SR® (liberação gradativa) – tem 75 mg de diclofenaco.
  Voltaren Retard® – tem 100 mg de diclofenaco.
- Verapamil, anti-hipertensivo, na apresentação comercial Dilacoron®:
  Dilacoron® (tradicional) – tem 80 mg de princípio ativo (verapamil).
  Dilacoron Retard® – tem 240 mg de verapamil.

São muitos os exemplos de formulações de ação prolongada, ou controlada, que permitem ao paciente o conforto de reduzir as tomadas. Outra vantagem, é que a concentração (quantidade do medicamento em um determinado volume de sangue) será mais constante do que se o medicamento for administrado em mais vezes ao dia (quando se pode esquecer de tomar alguma dose, ou tomar doses muito próximas).

> Se o medicamento de liberação controlada for triturado, toda a proteção que o fabricante preparou será desfeita, e uma quantidade grande de princípio ativo será liberada para a corrente sanguínea em um espaço de tempo muito menor que o previsto, aumentando a probabilidade de reações adversas.

Os **supositórios** têm, geralmente, a forma de uma ogiva, para administração no reto. São feitos de excipientes graxos (gordurosos ceras, manteiga de cacau), ou miscíveis (que se misturam) com a água (polietilenoglicóis – PEGs), e embalados de forma individualizada.

O supositório, depois de introduzido no reto, funde-se a 37°C (que é a nossa temperatura interna), ou se dissolve lentamente nos líquidos do corpo, para que o princípio ativo seja liberado e produza a ação terapêutica. Sua consistência depende, então, da temperatura do ambiente onde é produzido e armazenado. O tamanho do supositório varia entre 1 g (uso infantil) e 3 g (uso adulto), e é uma alternativa quando a via oral não pode ser utilizada.

Os **enemas** são preparações líquidas para introdução no reto, para lavagem, auxílio à evacuação ou administração de medicamentos.

Os **óvulos** para administração vaginal são feitos mais ou menos da mesma forma que os supositórios, e ajustados para o ambiente ácido da mucosa vaginal. Contêm princípios ativos antibióticos, antifúngicos, cicatrizantes ou lubrificantes.

1.2.3 Medicamentos pastosos

Os pastosos têm maior teor de água que os sólidos, estando mais expostos a problemas como hidrólise (subseção 1.2.2 – Medicamentos Sólidos), oxidação (alteração causada pelo oxigênio – conhecida pelo nome de ranço) e contaminação por micro-organismos, especialmente fungos. Para evitar esta última, valem os cuidados já relatados na subseção 1.2.1 – Medicamentos Líquidos: limpar sempre a boca da bisnaga após a utilização, deixando-a destampada o mínimo de tempo necessário. Potes com bocas muito largas também não são indicados para acondicionar formulações pastosas – cada vez que se abre o produto, ele fica muito exposto ao ar, favorecendo a rancificação e a contaminação.

Esses problemas podem ser percebidos pela mudança da coloração e do cheiro do produto; ou a formulação perde a uniformidade, isto é, ocorre separação das fases – a parte mais sólida se separa da líquida.

As **pomadas** são preparações semissólidas para uso tópico (uso externo e local); agem na região do corpo onde foram administradas (pele ou membranas mucosas).

São feitas, comumente, com excipientes gordurosos, como vaselina e lanolina; de constituição gordurosa, não têm muita penetração na pele, sendo indicadas para problemas

CONCEITOS BÁSICOS **9**

mais superficiais, nos quais não se necessite da absorção do princípio ativo. Como ficam na superfície da pele e dificultam a sua respiração normal (chamada perspiração), é dito que elas são oclusivas. As lesões tratadas pelas pomadas são as crônicas e secas.

Para as pomadas oftálmicas, os cuidados devem ser os mesmos que os relacionados em "colírios".

Os **cremes** são formulações emulsivas (são emulsões); assim, parte do seu excipiente é aquosa e parte é oleosa. A diferença entre eles e as emulsões descritas na subseção 1.2.1 – Medicamentos Líquidos é que são mais firmes, não escorrem, pois têm excipientes de consistência semissólida.

Os cremes destinam-se às fórmulas de anti-inflamatórios tópicos, anticoagulantes (que ajudam a "dissolver" hematomas), antialérgicos, antibióticos e antifúngicos. Tendo parte aquosa e parte oleosa – como nossa pele, que é composta de gordura e de água – eles penetram na pele com maior facilidade do que as pomadas, que tratam problemas mais superficiais.

A Cosmética, que se utiliza muito das fórmulas emulsivas, tem nos cremes seus grandes aliados – nas fórmulas para limpar a pele, para torná-la macia (emolientes), para evitar que ela perca água (hidratantes), para causar descamação e renovação cutânea (ceratolíticos/ceratoplásticos), com substâncias que atenuam pequenas linhas e rugas (anti-idade, ou em inglês *anti-age*).

Essa preferência se deve ao fato de que os cremes não mancham as roupas, podem conter muito menos substâncias gordurosas que as pomadas (a pele não fica "brilhando") e são mais fáceis de aplicar (são mais macios).

Os **géis** são feitos, como o nome diz, com substâncias gelatinosas – sem gordura, ou *oil free*. São frequentemente citados pelos médicos em fórmulas em que não se quer excipientes gordurosos.

Os géis são ótimos como refrescantes, mas não têm penetração na pele, justamente por não terem excipientes gordurosos; como secam logo, não ajudam a deter a perda de água – não funcionam bem como hidratantes.

Para modificar tal situação foram elaborados os emulgéis, géis emulsivos com pequena quantidade de excipientes gordurosos e emulsificantes. Assim, é possível conseguir melhor penetração na pele e ampliar bastante a sua utilização.

Uma forma farmacêutica com utilização específica é o **medicamento de uso transdérmico** (sistema TTS). Ele é colado à pele, e possui um revestimento que permite a liberação do medicamento (que, no sistema, está sob a forma de um gel especial) de maneira constante.

Como exemplos, citamos o Systen® (estradiol, hormônio feminino), Durogesic D-Trans® (fentanila, analgésico para dores intensas), Niquitin® (nicotina, para auxílio na descontinuação do tabagismo), Exelon Patch® (rivastigmina, para controle do mal de Alzheimer).

1.3 VIAS DE ADMINISTRAÇÃO: VIAS DE ACESSO DO MEDICAMENTO AO ORGANISMO

A resposta terapêutica (efeito esperado) de um medicamento vai depender de como ele se apresenta (forma farmacêutica), e da via de administração. A via de administração é o caminho escolhido para a introdução do medicamento no organismo (além, é claro, das outras condições do próprio paciente, como idade, peso, doenças que apresente, outros medicamentos em uso ou até mesmo, alimentos que tenha utilizado).

As várias apresentações para um mesmo princípio ativo permitem utilizá-lo em diferentes vias de administração. Nem sempre "é a mesma coisa" usar um medicamento pela via oral ou pela parenteral (injetável), ou mesmo pela via retal.

Antes de discutir cada via em separado, vamos explicar o que é um efeito local e um efeito sistêmico de um medicamento, além de conhecer um pouco mais sobre o sangue, tão importante no transporte de medicamentos de efeito sistêmico.

Efeito local: é a resposta do medicamento em uma região localizada do corpo; é muito comum em medicamentos tópicos, como as pomadas e géis, administrados em certo local do organismo para fazer efeito apenas ali (como uma pomada secativa, colocada em um pequeno ferimento).

Há outros tipos de medicamentos de uso local: supositório de glicerina que age apenas na parte final do reto, onde auxiliará o amolecimento das fezes e a evacuação; óvulo vaginal com finalidade antibiótica, antifúngica ou cicatrizante, também é um medicamento de uso local.

Efeito sistêmico: no efeito sistêmico, a resposta situa-se em um local diferente daquele onde o medicamento foi administrado. Assim, se estamos com uma leve dor de cabeça e tomamos um analgésico em comprimido, ele terá uma resposta no organismo como um todo, e vamos sentir o alívio da dor de cabeça, que é o que está incomodando.

Os injetáveis têm ação sistêmica rápida para um problema inflamatório em determinado local do corpo. O médico prescreve uma injeção anti-inflamatória, que terá ação em todo o organismo, atingindo a região inflamada.

O efeito sistêmico é devido ao transporte do fármaco, feito pelo sangue. Ao ser ingerido por via oral, ele se desfaz no estômago (ou intestino, se for de liberação entérica). Da mesma forma, ao ser injetado no músculo, o medicamento é depositado próximo aos vasos sanguíneos do músculo, e vai sendo absorvido por esses vasos. Para injetáveis aplicados na veia, nem é preciso falar em absorção pelos vasos sanguíneos, pois o medicamento é colocado dentro da veia, e já está no sangue. O princípio ativo já está na corrente sanguínea, para ser transportado por todo o organismo, inclusive para o local onde é necessário.

A excreção (eliminação) de um fármaco do organismo se faz através dos rins ou do fígado, as duas "usinas" que transformam (ou biotransformam, já que se trata de um sistema biológico) as substâncias para que possam ser eliminadas, após exercerem seu efeito.

> Daí a cuidadosa avaliação que deve ser feita ao se iniciar um tratamento em pacientes insuficientes hepáticos ou renais – neles, o fígado ou os rins não funcionam adequadamente, e os metabólitos (as substâncias resultantes da biotransformação dos fármacos) ficarão por mais tempo do que o previsto no organismo (pela dificuldade na excreção), com perigo de intoxicação.

1.3.1 Alguns conceitos que relacionam sangue e ação dos fármacos

Os conceitos que se seguem são importantes para que, ao entrarmos no estudo dos grupos de fármacos, possamos ter uma melhor compreensão dos mecanismos de seu funcionamento.

O sangue contém uma parte líquida – o plasma – formada por água, sais, proteínas (albumina) e outros componentes, e células, que são os elementos figurados, Figura 1.1.

Glóbulos vermelhos (hemácias, eritrócitos): responsáveis pelo transporte do oxigênio para as células. O transporte é feito pela hemoglobina, proteína que contém ferro e dá a cor vermelha ao sangue.

Glóbulos brancos (leucócitos): células de defesa contra infecções por micro-organismos – existem alguns tipos de leucócitos: neutrófilos, eosinófilos, basófilos, monócitos, linfócitos, cada um com um mecanismo diferente de combate aos agentes infecciosos.

Plaquetas (trombócitos): "pedaços" de células, formadas na medula óssea. Sua função é promover a coagulação do sangue, para controlar hemorragias, no caso de ferimentos. Embora o processo seja benéfico para estancar o sangramento na ocasião de um ferimento, é provável que seja prejudicial se ocorrer dentro dos vasos sanguíneos, formando coágulos, ou trombos, que podem entupir esses vasos, causando um AVE (acidente vascular encefálico – o popular "derrame", antes conhecido com AVC, acidente vascular cerebral), ou infarto.

As células do sangue são produzidas na medula óssea (além de no fígado e baço), que preenche o interior dos ossos longos (é o tutano do osso), Figura 1.2.

Todos os componentes e células do sangue estão em equilíbrio e, se houver queda ou aumento de um ou mais fatores, as consequências poderão ser graves – anemias, problemas com as defesas do organismo, hemorragias, possibilidade de trombose.

As expressões que enumeramos a seguir são muito comuns em bulas de medicamentos ou textos sobre eles, como os exemplos:
- agranulocitose, anemia aplástica, aplasia de medula óssea, depressão da medula óssea: termos que se referem à diminuição das células sanguíneas, por produção insuficiente pela medula óssea, ou outros fatores que causem sua redução (como medicamentos). Tais situações diminuem a defesa do organismo às infecções;
- discrasia sanguínea: qualquer alteração (aumento ou diminuição) nas células do sangue.

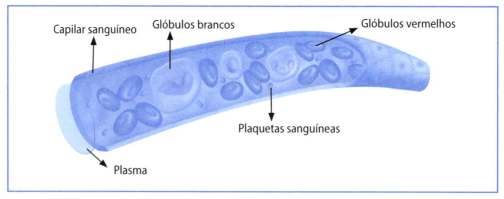

Figura 1.1 Esquema das células sanguíneas no interior do vaso.

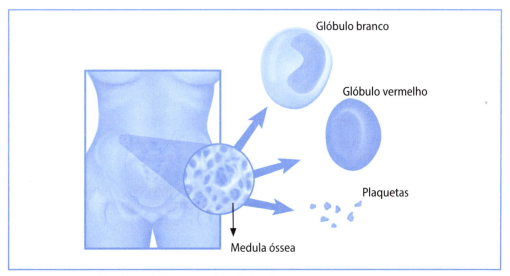

Figura 1.2 Detalhe da medula óssea e das células do sangue.

Também em relação às células do sangue, é comum vermos em bulas de medicamentos as palavras leucopenia, trombocitopenia, leucocitose, neutropenia, linfocitose, etc. O que significam?

A terminação **citose** refere-se a aumento, contagem acima da média esperada; da mesma forma, **penia** determina uma queda em relação à média esperada.

Assim, leucopenia e leucocitose significam queda e aumento de leucócitos (glóbulos brancos) no sangue, respectivamente; trombocitopenia é a queda de trombócitos, ou plaquetas no sangue; neutropenia se refere à diminuição de neutrófilos, linfocitose é o aumento dos linfócitos, e assim por diante.

1.3.2 Ligação dos fármacos a proteínas plasmáticas

O plasma é a parte líquida do sangue e contém várias proteínas em suspensão, como a albumina, as lipoproteínas (por sinal, são as que transportam o colesterol) e as glicoproteínas. Os fármacos, ao alcançarem a circulação sanguínea, ligam-se em maior ou menor porcentagem a essas proteínas.

As proteínas plasmáticas são responsáveis pelo transporte de muitas substâncias produzidas pelo organismo (que são chamadas endógenas – por exemplo, hormônios e o colesterol) e por aquelas adquiridas de fontes externas (exógenas), como os medicamentos. São moléculas grandes, e não passam através das paredes dos vasos sanguíneos – portanto, o fármaco que está ligado a elas não pode chegar aos tecidos, para exercer sua ação.

> É a porção que não está ligada às proteínas (fármaco livre) que poderá chegar aos tecidos e exercer a ação farmacológica. Essa porção é chamada fração ativa do fármaco. A fração que está ligada é, portanto, a fração inativa.

O conjunto fármaco + proteína age como um reservatório temporário na corrente sanguínea, fazendo com que chegue "aos poucos" aos órgãos-alvo. Fármacos com alta taxa de ligação às proteínas do sangue permanecem no organismo por mais tempo. Assim, uma única dose administrada terá um maior tempo de ação, exigindo administrações menos frequentes.

A ligação fármaco + proteínas do plasma é constantemente alterada. Quando a parte ativa (não ligada) atravessa os capilares sanguíneos e atinge os locais de ação, é biotransformada e eliminada do organismo, mais o fármaco ativo chegue "aos poucos" das proteínas para também exercer sua ação. Dessa forma haverá um equilíbrio, com concentrações relativamente constantes entre a fração livre (ativa) e a fração ligada (inativa).

O equilíbrio entre as frações livre e ligada pode ser alterado em situações – como cirrose, denutrição grave, insuficiência renal (quando os rins perdem a capacidade de retirar impurezas do sangue), idade avançada, gravidez. Essas são situações em que há diminuição da albumina, a principal proteína do sangue; assim, o teor de ligação com os fármacos torna-se menor, e a fração livre aumenta, intensificando a ação farmacológica (podendo chegar a efeitos tóxicos).

Da mesma forma, quando é administrado um segundo fármaco, que desloca o primeiro de sua ligação às proteínas, aumenta também a fração livre do primeiro, com aumento da resposta ou toxicidade.

Essas noções sobre ligação de fármacos a proteínas plasmáticas são importantes quando ocorre administração de mais fármacos que possam deslocar os já ligados (situações comentadas pouco acima), proporcionando mais fármaco livre e, portanto, ativo.

Um grande número de substâncias pode deslocar outras – vários medicamentos podem agir dessa forma, como os anti-inflamatórios, com consequências que podem se tornar perigosas para quem os utiliza juntamente com outros medicamentos.

Após o entendimento desses conceitos, vamos ao estudo das vias de administração.

1.3.3   Via tópica

Nossa pele é uma barreira natural de proteção a agressões e substâncias estranhas.

Ela é impermeável à água (senão, ao entrarmos em uma piscina, estouraríamos!) e às gorduras, mas permite a absorção de formulações emulsivas bem finas, como já comentamos na subseção 1.2.3 – Medicamentos Pastosos. Assim, o medicamento chega a atingir a corrente sanguínea, exercendo uma ação sistêmica.

A via tópica é destinada principalmente aos medicamentos de ação local – antissépticos, secativos, cicatrizantes, antimicrobianos (que combatem micróbios, como bactérias, fungos, vírus).

A administração pela pele pode servir também para se obter efeito sistêmico, como é esperado para os medicamentos transdérmicos; tais apresentações liberam continuamente o medicamento através das camadas da pele, por um período variável (geralmente 2 ou 3 dias). O local onde os discos são aplicados não deve ser o mesmo da aplicação anterior, e é preferível que não tenha pelos. Um cuidado que se deve ter com relação aos transdérmicos é que, se a temperatura corporal aumentar (devido a febre, banhos muito quentes, exposição demorada ao sol, por exemplo), a liberação do medicamento também irá aumentar, podendo haver uma superdosagem.

Ao administrar uma pomada, creme ou gel é bom saber que não adianta passar uma camada espessa do produto, achando que assim haverá um efeito melhor. Deve -se aplicar uma camada fina, massageando suavemente o local a ser tratado.

1.3.4 Via inalatória

É uma forma de proporcionar o contato rápido do fármaco com a grande área de superfície do trato respiratório e do epitélio pulmonar. Se houver absorção pulmonar, o fármaco terá efeitos sistêmicos, pois será conduzido ao coração, levado pelo sangue oxigenado nos pulmões, e então distribuído para o todo o corpo. É uma via muito utilizada na administração de medicamentos para distúrbios respiratórios, como asma e doença pulmonar obstrutiva.

Os medicamentos de uso inalatório podem apresentar-se sob forma líquida ou sólida, e são inúmeras as apresentações disponíveis no mercado, que podem ser administrados por via nasal ou oral.

As formulações líquidas contêm um concentrado do fármaco e um propelente (um gás ou mistura de gases), que, na utilização do medicamento, fazem a propulsão do conteúdo do frasco para fora. Uma forma de produzir partículas muito pequenas para inalação é através de um nebulizador. A solução é aspirada pelo paciente, como aerossol. A orientação do farmacêutico é importante para o uso correto do nebulizador.

As soluções para inalação devem ser administradas após diluição em soro fisiológico, em aparelhos nebulizadores disponíveis comercialmente. Qualquer sobra de medicamento que ficar no nebulizador após o uso deve ser descartada (exemplos: Aerolin® gotas para inalação; Atrovent® solução para inalação).

As preparações sólidas apresentam-se como pós muito finos (micronizados) ou cápsulas para aspiração, O pó ou cápsula é colocado, no momento do uso, em um inalador que acompanha a apresentação comercial. O inalador pode ser acoplado a um "espaçador", que tem a finalidade de facilitar a inalação. Ao se pressionar o inalador, o dispositivo rompe a cápsula, e o medicamento é liberado para a inalação.

O farmacêutico deve orientar o paciente no momento da dispensação, para:
- não engolir as cápsulas de uso por inalação;
- montar o inalador e o espaçador, se for o caso, e posicioná-lo corretamente na boca;
- coordenar a inspiração e a expiração, de forma que o aerossol possa chegar até o local desejado (brônquios e alvéolos pulmonares);
- inspirar através do inalador e conter a respiração por alguns segundos, de forma que o medicamento seja conduzido aos pulmões.

Após a utilização de formulações inalatórias orais, é necessário enxaguar a boca, sem engolir (exemplos: Alenia® cápsulas para inalação oral; Miflonide® cápsulas para inalação oral; Seretide Diskus® pó para aspiração oral)).

Os medicamentos para uso inalatório, quando apresentados em aerossóis, pós ou cápsulas para inalação, têm um custo maior que os disponíveis como soluções para inalação, pela tecnologia envolvida no processo de produção e os acessórios que os acompanham (inaladores, espaçadores, discos para inalação).

CONCEITOS BÁSICOS **15**

1.3.5 Mucosas (vias sublingual, nasal, conjuntival, retal e vaginal)

Antigamente, a palavra mucosa significava local com muco (secreção). Hoje pode ser entendida como um tecido mais delicado que a epiderme normal e que possui comunicação com estruturas internas do organismo (a mucosa sublingual comunica-se com a laringe e o interior do tubo digestivo; a mucosa nasal segue para o aparelho respiratório, a mucosa conjuntival é o envoltório do local que "guarda" os olhos na caixa craniana, e assim por diante).

Mucosa sublingual: o medicamento, que deve ter desintegração imediata, é colocado debaixo da língua, e o princípio ativo é absorvido rapidamente (em alguns minutos), através dos vasos sanguíneos dessa região. Daí esta via ser utilizada comumente para medicamentos cardiovasculares, que precisam de um efeito muito rápido (Isordil Sublingual®, por exemplo).

A resposta rápida para a administração sublingual é devida ao fato de o medicamento não precisar passar pelo tubo digestivo (estômago, intestino, fígado), não sofrendo, também, a ação dos sucos digestivos que poderão até inativá-lo. Não ocorre, pela via sublingual, o efeito de primeira passagem, situação que causa perda de parte do princípio ativo, e que é própria da administração por via oral.

> O efeito de primeira passagem é a modificação que o fármaco sofre no fígado (antes de passar para a circulação sistêmica), quando é administrado por via oral. Essa biotransformação pode produzir compostos mais ativos ou menos ativos. A perda de atividade é a situação mais comum e faz com que se tenha menos fármaco disponível para a resposta farmacológica.

Mucosa nasal: permite uma ação local, como no caso dos vasoconstritores, que são substâncias que contraem os vasos da região nasal, aumentados por ocasião de um resfriado ou gripe. A diminuição do calibre dos vasos ajuda a respirar melhor, aliviando o "nariz tampado" (é o que fazem o Aturgyl® e o Naridrin®, por exemplo); também têm uso local os antissépticos, como o Rinosoro® e o Sorine®.

A mucosa do nariz é usada igualmente para a administração de medicamentos sistêmicos, como é o caso da Desmopressina spray nasal (desmopressina, agente usado em um distúrbio da diurese chamado diabete insípido).

Mucosa conjuntival: nela são administrados os colírios líquidos e as pomadas oftálmicas, de uso local, para possibilitar exames oftalmológicos, ou no tratamento de problemas oculares; há também uma pequena penetração no globo ocular, que pode causar efeitos sistêmicos.

> Administração oftalmológica: não encostar o produto no olho, e descartá-lo ao final do tratamento.

As pomadas, quando não forem de uso oftálmico, nunca deverão ser colocadas no olho. Os olhos são estruturas delicadas, com um pH (nível de acidez/alcalinidade) específico, e os componentes da fórmula de um medicamento que não foi feito para esse fim podem feri-los seriamente.

Mucosa retal: as formas farmacêuticas usadas para a administração retal são os supositórios (sólidos) e os clisteres ou enemas (líquidos).

A via retal tem uma resposta mais rápida que a via oral, pois o medicamento não precisa passar pelo estômago/intestino, onde sofreria a ação dos sucos digestivos. Pela via retal, o efeito de primeira passagem (ver "Mucosa sublingual") ocorre apenas em parte. Além do efeito rápido, a via retal diminui muito as náuseas e vômitos que podem acontecer pela via oral; no entanto, a absorção é irregular – não se sabe exatamente quanto do medicamento será efetivamente aproveitado. Também podem ocorrer irritação e sangramento da mucosa retal, no caso de administrações repetidas.

Pela via retal podem ser utilizados medicamentos de efeito apenas local, como o supositório de glicerina, para auxiliar a evacuação, pomadas e cremes analgésicos e cicatrizantes, para o tratamento de hemorroidas; ou de efeito sistêmico, como os supositórios de analgésicos/antitérmicos (dipirona), ou medicamentos contra o vômito, muito usados em crianças.

Mucosa vaginal: no ambiente vaginal são administrados cremes ou óvulos com fármacos antibióticos, antifúngicos, contra protozoários (*Trichomonas vaginalis*), cicatrizantes, ou para lubrificação local.

1.3.6 Via oral

Esta é a maneira mais comum de se administrar um medicamento de uso sistêmico. A Organização Mundial de Saúde (OMS) recomenda que a via oral seja a primeira opção – o uso de outras vias será feito na impossibilidade de se recorrer a ela.

Os motivos são vários – é mais segura (se ocorrerem reações adversas, como alergias, não serão tão intensas como ocorre com a via parenteral, por exemplo); o esquema de tomadas pode ser facilmente cumprido pelo paciente; há maior economia, já que os medicamentos orais geralmente custam menos que seus correspondentes injetáveis, aerossóis ou outros para administração sistêmica.

Há, no entanto, limitações para o uso da via oral – é necessária a colaboração do paciente (não é possível dar um comprimido ou um xarope a alguém inconsciente); é mais comum o aparecimento de náuseas, vômitos, diarreia, dor gástrica (pela irritação da mucosa gastrintestinal); as enzimas e sucos digestivos podem inativar alguns medicamentos. A absorção do princípio ativo de um medicamento tomado por via oral ocorre no estômago ou no duodeno (que é a primeira porção do intestino delgado), de onde ele passará para os vasos sanguíneos da região, atingindo a circulação. Para isso, o medicamento deve se dissolver; do contrário (como partículas maiores), não será possível sua passagem para o sangue.

As formas farmacêuticas que liberam mais facilmente o princípio ativo por via oral – portanto, têm efeito mais rápido – são as soluções (claro, nelas os princípios ativos já estão dissolvidos!); comprimidos, cápsulas e drágeas podem ter seu efeito farmacológico controlado pela forma como são produzidas.

As formas orais possuem muitas alternativas, como a liberação entérica e as formas de liberação controlada, já comentadas na subseção 1.2.2 – Medicamentos Sólidos. Essas possibilidades facilitam muito o aproveitamento do medicamento pelo paciente e trazem mais conforto, evitando muitas tomadas por dia, ou as tomadas noturnas. O usuário deve estar esclarecido de como utilizá-las, ou poderá ter consequências sérias (lembrar o que foi dito sobre mastigar ou triturar medicamentos de liberação entérica ou de liberação controlada).

O profissional de farmácia poderá, de maneira simples, ajudar a esclarecer esses detalhes, explicando a seus clientes que comprimido, drágea ou cápsula não "é tudo igual"!

1.3.7   Via parenteral

Usada para os injetáveis, aplicados, de forma mais comum, por **via subcutânea**, **via intramuscular** ou **via venosa**. O medicamento injetado tem uma resposta mais rápida que o administrado por via oral, já que foi evitado todo o trajeto do tubo digestivo.

No entanto, os efeitos adversos também se intensificam. Uma reação alérgica a uma penicilina via oral, que talvez se manifestasse como erupções na pele e coceira, pode, com o medicamento injetável, causar reação grave, intensa (anafilaxia, ou choque anafilático) e que pode até matar por queda brusca da pressão arterial e edema de glote (a passagem do ar para os pulmões é bloqueada na altura da garganta, causando sufocação).

> A legislação brasileira é clara sobre a administração de injetáveis: nenhum medicamento na forma injetável pode ser vendido e/ou aplicado sem a apresentação da receita médica.

A excreção de um medicamento injetado será, em grande parte, feita pelos rins, filtros por onde o sangue é constantemente purificado das substâncias nocivas, ou que já não servem mais para nós. As pessoas com insuficiência renal (que já citamos em "Efeito Sistêmico") devem ser cuidadosamente avaliadas antes de fazer uso de medicamentos (não só injetáveis, mas quaisquer apresentações de uso sistêmico), a fim de que, devido à dificuldade em eliminá-los, não venham a ter problemas de superdosagem.

Comentários sobre Cada Via de Administração Parenteral

Via intramuscular: o medicamento é administrado dentro do músculo (há músculos mais adequados para a aplicação, como o glúteo, na nádega, no quadrante superior externo), sendo absorvido pelos vasos sanguíneos da região.

É possível aplicar líquidos aquosos, oleosos e suspensões no músculo, mas se o medicamento for irritante, pode ferir o local, causando dor e lesões, e até necrose (destruição) do tecido. A via muscular permite a aplicação de quantidades moderadas, não maiores que 5 mL.

Via subcutânea: é a colocação do medicamento abaixo da pele, sem atingir a manta muscular (a agulha para a administração tem comprimento e calibre menores que a da injeção muscular); o medicamento também irá atingir gradativamente os vasos sanguíneos. É usada para a administração de insulina, vacinas, hormônios. Do mesmo modo que para a injeção no músculo, o produto não deve ser irritante para os tecidos, o que pode levar à necrose (lesão e morte do tecido no local da aplicação), Figura 1.3.

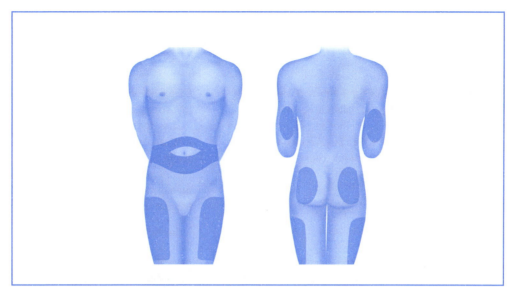

Figura 1.3 Locais para a administração de insulina por via subcutânea.

Via venosa: introduz-se o medicamento diretamente na veia, por isso não há a fase de absorção; é a via que permite a resposta mais rápida e torna possível a administração de grandes volumes de líquidos, desde que sejam aplicados lentamente (por exemplo, soro para pacientes que, por acidentes ou doenças, precisam da reposição de grandes quantidades de líquidos e sais). Pela via venosa também é possível a aplicação de medicamentos irritantes, que causariam necrose por via muscular – o sangue tem condição de receber substâncias com pH (nível de acidez) bastante diferente do seu, desde que sejam administradas lentamente e com o medicamento diluído. Muitos fármacos para o tratamento do câncer são aplicados desta forma, pois a administração é lenta e o medicamento está diluído em diluente apropriado – é a infusão intravenosa.

Os medicamentos oleosos ou em forma de suspensão podem ser utilizados, mas com muito critério e obedecendo a uma série de cuidados, pois há o perigo de entupimento dos vasos sanguíneos (embolia) e, como consequência, até de morte do paciente.

A resposta a um medicamento aplicado por via venosa é imediata, o que torna difícil reverter efeitos adversos. Não devem ser usadas substâncias que destruam os glóbulos vermelhos ou outros elementos do sangue. Há também o perigo de choque anafilático (choque alérgico, já estudado).

Quadro 1.3 Características das principais vias de administração de medicamentos.

Via de administração	Vantagens	Desvantagens
Sublingual	• Absorção e efeito rápidos • Não ocorre o efeito de primeira passagem	• Imprópria para medicamentos irritantes e de sabor desagradável

continua >>

>> *continuação*

Quadro 1.3 Características das principais vias de administração de medicamentos.

Via de administração	Vantagens	Desvantagens
Oral (trato gastrintestinal)	• Emprego da dose correta • Facilidade de utilização • Melhor adesão ao tratamento • São possíveis muitos tipos de formulações	• Efeitos adversos gastrintestinais (náuseas, vômitos, gastrites) • A acidez gástrica pode prejudicar/inativar o medicamento • Jejum/estômago cheio podem modificar o aproveitamento do medicamento • Efeito de primeira passagem
Retal	• Facilidade de administração em crianças e pacientes inconscientes • Parte do fármaco não sofre efeito de primeira passagem	• Irritação da mucosa retal • Dificuldade de adesão por parte do paciente • Não exatidão em relação à quantidade de fármaco realmente aproveitada
Intramuscular (IM)	• Efeito rápido e precisão na dose • Facilidade de administração em pacientes inconscientes • Não há interação direta com alimentos ou ação do suco gástrico	• Dor • Lesões musculares, com o uso de substâncias irritantes • Maior dificuldade de reverter possíveis efeitos adversos
Intravenosa (IV)	• Mesmas vantagens da via IM • Possibilidade de administração de grandes volumes por infusão contínua	• Maior dificuldade de reverter possíveis efeitos adversos • Dificuldade de acesso em crianças e obesos • Risco de embolia • Risco de contaminação/infecções
Inalatória	• Efeito rápido • Eficiente no tratamento de problemas respiratórios	• Apresentações em aerossol, mais caras • Necessária coordenação correta inspiração/expiração
Subcutânea	• Utilização de pequenos volumes • Facilidade de aplicação	• Lipodistrofia (alteração do tecido, em aplicações repetidas)
Ocular	• Efeito local (absorção mínima)	• Reações alérgicas • Possibilidade de contaminação

1.4 CONCEITO DE BIODISPONIBILIDADE E BIOEQUIVALÊNCIA

A ação de um medicamento não se deve apenas à quantidade de seu princípio ativo. A forma farmacêutica, a via de administração e outras condições alteram a resposta.

Exemplo disso, é o antibiótico amoxicilina na forma de comprimido (500 mg). O fármaco tem de passar por um longo trajeto (estômago, intestino, transformações que acontecem no fígado – sofrerá a ação das enzimas digestivas, do ácido clorídrico que existe no estômago, a influência dos alimentos que a pessoa tenha ingerido), e assim, não é toda a quantidade que será absorvida pelo sangue e aproveitada pelo organismo.

Então, principalmente para medicamentos de administração por via oral, torna-se necessário estudar sua biodisponibilidade, na forma farmacêutica em que ele se apresenta.

> Biodisponibilidade é a quantidade do medicamento que alcança a circulação (ou, seja, que fica disponível no sangue), e a velocidade em que ocorre tal absorção. Também é possível avaliar a biodisponibilidade através da excreção do fármaco na urina.

Para o medicamento de aplicação venosa, a biodisponibilidade será de 100%. Todo ele estará no sangue, pois já foi administrado ali.

Os estudos para avaliar a biodisponibilidade de uma formulação oral são feitos comparando-se o aproveitamento do princípio ativo por via oral com a mesma substância dada por via venosa (que seria 100% do aproveitamento).

Outro conceito importante sobre o aproveitamento dos medicamentos é a bioequivalência, que compara dois medicamentos que contêm o mesmo fármaco, na mesma dosagem, com a mesma forma farmacêutica – eles só serão bioequivalentes se tiverem a mesma biodisponibilidade, ou seja, se forem aproveitados pelo organismo na mesma quantidade e do mesmo modo. O medicamento genérico o de referência devem ser bioequivalentes, isso desde a introdução dos genéricos no Brasil, em 1.999. Posteriormente, também passaram a ser exigidos testes para comprovar a bioequivalência (com o medicamento referência) para os medicamentos similares – que possuem um nome comercial ("nome de marca"), mas não são o medicamento referência.

A bioequivalência não é conseguida apenas mantendo-se a mesma quantidade de princípio ativo no medicamento. Voltando ao exemplo do comprimido de amoxicilina 500 mg, dois comprimidos de amoxicilina podem ter exatamente 500 mg do antibiótico cada um, e não apresentarem bioequivalência. Para tanto, têm de ser considerados os outros componentes da fórmula de cada um, pois eles (excipientes, conservantes, estabilizantes, corantes etc.), também influenciam na liberação e aproveitamento do princípio ativo (a amoxicilina). **Os medicamentos bioequivalentes devem ter idêntica composição qualitativa e quantitativa de princípio(s) ativo(s).**

A realização de estudos de biodisponibilidade e bioequivalência tornou-se rotineira no Brasil a partir da Lei nº 9.787/99 – lei que estabelece o medicamento genérico.

Esses conceitos tornam-se muito importantes para garantir a qualidade e uniformidade das várias apresentações colocadas no mercado – assim, o usuário de determinado medicamento, ao utilizar outro, com mesmo princípio ativo, mesma forma farmacêutica e dose equivalente, poderá contar com a mesma eficácia e segurança do primeiro.

2

Antissepsia Tópica

2.1 LIMPEZA, ANTISSEPSIA, DESINFECÇÃO, ESTERILIZAÇÃO E OUTROS CONCEITOS

Aqui veremos medicamentos muito comuns no nosso dia a dia, e que são de livre dispensação no estabelecimento farmacêutico (não necessitam da receita médica).

São aqueles produtos utilizados em pequenos ferimentos.

Mas, afinal, no título dissemos "antissepsia" e depois falamos em "desinfecção", "esterilização". Há diferença? Qual é?

É preciso então, aprender mais alguns conceitos: o que é limpeza, o que é desinfecção, o que é antissepsia e o que é esterilização.

A palavra limpeza significa que serão retiradas as sujidades de um determinado local (uma superfície, um objeto, ou a pele) de forma mecânica, isto é, varrendo, passando um pano úmido, esfregando ou lavando o local com água e sabão.

A limpeza não exige nenhum produto específico para combater os micro-organismos (principalmente bactérias e fungos); mas limpando o local, estamos também retirando muitos deles.

Sim, a limpeza ajuda bastante, pois dessa forma, muitos germes "sairão de cena". Mas só limpar, em muitas situações, não é suficiente. Poderão sobrar micro-organismos e ocorrer um processo infeccioso. Diferente do que ocorre na desinfecção.

Na **desinfecção** é eliminada boa parte dos micro-organismos, seja através de processos físicos como o calor (ferver a água é um modo de desinfecção), seja utilizando substâncias químicas próprias para tal finalidade (os desinfetantes, tão comuns hoje na rotina de higiene e limpeza). Na desinfecção não são retirados todos os micro-organismos, mas uma grande parte deles, principalmente os patogênicos (causadores de doenças).

A **antissepsia** é a desinfecção feita na pele, no tecido vivo. Assim, lavando-se a pele com água e sabão, faz-se a limpeza; se depois for usado um produto como o álcool ou o iodopovidona, foi feita a antissepsia, retirando-se grande parte dos germes patogênicos.

Na **esterilização**, os micro-organismos são completamente eliminados ou, de forma mais técnica, cria-se a impossibilidade de micro-organismos se reproduzirem (quando se diz que um animal é estéril, significa que ele não pode se reproduzir, não terá descendentes).

Outros conceitos que precisamos conhecer são as terminações **cida** e **stático**. Usa-se a terminação **cida** para indicar a morte de micro-organismos. Por exemplo, uma substância germicida mata germes, não especificando quais; se é fungicida, mata fungos; bactericida elimina bactérias, e assim por diante. **Stático** é o que impede, paralisa a reprodução dos micro-organismos; desse modo, os que existem naquele local morrerão, e não haverá o crescimento de outros. O termo "bacteriostático" ilustra o que explicamos.

Alguns produtos usados na pele são os mesmos utilizados na desinfecção de objetos e superfícies, só que de forma mais diluída, ou seja, em menor concentração, mais "fracos".

Com relação aos antissépticos para os pequenos ferimentos, alguns cuidados devem ser tomados, para que se tenha a antissepsia sem haver dano ao tecido (local da pele onde o medicamento foi aplicado), ou mesmo o retardamento da cicatrização.

O primeiro cuidado a ser observado quando ocorre um ferimento é lavá-lo com água e sabão; só então será aplicado o antisséptico. Deve-se evitar o uso de mais de um produto antisséptico, para que não haja reação entre eles, causando inativação de seus efeitos ou até uma maior agressão à pele.

Vários fatores interferem na eficiência dos antissépticos, como:

- a presença de pus e tecido necrosado (tecido "morto") diminui a atividade dos antissépticos;
- geralmente, quanto maior o tempo de contato entre o antisséptico e a pele, maior será a eliminação de germes do local, mas os danos à pele também aumentam;
- de modo geral, quanto mais concentrado o antisséptico, mais micro-organismos serão eliminados, mas também aumentarão os danos à pele (o álcool foge a esta afirmação, pois é mais eficiente como germicida a 70%, e não em concentrações maiores);
- deve ser considerada a possibilidade de alergias, dermatites e até absorção do produto pela pele, causando toxicidade sistêmica (intoxicação generalizada).

Os antissépticos e desinfetantes devem apresentar algumas características, para que seu uso seja viável. Podemos citar as principais:

- precisam ser pouco tóxicos, seja na exposição à pele, oral ou inalatória, tanto para o uso humano como para os animais domésticos;
- devem ter uma boa atividade, especialmente contra bactérias e fungos;
- não devem desenvolver resistência nos micro-organismos;
- seu tempo de ação deve ser suficiente para eliminar os germes patogênicos;
- não podem ser irritantes nem causar lesões na pele e mucosas;
- seu custo deve ser baixo, e seu manuseio, simples.

Com tais requisitos a serem cumpridos, podemos perceber que não existe um produto ideal, e o que se faz é adequar cada substância à situação em que possa ser mais bem aproveitada. Vamos estudar mais detalhadamente algumas das substâncias usadas para a antissepsia da pele. Elas serão estudadas em **grupos** ou **famílias**; os componentes de cada grupo têm propriedades e comportamentos parecidos entre si.

2.2 PRINCIPAIS GRUPOS DE ANTISSÉPTICOS

2.2.1 Álcoois

Existem vários tipos de álcoois; sem dúvida, quando se fala em antissepsia da pele o produto mais comum em uso é o etanol, ou álcool etílico (C_2H_6O). Ele é barato e tem poder bactericida, mas não atua sobre esporos (os esporos são formas de resistência dos micro-organismos fora de um ser vivo; por exemplo, o bacilo do tétano permanece como esporo no ambiente – terra, esterco, locais sujos – por vários meses).

Para uso na pele (e também sobre superfícies, como mesas, bancadas etc.), é melhor usar o álcool a 70% do que o produto não diluído. No caso do álcool, um pouco de água ajuda o produto a "estourar" a estrutura dos germes, provocando sua morte. Além de ter ação contra bactérias, o álcool 70% também é fungicida e pode ser efetivo até contra vírus (virucida).

O álcool só tem poder antisséptico (ou desinfetante) em superfícies limpas, sem secreções, suor, sujeiras. Assim, antes de se fazer antissepsia de um local com álcool, deve-se garantir que ele esteja limpo. Por exemplo, ao se retirar o termômetro de uma pessoa, deve-se lavá-lo com água e sabão, ou esfregá-lo bem com gaze ou algodão embebido em álcool, e só depois disso, deixá-lo imerso no álcool a 70%. Após 15 minutos, ele já estará desinfetado.

Outro álcool usado na antissepsia é o álcool isopropílico, que na concentração de 92% inativa a maioria dos micro-organismos. É pouco irritante para a pele, principalmente quando usado com um emoliente (produto para suavizar a pele, como a glicerina ou o áloe-vera).

Os órgãos responsáveis pela legislação em saúde determinam a obrigatoriedade de se disponibilizar preparação alcoólica, para antissepsia das mãos, nos serviços de saúde. O produto alcoólico será na forma líquida ou na forma de álcool em gel, na concentração final entre 60% e 80% de álcool etílico (para a formulação líquida) e concentração final mínima de 70%, para a preparação em gel. É recomendado o uso de emolientes, evitando o ressecamento das mãos.

O uso da preparação alcoólica não substitui a higienização das mãos, feita com água e sabão, na forma líquida.

O álcool é secativo e desengordurante, e seu uso excessivo tende a ressecar a pele. É também um narcótico, se ingerido ou aspirado de forma excessiva, atua no sistema nervoso central (cérebro), causando desde tontura e sono, até o coma.

2.2.2 Hipoclorito de sódio

O hipoclorito de sódio (NaClO) é a forma mais comum de se utilizar o cloro. Aparece como componente da água sanitária (concentração em torno de 2%), e como antisséptico é o Líquido de Dakin, que por ser agressivo e poder produzir dermatites, não é mais aconselhado como antisséptico. Não deve, de forma alguma, ser usado em feridas.

O cloro é um bom desinfetante de ambientes e superfícies. Ele atua sobre bactérias, fungos, vírus e até mesmo sobre alguns tipos de esporos.

Deve ser conservado em frascos fechados, pois do contrário, sua atividade é bastante prejudicada pela luz e pelo ar.

2.2.3 Iodo

É muito eficaz como antimicrobiano; na concentração adequada, age sobre bactérias, fungos, vírus e esporos. É usado como solução (a 2% em água, na presença de iodeto de sódio ou potássio para solubilizá-lo) para ferimentos superficiais, ou como tintura (2% em mistura água + álcool) para antissepsia na pele intacta.

O iodo (I_2) pode causar irritação e alergias; para diminuir tais efeitos existe a associação iodo + polivinilpirrolidona (PVP). O PVP é uma resina sintética com a função de suavizar o efeito irritante do iodo e também prolongar a sua duração na pele. Esta forma de uso do iodo é conhecida como polivinilpirrolidona-iodo – PVPI (Iodopovidona líquido, Sabofen® sabonete). Embora mais bem tolerada, também é possível que ocorram reações alérgicas com sua utilização.

O iodo, assim como o cloro, não deve ficar exposto à luz, pois ela causa a decomposição do produto. A exposição ao ar também é prejudicial aos dois produtos, causando sua evaporação, com perda da ação antimicrobiana.

> Este é um conselho que vale para todas as substâncias citadas aqui e também para os medicamentos em geral – nenhum deles suporta bem o calor, a luz e a exposição ao ar. Para garantir a qualidade de um medicamento, a forma de armazenamento é muito importante. Vale aquele lembrete: **Conserve em lugar fresco e seco, ao abrigo da luz e bem fechado**.

2.2.4 Peróxidos

Têm algum efeito bactericida pela liberação de oxigênio, que age sobre os germes anaeróbios (aqueles que não toleram o oxigênio). São dois os principais peróxidos: água oxigenada (peróxido de hidrogênio), permanganato de potássio ($KMnO_4$).

Água Oxigenada (Peróxido de Hidrogênio)

É um antisséptico fraco; age sobre os anaeróbios; sobre os outros, praticamente não tem efeito.

A água oxigenada (H_2O_2) ajuda a desprender sangue seco e detritos infectados das feridas, daí o seu uso para a limpeza de ferimentos.

Deve ser de fabricação recente, e guardada bem fechada, do contrário, ficará no recipiente apenas água – o oxigênio, por ser um gás, é eliminado.

Não deve ser usada para irrigar cavidades do corpo, pois pode ser agressiva.

Permanganato de Potássio (KMnO$_4$)

Como a água oxigenada, seu efeito se dá pela liberação de oxigênio nascente. É indicado para limpar e desodorizar feridas com pus e manifestações eczematosas. Irritante, pode causar dermatites. Também tinge a pele e as roupas.

Só tem ação se for de preparo recente (se a solução de permanganato mudou de cor, do violeta vivo para o amarronzado, é sinal de que já houve alteração do permanganato, e não há mais oxigênio para ser liberado; a solução não tem mais poder antisséptico). Assim, os banhos só devem ser preparados no momento da utilização.

2.2.5 Água boricada

É uma solução de água e ácido bórico (H$_3$BO$_3$) a 3%. O ácido bórico é agressivo, irritante. Devido à sua toxicidade, o ácido bórico e suas preparações têm várias restrições quanto à utilização pediátrica.

Sua ação antisséptica também é limitada; não deve ser utilizada para limpeza dos olhos irritados, é preferível para esta finalidade o soro fisiológico. Cuidado: não se trata daquele soro para lavar lentes de contato – este contém enzimas e conservantes que podem ser agressivos, mas o soro apropriado para uso nos olhos e inalação. Não é demais lembrar que os olhos são estruturas muito frágeis, qualquer problema com eles deve ser avaliado pelo médico especialista.

2.2.6 Sais quaternários de amônio

Os componentes deste grupo (brometo de cetrimôneo, cloreto de benzalcôneo, cloreto de benzetôneo, cloreto de cetilpiridíneo, cetrimida) são bastante utilizados, seja como desinfetantes domésticos, seja como antissépticos (da pele e boca). As concentrações utilizadas ficam entre 0,01% e 0,1%. Em concentrações maiores, são usados na desinfecção de instrumentos médicos, cirúrgicos e odontológicos.

Tais compostos têm boa estabilidade, não têm cheiro e são incolores. As reações de hipersensibilidade são raras. Podem ter sua atividade diminuída se misturados com sabões comuns, sangue, soro e material orgânico. No entanto, se usados com álcool, seu poder desinfetante é intensificado.

São ativos contra bactérias gram-positivas, alguns tipos de gram-negativas e contra alguns tipos de fungos, como a *Candida albicans*, o "sapinho". São ineficazes contra a maioria dos esporos (formas de resistência das bactérias), e contra os vírus.

Como exemplos de produtos contendo sais quaternários de amônio, temos soluções antissépticas para pequenos ferimentos, antissépticos bucais (cloreto de cetilpiridíneo: Cepacol®), soluções nasais (cloreto de benzalcôneo: Rinosoro®, Sorine® infantil), cremes contra assaduras (cetrimida: Cetrilan®).

2.2.7 Clorexidina

Utilizada como antisséptico, com ação bactericida prolongada. É bem tolerada, e não é neutralizada por sabões comuns.

Alguns tipos de vírus, como o vírus influenza e o do herpes, são rapidamente inativados pela clorexidina.

A rápida ação bactericida da clorexidina supera as soluções de polivinilpirrolidona-iodo (PVPI) e triclosana (fenólico). O produto mantém sua atividade mesmo na presença de sangue.

É utilizada em odontologia, em soluções a 0,12% (Periogard®, Noplak®), com eficaz ação germicida. Pode causar escurecimento dos dentes com uso prolongado (pelo seu efeito cumulativo), além de alterar a flora bucal. Seu uso deve ser supervisionado pelo dentista (subseção 10.11.3 – Enxaguatórios Bucais).

Como antisséptico tópico para pequenos ferimentos, um exemplo de apresentação comercial é o Merthiolate®. A clorexidina é utilizada também em sabonetes líquidos para degermação da pele (antes de procedimentos médicos e odontológicos), e na lavagem simples das mãos (Riohex®).

2.2.8 Compostos fenólicos

O fenol já foi muito utilizado como germicida; hoje existem, dentro do próprio grupo dos fenóis, produtos mais seguros e mais potentes, que são usados principalmente como desinfetantes. O uso na pele (como antisséptico) é restrito, pela toxicidade, a alguns itens, como o **hexaclorofeno** (triclorofenol), e a **triclosana** (fenol clorado). Este último é bacteriostático, usado em desodorantes e sabonetes, para afecções da pele, e também na desinfecção das mãos dos profissionais de saúde (Proderm®, Soapex®).

Outro fenólico conhecido é o **eugenol**, extraído do óleo de cravo. Tem ação mais fraca que a triclosana, é analgésico e muito usado em procedimentos odontológicos. O contato prolongado com os tecidos bucais (em canais dentais fechados) pode causar lesões graves (sem dor), devido à ação analgésica.

2.2.9 Formóis

O formaldeído (formol) é considerado carcinogênico e teratogênico (causador de câncer e de danos ao feto). Sua utilização deve ser restrita a laboratórios didáticos, na conservação de peças anatômicas humanas e de animais.

2.2.10 Sabões comuns

Os sabões e sabonetes comuns não são considerados antissépticos, mas agentes de limpeza.

Os sabões agem "carregando" a sujeira, com a indispensável ajuda da água. Ao tirar a sujeira, muitos germes também serão eliminados.

Os componentes dos sabões são os alquilsulfatos, sendo o mais comum o laurilsulfato (de sódio, de amônio, de trietanolamina). Nas formulações e concentrações apropriadas são, geralmente, bem tolerados. Esses mesmos alquilsulfatos estão presentes nos sabões em pó (para lavagem de roupas) e nos detergentes de lavar louças; no entanto, não são adequados para uso na pele do rosto e do corpo.

O motivo é que a concentração dos sabões para superfícies, geralmente é maior que a utilizada para a pele. Também não são corrigidos outros fatores que, para a pele, são muito importantes: o pH dos sabões comuns costuma ser mais alto que o dos sabões antissépticos (aproximam-se mais da "soda cáustica"), podendo causar irritações (dermatites).

> O pH é o nível de acidez ou alcalinidade de um meio (uma substância alcalina é o "contrário químico" de uma substância ácida). O pH neutro é 7,0 (é o da água pura). Os ácidos têm pH abaixo de 7,0, e quanto mais baixo (mais distante da neutralidade), mais ácido é o produto. Os álcalis (como soda cáustica, amônia) têm pH acima de 7,0 e da mesma forma, quanto mais alto é o pH, mais alcalina é a substância (no Capítulo 6 falaremos mais sobre pH).

2.2.11 Sabões antissépticos

São sabões especiais, utilizados por profissionais da saúde, antes e após procedimentos de risco. Também são usados para o banho, no caso de infecções de pele. Não se deve fazer uso contínuo desses sabões (como se fossem sabonetes comuns), pois haverá modificação da flora microbiana da pele (micro-organismos que temos normalmente na superfície da pele com a função de protegê-la da ação de outros, nocivos). A eliminação da flora normal da pele pode causar o crescimento de germes oportunistas (que, normalmente, não estão presentes em sua superfície), em geral fungos, difíceis de curar.

Tais sabonetes também se destinam a tratar problemas específicos, como seborreia e acne, eczemas, psoríase, escabiose (sarna), pediculose (piolho).

Como exemplos de princípios ativos para os sabões especiais estão a triclosana (já citada), o enxofre, com ação antisseborreica e descamativa (Sabonete Medicinal Sulfuroso Granado®, Salisoap® - associação com outros componentes), o alcatrão, de ação antieczema (Sabonete Medicinal de Alcatrão Granado®), o benzoato de benzila, com ação contra escabiose e pediculose (Sanasar® sabonete) e a deltametrina, também contra piolhos e sarna (Pediderm® loção). Essas substâncias estão descritas detalhadamente no Capítulo 10.

Tabela 2.1 Características das principais famílias de antissépticos/desinfetantes.

Grupo	Produtos principais	Características
Álcoois	• Álcool isopropílico	• Mesmo uso do etanol a 92%
	• Álcool etílico	• A 70%, bactericida, virucida, fungicida • Atua em superfícies limpas: sujeira e resíduos reduzem sua atividade
Hipoclorito de sódio	• Líquido de Dakin	• Antisséptico, irritante, pode causar dermatites
	• Hipoclorito 1,0% a 2,5%	• Bactericida, virucida; alguma atividade contra esporos e fungos – uso em superfícies e materiais

continua >>

>> *continuação*

Tabela 2.1 Características das principais famílias de antissépticos/desinfetantes.

Grupo	Produtos principais	Características
Iodo	• Iodo solução e Iodo tintura (este último, com cerca de 50% de álcool)	• Bactericidas, fungicidas, virucidas, em concentração e tempo de exposição adequados • Podem causar hipersensibilidade • Proteger do contato com ar e luz
	• Polivinilpirrolidona-iodo (PVPI)	• Libera iodo a partir da resina PVPI • Menor possibilidade de agressão • Proteger do contato com ar e luz
Peróxidos	• Água oxigenada (H_2O_2 10 vol.)	• Fraca ação bactericida (age liberando O_2) • Auxilia a desprender detritos dos ferimentos • Não usar em cavidades do corpo • Conservação por curtos períodos, bem fechada, para evitar evaporação do O_2
	• Permanganato de potássio	• Fraca ação bactericida, também age liberando O_2 • Para antissepsia (como banhos) de feridas com pus e secreções • A solução deve ser recente
Água boricada	• Água e ácido bórico a 3%	• Antisséptico de ação limitada • Não utilizar para limpeza dos olhos
Sais quaternários de amônio	• Principais: brometo de cetrimôneo, cloreto de benzalcôneo, cloreto de benzetôneo, cloreto de cetilpiridíneo, cetrimida	• Bactericidas, agem também sobre alguns fungos • Antissépticos e desinfetantes em materiais e superfícies • Incompatíveis com sabões comuns • O álcool intensifica sua ação; • Geralmente associados a outros produtos
Clorexidina		• Bactericida (em baixas concentrações, bacteriostática) • Antissepsia e uso odontológico • Não perde atividade na presença de matéria orgânica (como sangue)
Fenóis	• Hexaclorofeno	• Bacteriostático: ação limitada • Em uso contínuo, causa toxicidade
	• Triclosana	• Bacteriostática: maior ação que o hexaclorofeno • Antisséptico tópico e em sabões para uso de profissionais de saúde
Formol		• Tóxico, não deve ser utilizado como antisséptico

2.3 CONCLUINDO A EXPOSIÇÃO SOBRE ANTISSEPSIA TÓPICA

- Os ferimentos devem ser muito bem lavados com água corrente e sabão, antes da aplicação de antissépticos.
- Não se devem misturar produtos para o uso na pele: as misturas podem formar substâncias químicas agressivas e ferir ainda mais a pele já lesada, ou pode haver a perda do efeito dos produtos em questão.
- É aconselhável fazer um teste antes de usar pela primeira vez um produto tópico, aplicando-o em uma pequena área (como a parte interna do antebraço), para descartar uma possível reação alérgica.
- O uso continuado (semanas, meses) de qualquer produto antisséptico deve ser feito com orientação médica.
- Muitas das substâncias usadas na antissepsia da pele são utilizadas também como desinfetantes de uso doméstico, basta observar os rótulos desses produtos nas prateleiras dos supermercados. O que difere entre eles é a concentração. Os desinfetantes são mais concentrados, e os destinados ao uso tópico são mais diluídos (têm menos substância ativa no mesmo volume). Os veículos também mudam, os de uso tópico contêm glicerina, propilenoglicol e outros, pouco agressivos e bem tolerados pela pele; os de uso em superfícies contêm água, álcool ou outro veículo que possibilite a atividade do produto, sem tanta preocupação com a tolerância para a pele, já que não é esta a sua finalidade. Portanto, é desaconselhável e até perigoso mudar a utilização indicada de determinado produto.
- É preciso cuidado com a utilização de produtos desinfetantes em animais: a prática de usar produtos não adequados para a limpeza de animais domésticos, embora bem-intencionada, pode causar até a morte por intoxicação, com grande sofrimento para o animal. Por exemplo, já vimos pessoas adquirirem creolina para dar banho no animal doméstico. A creolina é uma mistura de cresóis e sabão (os cresóis são derivados do fenol, que além de ser um desinfetante fraco – pouco ativo contra os germes – é muito tóxico). Seu uso deve se restringir a superfícies, como pisos e sanitários.
- Em lesões onde há a presença de exsudatos (secreções), não se devem usar pomadas, cremes (fórmulas pastosas em geral), pois elas ficariam "flutuando" sobre as secreções sem exercer sua atividade, além de prejudicar a drenagem. Nessas situações, deve-se recorrer a curativos úmidos, feitos com compressas embebidas nos líquidos antissépticos.
- Ferimentos mais profundos, ferimentos que se originaram em locais sujos, ou aqueles que necessitam suturas, podem facilitar a contaminação pelo micro-organismo causador do tétano. A orientação, no caso, é no sentido preventivo: vacina Tríplice bacteriana para as crianças (que faz parte do calendário normal de vacinação infantil) e Dupla-adulto, para a imunização dos adultos.

ANTISSEPSIA TÓPICA **31**

3

Analgésicos –
Medicamentos Contra a Dor

A dor é o motivo mais comum para a procura de medicamentos e a busca de cuidados médicos. Embora seja uma experiência universal, não é fácil definir a dor, bem como não é fácil medi-la.

A sensibilidade a um "mesmo grau de dor" apresenta variações individuais, e até culturais. Um mesmo estímulo, insuportável para uns, pode ser tolerado por outros.

Sentir dor é um recurso de sobrevivência para os animais (inclusive para nós, seres humanos), pois mostra que há alguma anormalidade no nosso organismo; também nos afasta de algo que possa causar danos maiores.

Sendo a dor um sintoma, é claro que devem ser investigadas as causas que levam ao processo doloroso. Entretanto, nem sempre é possível remover imediatamente sua causa, e a convivência com a dor acaba por se tornar insuportável, à medida que ela se torna crônica, contínua.

A necessidade de trazer alívio e uma melhor qualidade de vida ao paciente leva à necessidade de tratar a dor em si.

No dia a dia do farmacêutico, é comum que ele seja questionado sobre o uso de analgésicos para aliviar dores menos severas, passageiras, sem caráter crônico. A falta de orientação de nossa população com relação aos medicamentos (no caso, os analgésicos), suas limitações e perigos, acabam por gerar vários tipos de problemas, exemplos: mascarar patologias graves, tornar a dor crônica (pelo uso de medicamentos incorretos para o problema), passar a sofrer os efeitos colaterais dos medicamentos em uso.

3.1 OS VÁRIOS TIPOS DE ANALGÉSICOS

Analgésicos são medicamentos para aliviar ou suprimir a dor. São classificados conforme sua estrutura química, o tipo de dor que tratam e pelos efeitos que podem trazer ao organismo.

Os analgésicos são, em maior ou menor grau, **depressores do Sistema Nervoso Central** (SNC) – isto quer dizer que eles inibem ou bloqueiam impulsos nervosos relacionados à condução da dor, que serão "menos percebidos" pelo organismo. Vários deles baixam a temperatura corporal quando há febre, e outros são também anti--inflamatórios.

Um importante grupo de analgésicos é chamado de analgésicos narcóticos, opiáceos ou hipnoanalgésicos. São os derivados do ópio, substância extraída de uma espécie de papoula, e reservados para as dores severas, como as dores oncológicas (devidas ao câncer), dores pós-operatórias, dores de queimaduras etc.

O mais importante membro desse grupo é a morfina (Dimorf® comprimido e injetável), conhecida há mais de dois séculos e ainda um importante recurso para tratar a dor severa. Além da morfina, padrão para se comparar o poder analgésico de outros medicamentos, há outros compostos com modo de ação semelhante ao da morfina, também para dores moderadas a severas, como a oxicodona oxicodona (Oxycontin®), a metadona (Mytedom®) e a fentanila transdérmica (Durogesic®), mais confortável para o paciente, por eliminar a necessidade de medicação injetável.

Devido aos efeitos colaterais desses analgésicos e o potencial para causar dependência, seu uso é controlado por legislação que determina como deve ser o atendimento e a forma de prestar contas aos órgãos de Vigilância Sanitária.

Ainda dentro do grupo dos compostos relacionados à morfina, temos os chamados opiáceos fracos, mais populares e facilmente encontrados nas farmácias e drogarias. São exemplos a codeína (Tylex® – associado ao paracetamol) e o tramadol (Tramal®), prescritos pelo médico para casos de dores moderadas.

O grupo dos opiáceos é administrado por receituário especial, retido na farmácia. Mas existem muitos analgésicos que são de livre dispensação no nosso país, chamados MIP – medicamentos isentos de prescrição. Tal denominação veio a substituir a expressão em inglês – *over the counter*, ou OTC (literalmente, sobre o balcão). Eles é que vão merecer mais atenção de nossa parte, pois são muito utilizados e frequentemente com abuso. Através de determinações legais mais recentes, como a solicitação de assistência farmacêutica, busca-se orientar melhor a sua utilização. Não discutiremos apenas os analgésicos isentos de prescrição; outros grupos, como miorrelaxantes, antiespasmódicos ou fármacos antienxaqueca, também precisam ser bem entendidos pelo profissional do atendimento e orientação.

3.1.1 Ácido acetilsalicílico (AAS)

O primeiro destes analgésicos é o ácido acetilsalicílico (Aspirina®, AAS®); primeiro inclusive no tempo de utilização, já que está no mercado desde o final do século XIX. Este medicamento, tão conhecido nosso, causou uma revolução na terapêutica quando começou a ser utilizado. Trouxe grande alívio a muitas pessoas com artrite reumatoide e com outras doenças inflamatórias, principalmente nas articulações.

Ainda hoje, o ácido acetilsalicílico é a substância de escolha para as dores leves, como cefaleias, dores articulares, cólicas menstruais, dores musculares; também é antipirético, ou antitérmico. Abaixa a temperatura corporal quando há febre, e não tem efeito sobre a temperatura corporal normal. O AAS baixa a febre porque dilata os vasos sanguíneos periféricos (mais superficiais) do organismo, o que permite a dissipação do calor por transpiração. Portanto, após a administração do antitérmico, é importante manter a pessoa febril com roupas leves, para permitir que a febre se dissipe.

Outra propriedade do ácido acetilsalicílico é seu poder anti-inflamatório. Ele diminui a dor, o edema (inchaço) e o rubor (vermelhidão local e sensação de calor) característicos do processo inflamatório (não cura a causa da inflamação, que deve ser investigada e tratada, mas controla os seus sintomas).

Tal poder anti-inflamatório se deve à inibição de substâncias chamadas prostaglandinas, que nosso organismo produz. As prostaglandinas são produzidas em muitos locais do organismo, e agem no local onde foram formadas: por isso não são consideradas hormônios (os hormônios exercem sua ação em local diferente de onde foram produzidos, sendo transportados pelo sangue). Certas prostaglandinas favorecem o processo inflamatório, e sua inibição é alvo de muitos fármacos anti-inflamatórios. No Capítulo 5 discutiremos o papel destas substâncias na inflamação, de forma mais detalhada.

Quanto ao AAS, é importante dizer que ele inibe de forma irreversível as enzimas ciclo-oxigenases (COX), envolvidas na síntese (produção, pelo organismo) das prostaglandinas inflamatórias. A inibição das COX reduz a evolução do processo inflamatório, com o alívio dos sintomas da inflamação.

Conhecemos ainda o AAS como um antiagregante plaquetário. O que isso significa?

Certamente já vimos pessoas idosas comprando seu AAS na farmácia, em comprimidos de 80 a 100 mg (baixa dosagem), para "afinar o sangue" (só deve ser usado para essa finalidade com prescrição médica). A utilização dessa quantidade de AAS visa a impedir a formação ou o desenvolvimento dos trombos nos vasos sanguíneos. Trombo é a placa composta por gorduras (colesterol, inclusive), plaquetas e outras substâncias que circulam no sangue. A placa se desenvolve e acaba por obstruir o vaso sanguíneo; ou se solta, "entupindo" um vaso sanguíneo de menor calibre. A obstrução – ou embolia da veia (trombo venoso) ou artéria (trombo arterial) pode lesar determinada área do miocárdio, ou músculo cardíaco. É o infarto do miocárdio, causa mais comum de morte por doença coronariana; se ocorre obstrução e dano na área encefálica (no cérebro), tem-se o AVE (acidente vascular encefálico, ou "derrame").

Vamos agora introduzir o conceito de efeito adverso, pois estes efeitos serão comentados nos fármacos que vamos apresentar. Aproveitando, vamos ver também o conceito de efeito colateral.

> As autoridades em saúde explicam o efeito adverso ou evento adverso como qualquer ocorrência desfavorável que possa ocorrer durante o tratamento, mas que não possui, necessariamente, relação de causa com esse tratamento.
>
> Muitos estudiosos consideram efeito adverso e reação adversa sinônimos. No entanto, a legislação é um pouco mais detalhada ao definir esta última: **reação adversa** a um medicamento (RAM) é qualquer resposta prejudicial ou indesejável, não intencional, que ocorra com as doses empregadas normalmente.

> Já o **efeito colateral** é aquele diferente da ação principal do medicamento, mas não é necessariamente prejudicial ao paciente: exemplo, o dimenidrinato (fármaco para tratar náuseas) produz sonolência; esse efeito colateral pode ou não ser nocivo.
>
> **Efeito adverso,** quando há relação com o uso do medicamento, pode ser entendido como um efeito colateral (sempre) indesejável.

Voltando, então, ao ácido acetilsalicílico.

Efeitos adversos: os efeitos gastrintestinais são os mais comuns – dores no estômago, irritação gástrica e sangramentos. Para diminuir essa agressão, é melhor ingeri-lo com alimento, ou um copo cheio de água ou leite. Também se pode diminuir a irritação no estômago utilizando as formas de liberação entérica do AAS – são apresentações em que o medicamento não se desintegra no estômago, mas no intestino (*êntero*, expressão que vem do grego e significa intestino). Assim o estômago, que já é naturalmente muito ácido, fica preservado da acidez adicional do AAS. Há, também, o AAS tamponado (Somalgin Cardio®). É uma forma de apresentação que controla o pH do medicamento, de forma que não se torne muito baixo (isto é, muito ácido), sendo assim menos agressivo para o estômago.

Reações alérgicas: que não devem ser descartadas em relação a nenhum tipo de medicamento, também são passíveis de ocorrer com o AAS (principalmente entre os asmáticos). A reação alérgica pode se manifestar de uma forma mais suave, como prurido (coceira), rinite e erupções cutâneas, mas também pode ser violenta, com broncoespasmo (sufocação), inchação dos lábios, língua e rosto, e até obstrução da glote (região da garganta por onde o ar passa para chegar aos pulmões) e queda brusca da pressão arterial; é o chamado choque anafilático, situação que necessita de socorro imediato.

O uso de ácido acetilsalicílico em crianças com infecções por vírus (como gripes, varicela, sarampo) tem sido associado a uma doença rara, mas muito grave, a síndrome de Reye, na qual ocorrem vômitos, danos ao sistema nervoso central (danos cerebrais), problemas hepáticos sérios e queda da glicose no sangue (hipoglicemia).

O AAS também não deve ser administrado antes de procedimentos cirúrgicos e quando houver suspeita de dengue, pelo caráter hemorrágico grave que a doença pode assumir.

Como todo medicamento, o AAS deve ser evitado durante a gravidez e o período de amamentação (sabe-se que ele atravessa a placenta, e também é eliminado no leite materno, quando usado em altas doses).

Igualmente, como regra geral para todo medicamento, a utilização por pessoas com problemas hepáticos ou renais deve ser feita sob cuidado médico; tal fato se deve à maneira de excreção (eliminação) da maioria dos fármacos, que é feita principalmente pelos rins e/ou pelo fígado. Se esses órgãos estiverem com problemas, não conseguirão eliminar os os resíduos dos fármacos, que o organismo preparou para serem eliminados (chamados metabólitos), podendo ocorrer seu acúmulo no organismo, com risco de intoxicação.

Vamos destacar o conceito de interação medicamentosa, antes de comentarmos as interações do AAS com outros fármacos.

> Interação medicamentosa é a interferência de um medicamento na ação de outro. Ao utilizarmos mais de um medicamento, sabemos que eles podem interagir entre si, mudando os efeitos que seriam esperados no caso de serem administrados em separado.

Quanto mais medicamentos são utilizados ao mesmo tempo, maiores as chances de interações, que podem ser muito perigosas para o usuário.

Interações do AAS com outros medicamentos: o AAS interfere na ação de muitos medicamentos. Ele é um depressor do SNC: isto quer dizer que inibe, bloqueia determinadas respostas a nível cerebral, podendo causar sonolência, sedação. Assim, deve ser evitado o seu uso em conjunto com outros depressores, como os ansiolíticos (calmantes), medicamentos contra a epilepsia e os administrados na doença de Parkinson.

Como aumenta o tempo de sangramento, o risco de hemorragias torna-se maior quando utilizado com medicamentos anticoagulantes, anti-inflamatórios e outros grupos que tenham esse mesmo efeito.

O AAS pode intensificar o efeito da insulina e de hipoglicemiantes orais do grupo das sulfonilureias (como a gliclazida, a glibenclamida, a glimepirida), aumentando o risco de hipoglicemia.

O álcool também interfere na ação do AAS, aumentando a possibilidade de sedação (o álcool é um depressor do SNC), hemorragias e problemas gástricos.

A lista de medicamentos que interagem com o AAS é grande. É preciso se informar corretamente sobre tais interações, antes de utilizá-lo em conjunto – quanto maior o tempo de uso, maiores as possibilidades de interações com consequências nocivas.

> Eis uma informação que também podemos generalizar sobre medicamentos: quanto maior o tempo de uso, maiores as possibilidades de surgirem reações adversas ou efeitos colaterais.
> Também, quanto maior o número de medicamentos administrados em conjunto, e quanto mais tempo eles forem usados juntos, maiores e mais sérios podem ser os efeitos das interações.

3.1.2 Dipirona

A dipirona (Novalgina®) também é analgésica, para as dores leves a moderadas, antitérmica e anti-inflamatória. Ao contrario do AAS, é pouco ativa nas dores reumáticas. Seu uso foi proibido em alguns países. Em outros, é feito exclusivamente mediante apresentação de receita médica (por exemplo, na Alemanha, país onde a dipirona foi desenvolvida).

O problema mais grave relacionado à dipirona é a **agranulocitose**, ou **anemia aplástica** (subseção 1.3.1 – Alguns Conceitos que Relacionam Sangue e Medicamentos), destruição de glóbulos brancos do sangue. No entanto, estudos realizados em muitos países mostraram que os riscos da dipirona não são maiores do que os apresentados por outros analgésicos e anti-inflamatórios e, sem dúvida, seu valor como antitérmico e analgésico já foi provado. O paciente deve, no entanto, ser instruído para interromper o uso ao primeiro sinal de dor de garganta ou infecção na boca ou garganta (inchaço, sensibilidade e ulceração); esses sintomas podem indicar que a dipirona está interferindo nas células brancas do sangue, e agredindo as defesas do organismo.

Embora até hoje seu modo de ação não tenha sido completamente esclarecido, a dipirona exerce sua ação analgésica e antitérmica pela inibição de prostaglandinas, além da inibição de outras vias de condução da dor a nível do Sistema Nervoso Central e Periférico.

É importante lembrar que o efeito antitérmico da dipirona será muito mais efetivo com uma boa hidratação do paciente. Tomar bastante líquido ajuda muito a controlar a temperatura elevada.

Efeitos adversos: a dipirona pode causar queda da pressão arterial (este é, inclusive, seu efeito colateral mais conhecido). Pode haver ainda retenção da urina e sangramentos intestinais. As reações alérgicas (que não devem ser desconsideradas em relação a nenhum medicamento) também podem ocorrer com a dipirona – erupções na pele, edema (inchaço), asma.

Interações: a dipirona, como os outros analgésicos, é um depressor do SNC (ver "Interações do AAS"), e pode potencializar o efeito dos outros depressores, como já explicado. Influencia o tempo de sangramento, podendo causar hemorragias se usada com outros medicamentos que tenham essa ação.

3.1.3 Paracetamol

O paracetamol (Tylenol®) é um analgésico/antitérmico que não tem poder anti-inflamatório significativo, não sendo eficaz no controle de dores com essa origem.

É uma alternativa ao uso do AAS e da dipirona, para pacientes alérgicos e crianças. Também apresenta menor incidência de irritação gástrica e sangramentos, comparado ao AAS.

As indicações mais comuns para seu uso são as dores brandas a moderadas, como dor de cabeça, dores musculares e nevralgias, e também para baixar a febre. Seu efeito analgésico tem início entre 30 e 60 minutos depois, e dura cerca de 4 horas.

Efeitos adversos: podem ocorrer erupções na pele, dor de garganta inexplicada e febre, e também sensação de cansaço excessivo. Doses altas podem causar lesões graves no fígado, chegando à necrose (morte do tecido hepático). Tal situação nem sempre é identificada de imediato, pois os sintomas iniciais são vagos (dores abdominais, náuseas). Se houver suspeita de ingestão de doses maiores que as recomendadas, a pessoa deve ser encaminhada ao hospital, mesmo que não haja sintomas.

As doses consideradas capazes de causar dano hepático seriam de 10 g em dose única, ou 4 g/dia por períodos prolongados (vários dias). Podem ser menores para os pacientes que consomem álcool ou medicamentos antiepiléticos.

Tabela 3.1 Características dos principais analgésicos (AAS, dipirona, paracetamol).

Analgésicos	Mecanismo de ação	Características/usos	Efeitos adversos
AAS	• Inibição da síntese de prostaglandinas	• Analgésico, anti-inflamatório, antitérmico, antirreumático • Para dores leves a moderadas • Antiagregante plaquetário	• Irritação gástrica, sangramentos • Reações alérgicas, asma • Agravamento de doença renal ou hepática • Síndrome de Reye (rara, mas grave) • Teratogenia (defeitos no feto) • Interação com muitos medicamentos
Dipirona	• Inibição da síntese de prostaglandinas	• Analgésico e antitérmico eficiente • Pouco ativa nas dores reumáticas	• Perigo de discrasias sanguíneas • Reações alérgicas • Náuseas, vômitos, sangramentos intestinais • Queda da pressão arterial
Paracetamol	• Inibição da síntese de prostaglandinas	• Analgésico, antitérmico • Alternativa ao uso do AAS, quando há intolerância a este medicamento • Não tem poder anti-inflamatório significativo	• Doses elevadas (4 g/dia, por períodos prolongados) podem causar danos graves ao fígado

3.2 ANALGÉSICOS MIORRELAXANTES (RELAXANTES MUSCULARES)

São os fármacos utilizados nas dores espasmódicas (dores por contrações musculares involuntárias). Produzem o relaxamento muscular e alívio da dor (daí o termo miorrelaxante: *mio*, do grego, músculo); auxiliam na recuperação da dor musculoesquelética, juntamente com repouso e outras medidas apropriadas.

Seu mecanismo de ação não está bem esclarecido. Acredita-se que eles diminuam ou bloqueiem a transmissão dos impulsos dolorosos no Sistema Nervoso Central (em determinadas áreas do cérebro).

Os exemplos mais conhecidos são o carisoprodol (Tandrilax®, Mioflex® – associações), baclofeno (Lioresal®), ciclobenzaprina (Miosan®), orfenadrina (Dorflex® – assoc.), tiocolchicósido (Coltrax®), tizanidina (Sirdalud®).

3.3 MEDICAMENTOS ANTICOLINÉRGICOS (ANTIESPASMÓDICOS)

São fármacos com efeitos contrários aos da **acetilcolina**. A acetilcolina é um **neurotransmissor** – os neurotransmissores são moléculas responsáveis pela comunicação entre as células nervosas (neurônios). Essa comunicação coordena todos os estímulos que recebemos e as respostas que nosso corpo devolve, frente a tais estímulos: memória, aprendizado, sentimentos, movimentos, percepção visual, auditiva – enfim, tudo o que percebemos do mundo externo, e também as "atitudes" que nosso corpo toma internamente sem que tenhamos consciência (por exemplo, liberação de hormônios e funções desempenhadas por nossos órgãos internos, como digestão e respiração). Os neurônios estão sempre conduzindo estímulos e devolvendo as respostas apropriadas.

A comunicação é feita através de impulsos nervosos. Esses impulsos são gerados de acordo com os estímulos que já comentamos, e são a forma como nosso sistema nervoso traduz tais estímulos.

> Estímulo: dá origem ao impulso nervoso.

Os impulsos precisam passar de um neurônio para o outro, e as células nervosas não são ligadas – existe um espaço entre elas, chamado sinapse. Para que o impulso nervoso possa "continuar seu caminho" e passar para o neurônio seguinte, os neurotransmissores são liberados na sinapse – eles recebem o impulso e o transmitem ao neurônio seguinte, e assim as informações são conduzidas para outros neurônios ou para células que devem recebê-las – como as células de um músculo que, através de sua contração, vão executar um determinado movimento.

Os neurotransmissores são vários, com funções específicas: adrenalina, dopamina, serotonina e, esta que é o nosso foco agora, a acetilcolina (Figura 3.1). Vamos falar dos outros neurotransmissores nos capítulos seguintes.

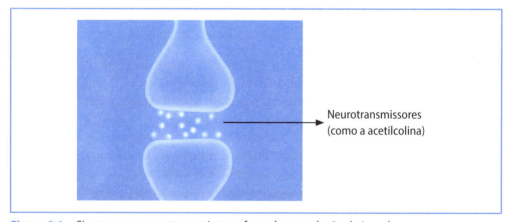

Figura 3.1 Sinapse, com neurotransmissores fazendo a condução do impulso nervoso.

Esta exposição, extremamente simplificada para eventos tão complexos (que envolvem a transmissão nervosa), pretende apenas mostrar que os neurotransmissores podem ser influenciados por medicamentos, que os ativam, "reforçando" sua ação – são os agonistas; ou "bloqueiam" sua atividade – são os antagonistas. A "manipulação" dos neurotransmissores é importante para tratar diversas doenças.

Explicando melhor os conceitos de agonista e antagonista.

- Agonista: substância (pode ser um hormônio, um neurotransmissor ou um medicamento) que se liga a receptores existentes nas células e os "ativa". Os medicamentos agonistas têm, então, o mesmo comportamento que a substância natural (o hormônio ou neurotransmissor) teria se efetuasse a ligação.
- Antagonistas: fazem (é claro!) o inverso – ligam-se aos receptores e "bloqueiam" a ativação, ou a atividade agonista. Os antagonistas são utilizados quando se pretende diminuir as respostas celulares aos agonistas que estão normalmente presentes no corpo.

Os fármacos anticolinérgicos, que vamos estudar agora, atuam como antagonistas da acetilcolina, e seus usos são vários; exemplos: no tratamento da asma, na úlcera gástrica, no controle (diminuição) das secreções gástricas e respiratórias nos procedimentos cirúrgicos, e como antídotos de certos inseticidas.

A ação destes fármacos na dor ocorre através da inibição que causam na transmissão colinérgica (isto é, a ação da acetilcolina). Essa inibição reduz a motilidade (movimentação, contrações), principalmente da musculatura lisa involuntária (musculatura das vísceras, estruturas internas que não controlamos por nossa vontade, como a do trato gastrintestinal e do sistema geniturinário), acalmando os espasmos – e a dor.

As dores espasmódicas são agudas e podem chegar a uma grande intensidade. Os anticolinérgicos antiespasmódicos são especialmente indicados para as cólicas do trato gastrintestinal, das vias biliares e urinárias, e do aparelho genital feminino (dismenorreia, ou cólica menstrual). São úteis também no controle dos sintomas da síndrome do cólon irritável, conjunto de sintomas gastrintestinais que incluem motilidade exagerada do intestino delgado, dor, diarreia ou constipação, flatulência (gases), distensão abdominal ("estufamento"), o que traz um grande desconforto.

> Os anticolinérgicos antiespasmódicos auxiliam a controlar a dor intensa da cólica renal, geralmente causada pela presença de cálculos (pedras) no rim ou no ureter.

Estes medicamentos possuem diversos efeitos adversos: secura na boca, anidrose (redução ou ausência da secreção do suor), midríase (dilatação da pupila), taquicardia, retenção da urina e constipação. Em pacientes idosos, o uso frequente pode precipitar crise de glaucoma, por impedir que o líquido que existe no interior do olho seja drenado – o acúmulo desse líquido, chamado humor aquoso, aumenta a pressão interna, e tal aumento pode lesar o nervo óptico, causando perda da visão.

Doses elevadas destes medicamentos podem causar intensa secura da boca e sensação de queimação, sede, febre, náuseas e vômitos, agitação, desorientação e taquicardia.

As ações terapêuticas e os efeitos adversos dos antiespasmódicos são bastante parecidos. Do ponto de vista prático, eles se equivalem. São também chamados antimuscarínicos, pois atuam sobre receptores da acetilcolina chamados muscarínicos (os outros receptores da acetilcolina são os nicotínicos, e têm outros usos clínicos).

No Quadro 3.1 enumeramos os principais anticolinérgicos usados na dor espasmódica:

Quadro 3.1 Fármacos anticolinérgicos antimuscarínicos para as dores espasmódicas.

Atropina
Escopolamina
Homatropina
Hiosciamina

Atropina (Atropion®): protótipo dos anticolinérgicos, é um antiespasmódico potente, extraída de plantas chamadas solanáceas, como a *Atropa belladona* (beladona). É usada por via oral ou injetável, mas a maioria das apresentações existentes no mercado é injetável. Além do alívio das dores espasmódicas, é útil no controle das secreções da asma e bronquite crônica (ver Capítulo 4), nos procedimentos operatórios em que é necessário diminuir o excesso de secreções (saliva, secreções do trato respiratório), e como antídoto para intoxicação por certos inseticidas, chamados organofosforados. Seus efeitos adversos também podem ser mais intensos que os dos outros fármacos do grupo.

Escopolamina ou **Hioscina** (Buscopan®, Buscopan Composto® – assoc.): também encontrada na beladona. Seus usos clínicos são os mesmos da atropina. Assim como ocorre com a atropina, a redução dos movimentos do trato gastrintestinal pode causar constipação – deve ser adotada uma dieta rica em fibras. Doses altas podem causar os mesmos efeitos adversos da atropina; no entanto, diferentemente desta, não causa aumento do ritmo respiratório ou da pressão arterial.

Homatropina: também presente na beladona. Utilizada como fármaco isolado ou em associações, como por exemplo:

- Tropinal®: homatropina + hiosciamina + hioscina + dipirona.

Hiosciamina: sua utilização é principalmente como antiespasmódico, nos distúrbios do trato urinário, gastrintestinais, biliares e na dismenorreia. Em associações, como o Tropinal®, visto acima.

3.4 MEDICAMENTOS ANTIENXAQUECA

A enxaqueca é uma **síndrome**, ou seja, um conjunto de sintomas que incluem dores de cabeça (cefaleias) com duração de 4 a 72 horas, geralmente de caráter pulsátil e unilateral. Considera-se a enxaqueca (ou migrânea) uma síndrome neurovascular – nas pessoas acometidas, as células nervosas cerebrais sofrem uma hiperestimulação, que atinge o nervo trigêmeo. Essa estimulação provoca a liberação de substâncias (neuropeptídeos) inflamatórios, que causam um processo inflamatório doloroso nos vasos do crânio e na membrana mais externa que envolve o cérebro, a dura-máter. Durante a cefaleia podem ocorrer náuseas, vômitos, visão de pontos luminosos, intolerância à luz (fotofobia) ou aos sons. Estes sintomas visuais indicam a enxaqueca com aura. A pessoa predisposta pode perceber sinais dias antes da crise – bocejos frequentes, sonolência, irritabilidade, falta de memória.

O tratamento das crises de enxaqueca começa com analgésicos comuns, como o ácido acetilsalicílico ou a dipirona. Também os anti-inflamatórios não esteroides (AINEs), que veremos adiante, são uma alternativa nas crises leves a moderadas. O problema é que estes itens, comercializados repetidamente sem necessidade de prescrição, são usados e frequentemente abusados pelas pessoas, o que pode causar dores de cabeça diárias pelo uso crônico de analgésicos.

O único fármaco isento de prescrição específico para enxaqueca (para episódios de intensidade fraca, não frequentes) é o isometepteno (Neosaldina®, em associação com dipirona e cafeína): este fármaco possui atividade simpatomimética, semelhante a outros fármacos que estimulam o Sistema Nervoso Simpático, e nos vasos periféricos (no caso, vasos cranianos), os simpatomiméticos têm ação vasoconstritora, reduzindo o calibre destes vasos, o que contribui para o alívio da dor (nos próximos capítulos teremos mais explicações sobre o Sistema Nervoso Simpático). Isso poque a enxaqueca possui características inflamatórias que causam vasodilatação, sendo essa vasodilatação um dos componentes para a instalação da dor.

No caso deste medicamento isento de prescrição (MIP), a associação à dipirona e à cafeína reforçam sua ação analgésica. A dipirona já foi discutida no item 3.1.2, e a cafeína, com ação vasoconstritora leve, age por vários mecanismos no alívio da dor. No entanto, é necessário cautela, pois a cafeína, se consumida por períodos prolongados e em quantidade que possa ser considerada excessiva (aí entra também o consumo do café), pode desencadear ou piorar a enxaqueca. O período de tempo de uso, e as quantidades para que isso ocorra são muito variáveis, de acordo com cada indivíduo: mas a cafeína, assim como pode aliviar a dor, pode também provocá-la.

Além de medicamentos, os pacientes que sofrem deste problema têm de seguir outras medidas para prevenir ou controlar as crises: ambiente calmo, repouso, atividades relaxantes.

Quando as dores não cessam com os analgésicos, o médico introduz medicamentos específicos para a enxaqueca, por exemplo, um medicamento do grupo das ergotaminas, ou um grupo de fármacos específicos, os triptanos.

As ergotaminas, com ação antagonista ou agonista parcial sobre os receptores 5-HT da serotonina (vamos falar um pouco mais da serotonina logo a seguir, no item 3.4.1), promovem o alívio da dor de enxaqueca causando vasoconstrição, ou seja, diminuindo o calibre dos vasos cranianos, que estariam dilatados nesta situação, causando dor.

As ergotaminas são menos utilizadas atualmente do que em passado recente, devido aos efeitos cardiovasculares desfavoráveis que podem causar, e várias apresentações farmacêuticas saíram do mercado. Como exemplo tem-se a diidroergotamina (Cefaliv®, associada à dipirona e cafeína).

Os triptanos também são fármacos com ação na serotonina. São agonistas de receptores HT-1 de serotonina. Causam constrição das artérias de grande calibre, inibem a transmissão do nervo trigêmeo, e alguns deles também têm ação sobre o Sistema Nervoso Central (SNC). O alívio da dor se dá pela vasoconstrição e pela inibição de substâncias inflamatórias liberadas nas terminações nervosas, no local atingido. O uso destes fármacos requer acompanhamento cuidadoso, pois apresentam vários efeitos adversos, podendo causar dor torácica, alterações na pressão arterial (mais comumente, aumento da pressão), formigamentos nos dedos dos pés e mãos, palpitações, náuseas, vômitos e até parada cardíaca. O uso destes medicamentos é contraindicado para pacientes com hipertensão não controlada e doenças cardíacas. São exemplos de triptanos, para o alívio da enxaqueca: naratriptana (Naramig®), rizatriptana (Maxalt®), sumatriptana (Sumax®), zolmitriptana (Zomig®).

Vários outros fármacos também são utilizados no tratamento da enxaqueca, quando ela se torna crônica: amitriptilina, valproato de sódio, topiramato, gabapentina e pregabalina são alternativas. A resposta que oferecem na enxaqueca pode ser positiva, não sendo, de forma geral, fármacos de primeira escolha.

Outro grupo que certamente vai se expandir com a finalidade de tratar a enxaqueca é composto pelos fármacos biológicos chamados de anticorpos monoclonais (mabs). Tais fármacos são anticorpos altamente específicos contra o Peptídeo Relacionado ao Gene da Calcitonina (CGRP) – este peptídeo, se liberado, dispara as crises de enxaqueca. Como exemplos de mabs anti-CGRP, são citados o erenumabe (Pasurta®) e o fremanezumabe (Ajovy®), mas outros mabs estão em desenvolvimento. Os mabs são utilizados como profiláticos, para evitar as crises. Seu custo é elevado e suas apresentações são injetáveis.

> Curiosidade: nos meios científicos a enxaqueca é chamada de migrânea, palavra de origem grega que quer dizer "dor que acomete com mais intensidade um dos lados da cabeça".

Quadro 3.2 Fármacos para o tratamento da enxaqueca.

Não específicos	Específicos
Amitriptilina, gabapentina, pregabalina, topiramato, valproato de sódio	mabs Anti-CGRP
Analgésicos	Ergotaminas
AINEs	Triptanos

3.4.1 Um pouco de serotonina

A serotonina é um **neurotransmissor** – uma das muitas moléculas envolvidas na condução dos impulsos entre as células do sistema nervoso (neurônios). Explicamos os neurotransmissores na seção 3.3 – Medicamentos Anticolinérgicos. No organismo, a serotonina é encontrada em maior quantidade na parede do intestino, no sangue (nas plaquetas) e no Sistema Nervoso Central (SNC). A serotonina endógena (do organismo) é sintetizada a partir do aminoácido triptofano:

Triptofano ⟶ Serotonina (5-hidroxitriptamina – 5-HT)

A molécula de serotonina foi identificada quimicamente como 5-hidroxitriptamina (5-HT). Ao contrário do que frequentemente é dito sobre ela, não produz somente respostas agradáveis no organismo. Suas ações são muitas e diferentes, conforme sua ligação a receptores específicos (há vários subtipos de receptores da 5-HT, como 5-HT1, 5-HT2, 5-HT3, 5-HT4, 5-HT5; alguns deles são ainda subdivididos).

Outras ações da serotonina, além do envolvimento na enxaqueca: sua falta causa transtornos no humor e depressão; seu excesso em determinados receptores causa o estí-mulo do reflexo do vômito; baixos níveis de serotonina trazem também alterações no sono (por sinal, comuns nas pessoas deprimidas); níveis aumentados deste neurotransmissor di-minuem a vontade sexual normal (antidepressivos que aumentam os níveis de serotonina podem ter este efeito).

Sobre o apetite, quantidades baixas de serotonina fazem com que a pessoa tenha mais vontade de comer doces e carboidratos (daí os antidepressivos que "conservam" a seroto-nina nos seus locais de ação serem utilizados para auxiliar em regimes de perda de peso).

Há ainda outras funções da serotonina, como a regulação da temperatura corporal e o controle das sensações dolorosas. Portanto, não é correto referir-se a este neurotransmissor como "substância do prazer", ou "molécula da felicidade", como muitas vezes é chamado. Suas funções são muito mais complexas e diversificadas.

3.5 OUTROS ANALGÉSICOS

Diversos grupos de fármacos (não citados neste capítulo, por serem muito numero-sos), que não constituem a primeira indicação como analgésicos, são empregados como adjuvantes no tratamento da dor de várias origens – são antidepressivos, antipsicóticos, anticonvulsivantes – que auxiliam no controle de dores crônicas neuromusculares, dores da fibromialgia (que causa dores musculares originadas em vários pontos do corpo, os chama-dos pontos-gatilho), dores vasculares, ósseas, articulares, entre outras.

Estes fármacos mostram que as indicações de um determinado princípio ativo podem ser amplas, e o farmacêutico deve conhecê-las, ao menos de forma geral.

Um medicamento anticonvulsivante não se destina apenas ao controle da epilepsia, ou crises convulsivas; um antidepressivo pode ter muitas outras indicações, além do tratamen-to da depressão. Conhecendo as indicações dos fármacos de uma forma mais abrangente, o profissional poderá orientar melhor o paciente, colaborando para sua adesão ao tratamento.

3.6 ALGUMAS CONCLUSÕES SOBRE OS ANALGÉSICOS

A seguir, vamos relacionar algumas conclusões importantes:
- não se deve misturar analgésicos: a mistura não vai trazer mais alívio, mas vai, com certeza, aumentar a probabilidade de efeitos colaterais indesejáveis,
- não insistir em tomar analgésicos para uma dor "que sempre volta": a dor é um aviso importante do organismo, que não pode ser descuidado; portanto, a dor per-sistente deve ter sua causa investigada;
- há dores que não melhoram com os analgésicos usuais, não respondem ao me-dicamento: elas devem ser tratadas com medicamentos específicos, que mui-tas vezes atingem apenas aquele tipo de processo doloroso: por exemplo, a enxaqueca, aliviada com substâncias que causam vasoconstrição nos vasos

sanguíneos da cabeça, ou fármacos com ação na serotonina. Outro exemplo são as dores miofasciais (dores musculares crônicas sem uma causa determinada, que chegam a incapacitar as pessoas que delas sofrem): seu controle é feito com vários grupos de medicamentos, inclusive com certos antidepressivos – os tricíclicos, como a amitriptilina (Tryptanol®), úteis nesses casos;

- analgésicos com álcool: mistura perigosa, pois ambos são depressores do SNC. Pode haver sedação excessiva e até coma;
- o álcool não deve ser usado com nenhum tipo de medicamento! Ele pode exacerbar o ou prejudicar (diminuir) o efeito do medicamento, ou ainda trazer sérias perturbações com relação ao SNC (sedação, agitação, convulsões, coma);
- não se utilizam analgésicos com calmantes, medicamentos para epilepsia, para a doença de Parkinson e outros medicamentos também com ação no Sistema Nervoso Central, a não ser que haja orientação médica para isso, pois pode ocorrer sedação excessiva, tontura, desmaios;
- os analgésicos são passíveis de causar alergias, agredir o estômago, intestino e fígado, causar sangramentos e alterar os glóbulos brancos do sangue, o que pode comprometer seriamente a imunidade de quem os utiliza.

O uso contínuo sem acompanhamento adequado torna-os menos eficazes para o controle da dor. Não se deve fazer deles um hábito, sem a devida supervisão médica.

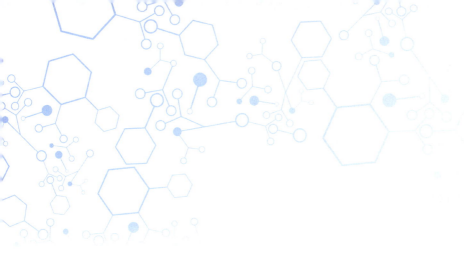

4

Medicamentos com Ação no Trato Respiratório

4.1 MEDICAMENTOS PARA OS SINTOMAS DE RESFRIADOS E GRIPES

O resfriado é uma doença viral, causada pelo **Rinovírus** (vírus que atinge o nariz e vias respiratórias superiores). Geralmente tem caráter benigno e é autolimitado (em poucos dias desaparece). Causa coriza, espirros e tosse, geralmente com dor de garganta, além de mal-estar e dor de cabeça.

A gripe é uma infecção viral, devida aos vírus **Influenza**. Esses vírus se modificam a cada surto, assim a há necessidade de a vacina ser sempre atualizada – e também a recomendação de que seja administrada anualmente.

A gripe atinge as vias respiratórias de forma mais intensa que o resfriado comum, ocorre secreção, irritação brônquica, dor de garganta. Os demais sintomas são: febre e mialgias (dores musculares). Se não houver complicações, a gripe também melhora dentro de uma semana, aproximadamente.

4.1.1 Antigripais sintomáticos

Os resfriados e gripes não são tratados com antibióticos (que são ineficazes nas infecções virais, mas utilizados nas infecções por bactérias), a não ser quando o quadro se complica, e o paciente com gripe desenvolve uma infecção bacteriana, que pode ser muito perigosa, principalmente para as crianças e os idosos. Se isso ocorrer, será necessário o uso de antibióticos para controlar o quadro infeccioso, que poderá levar a uma pneumonia (ou outro tipo de infecção pulmonar), infecções de garganta e outras que, quando se instalam, já encontram um organismo debilitado pela gripe, tornando-se mais graves.

Como não se cura gripe com medicamentos (o antiviral oseltamivir, Tamiflu®, é uma alternativa para ser administrado nas infecções por Influenza, mas apenas em casos específicos), seu tratamento é feito com medicamentos sintomáticos; aqueles que aliviam os sintomas da doença até que o organismo, por si, se restabeleça.

Os medicamentos antigripais sintomáticos visam aliviar a congestão nasal (efeito descongestionante), secar secreções da mucosa nasal (ação anti-histamínica, ou antialérgica) e abrandar a febre e as dores no corpo (efeito antitérmico e analgésico). Como não há uma substância que realize sozinha os três efeitos, tais medicamentos são associações de fármacos, geralmente em apresentações por via oral (comprimidos, cápsulas, drágeas).

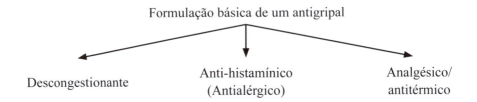

Além dos três componentes principais de um antigripal, podem ser utilizados outros princípios ativos, como a cafeína e o ácido ascórbico – vitamina C. A primeira como estimulante, ajuda a combater o desânimo, comum no estado gripal; a vitamina C ainda é controversa para essa finalidade. É sabido que ela não cura gripe; seu emprego seria para reforçar as defesas do doente, debilitadas pelo processo gripal.

Quadro 4.1 Componentes mais comuns dos antigripais utilizados por via oral.

Analgésicos e antitérmicos	Descongestionantes	Anti-histamínicos (Antialérgicos)	Outros componentes
Ácido acetilsalicílico	Fenilefrina	Bronfeniramina	Cafeína
Dipirona	Metoxifenamina	Carbinoxamina	Ácido ascórbico (Vitamina C)
Paracetamol	Pseudoefedrina	Clorfeniramina	
		Dexclorfeniramina	
		Difenidramina	

Os **analgésicos/antitérmicos** estão presentes nos antigripais orais, justamente para aliviar as dores no corpo, comuns nos estados gripais, e para baixar a febre. Os mais comuns são o ácido acetilsalicílico, dipirona e paracetamol.

Os **anti-histamínicos ou antialérgicos**, são usados para secar as secreções nasais, aliviando a coriza. Juntamente com os analgésicos, eles são os responsáveis pela sonolência que pode ocorrer ao se utilizar um antigripal (geralmente, esse efeito é pequeno). Algumas substâncias anti-histamínicas comuns nos antigripais são a bronfeniramina, carbinoxamina, clorfeniramina, dexclorfeniramina, dexbronfeniramina, difenidramina. Nós as encontramos em formulações muito conhecidas: Decongex Plus®, Naldecon Noite®, Benegrip®, Multigrip®, Coristina D®, citando alguns deles.

Também vemos, como **descongestionantes**, os adrenérgicos (simpatomiméticos) de uso oral nos comprimidos para alívio dos sintomas da gripe, como a fenilefrina (Coristina D®). Por via oral, a ação é mais prolongada que a aplicação tópica.

A utilização dos simpatomiméticos por períodos maiores (várias semanas, por exemplo) expõe o usuário a problemas como taquicardia, nervosismo, insônia (efeitos causados pela adrenalina e seus semelhantes). As pessoas hipertensas não devem utilizar esses medicamentos, que podem piorar o quadro hipertensivo.

Os descongestionantes nasais são utilizados quando as mucosas estão "tampadas", o que é comum nas gripes. Isso ocorre devido à irritação das mucosas; assim, os vasos sanguíneos que as irrigam dilatam-se, e ocorre acúmulo de líquido nos tecidos vizinhos. É o edema (inchaço) da mucosa nasal, que além da obstrução, causa secreção abundante.

Se o nariz fica obstruído por muito tempo, traz dificuldade para respirar e favorece o aparecimento de otites (infecções do conduto auditivo), principalmente em crianças.

Uma forma para desobstruir o nariz, simples e sem perigo, é lavá-lo com soro fisiológico, ou com as soluções em gotas ou *sprays* disponíveis no mercado (Rinosoro®, Sorine H®). As inalações com vapor de água quente (melhor não usar medicamentos, que podem irritar ainda mais a mucosa) também ajudam bastante a "soltar" o muco.

Após a inalação, as narinas devem ser assopradas (sem muita força), uma de cada vez. Se tais medidas não surtirem resultado, existem descongestionantes de aplicação direta sobre a mucosa nasal (como gotas ou *sprays*), que proporcionam alívio, mas não devem ser usados por mais de 5 dias seguidos. E por que esse cuidado?

Tais substâncias têm ação simpática, isto é, agem da mesma maneira que a adrenalina, mediador químico presente no nosso organismo (associado, inclusive, às emoções fortes e aos grandes medos que sentimos).

Como descongestionante, a adrenalina e os princípios ativos que atuam como ela (conhecidos como adrenérgicos, simpáticos, ou simpatomiméticos) têm, nas narinas, uma ação vasoconstritora – contraem o calibre dos vasos sanguíneos da região nasal, que estão inchados e têm a sensação de "entupidos". Pela diminuição do calibre, o edema (inchaço) e a secreção também são aliviados, e se pode respirar melhor.

Como exemplos de vasoconstritores utilizados diretamente nas vias nasais (instilados no nariz, como soluções ou sprays) tem-se a nafazolina (Sorine adulto®; associação com o cloreto de benzalcôneo, antisséptico, em solução salina), e a oximetazolina (Aturgyl®).

Quadro 4.2 Alguns fármacos descongestionantes de uso local no nariz.

Nafazolina
Oximetazolina
Pseudoefedrina
Xilometazolina

Se o medicamento for usado em gotas ou *sprays* nasais, a aplicação repetida pode causar feridas na mucosa nasal, em consequência da diminuição da circulação local (lembrando: estas são substâncias vasoconstritoras e diminuem o calibre dos vasos e, portanto, diminuem a quantidade de sangue dentro deles). Ora, um tecido que não recebe as substâncias nutritivas de que necessita e não elimina os resíduos do seu metabolismo (e tudo isso é feito pelo sangue) tende a necrosar (morrer).

A falta da irrigação sanguínea prejudica, da mesma forma, qualquer região do nosso corpo.

Outro problema comum devido ao uso prolongado dos descongestionantes é o efeito rebote: o medicamento passa a não fazer mais o efeito desejado, e a sensação de "não respirar" reaparece, situação que é conhecida como rinite medicamentosa.

O uso de descongestionantes por via oral não tem efeito tão intenso sobre a mucosa nasal; com a administração oral, a rinite medicamentosa é menos comum do que com a aplicação tópica, feita diretamente sobre a mucosa.

4.2 MEDICAMENTOS CONTRA A TOSSE

A tosse é um reflexo fisiológico (normal) do nosso organismo para expulsar substâncias irritantes, partículas ou excesso de secreções do trato respiratório, na direção:

$$\text{Brônquios} \xrightarrow{\textit{expulsão}} \text{Laringe}$$

Sendo assim, geralmente a tosse é útil, e não deve ser bloqueada. No entanto, quando a tosse se torna incômoda (é "seca", sem secreção que deva ser expelida e só faz machucar a garganta) ou ainda, quando a pessoa não pode tossir (após fazer uma cirurgia, por exemplo), ela pode ser inibida através de medicamentos supressores (inibidores) da tosse.

4.2.1 Antitussivos ou antitussígenos

Assim são chamados os inibidores da tosse. São usados para combater a tosse sem secreção ("tosse seca"), chamada tosse improdutiva.

Estes fármacos atuam de duas formas diferentes: alguns agem inibindo a tosse no chamado centro da tosse, na área do cérebro que comanda o reflexo da tosse; são os antitussivos centrais.

Como exemplos, cita-se o dextrometorfano (Xarope 44E® associação com guaifenesina), e a cloperastina (Seki®).

Esses antitussivos, por terem ação no sistema nervoso central, ou SNC (cérebro), podem produzir sonolência, tonturas e interferência com outros medicamentos que também tenham ação no SNC (calmantes, medicamentos para epilepsia e doença de Parkinson, e analgésicos).

Há outro grupo de antitussivos que age no local da tosse (vias aéreas – laringe, traqueia), os antitussivos periféricos. Não têm ação central (no SNC) e, portanto, não causam sedação. Um exemplo bem conhecido é a dropropizina (Vibral®).

4.2.2 Expectorantes

São usados na tosse produtiva (com secreção, ou "catarro"), para deslocar e eliminar a secreção. Facilitam a movimentação das secreções no trato respiratório, principalmente da traqueia e laringe, para que se desloquem até a faringe (garganta), tornando mais fácil sua eliminação. São exemplos de expectorantes: guaifenesina (Transpulmin®), ambroxol (Mucosolvan®), bromexina (Bisolvon®).

Estes fármacos não devem ser usados em caso de asma brônquica ou bronquite crônica, pois podem causar broncoespasmo (sufocação e dificuldade para respirar, por movimentarem a secreção brônquica).

Também devem ser administrados com cuidado em caso de gastrite ou úlcera gástrica.

4.2.3 Mucolíticos

Fluidificam as secreções, o que torna mais fácil a sua eliminação, através de tosse produtiva. Os mais usados são a acetilcisteína e a carbocisteína, muito parecidos em sua ação. A acetilcisteína tem odor sulfuroso (odor de enxofre), o que torna sua aceitação mais difícil, principalmente pelas crianças. A carbocisteína (Mucofan®) tem também ação expectorante e anti-inflamatória local. A acetilcisteína (Fluimucil®) pode ser administrada por via oral, intramuscular, intravenosa ou inalatória. Como as secreções ficam mais fluidas, mais "líquidas", os mucolíticos (como os expectorantes) não devem ser usados em caso de asma e bronquite – pode haver sufocação. Se houver gastrite ou úlcera gástrica, também tendem a ser irritantes.

4.3 MEDICAMENTOS UTILIZADOS NO TRATAMENTO DE ASMA, BRONQUITE CRÔNICA, ENFISEMA

A asma se caracteriza por demonstrar uma inflamação crônica das vias aéreas, estreitamento reversível dos brônquios (broncoconstrição), com formação de muco e consequente dificuldade respiratória. Pode ser de natureza alérgica, ou causada por infecção das vias respiratórias. Exercícios, exposição ao ar seco, frio, poeiras, ácaros, fumo, também podem desencadear a crise de asma, com falta de ar, "chiado" no peito, tosse crônica e grande desconforto, principalmente à noite ou nas primeiras horas da manhã.

O tratamento visa a manter o problema sob controle, de modo a evitar ou diminuir os atendimentos de emergência e o uso de medicamentos de alívio (as "bombinhas"). A asma, se não controlada, pode até causar a morte, em uma crise grave.

A bronquite crônica é doença de duração prolongada, com inflamação dos brônquios, secreção de muco e dificuldade respiratória, podendo ocorrer infecções bacterianas.

No enfisema, ocorre destruição do tecido dos pulmões (alvéolos). O oxigênio que respiramos é captado pelos alvéolos e passa para o sangue, sendo utilizado pelo organismo. Com a perda da função dos alvéolos, ocorre dificuldade respiratória, cansaço, fraqueza, perda de peso, tosse, grande quantidade de muco, possibilidade de infecções, quadro que se agrava com a evolução do problema.

A asma e as doenças pulmonares obstrutivas crônicas, as DPOC (expressão usada para se referir, principalmente ao enfisema e à bronquite crônica) são doenças inflamatórias que causam obstrução das vias aéreas e consequente dificuldade respiratória. Seu tratamento tem evoluído muito, embora ainda se observe níveis de controle muito variáveis para essas patologias, o que faz agravá-las. O tratamento inclui medicamentos, mas também outras abordagens, como apoio psicológico, exercícios respiratórios, ingestão adequada de líquidos e afastamento de possíveis causas de alergias do convívio do doente e, muito importante, a interrupção do tabagismo. Os principais grupos de fármacos utilizados nestas condições são descritos a seguir, e obedecem protocolos e recomendações, de acordo com a doença presente e sua gravidade, associando (ou não) diferentes grupos de fármacos.

4.3.1 Agonistas adrenérgicos

Estes medicamentos agem da mesma maneira que a adrenalina (são adrenérgicos ou simpatomiméticos). Explicamos o temo agonista na seção 3.3 – Medicamentos Anticolinérgicos).

Como a adrenalina, os agonistas aumentam o calibre das vias respiratórias (causam broncodilatação) e, embora os adrenérgicos usados no tratamento da asma e bronquite tenham maior seletividade pelos brônquios, podem provocar outros efeitos semelhantes à adrenalina, como taquicardia, tremores, agitação, hiperglicemia. Assim, exigem cuidado na administração em pacientes cardíacos, diabéticos ou com hipertireoidismo, mulheres grávidas ou que estejam amamentando. Os efeitos adversos (como taquicardia) são mais notados na administração sistêmica – daí ser preferida a administração por inalação.

O salbutamol tem sido o padrão para os fármacos adrenérgicos no tratamento da asma. É um potente adrenérgico β-2 seletivo. E o que significa isso?

Explicando: no organismo, os receptores adrenérgicos são chamados de α (letra grega alfa) e β (letra grega beta). Os receptores α-adrenérgicos estão presentes principalmente nos vasos sanguíneos (artérias e veias), e ali ocorrem seus efeitos, quando é administrado um medicamento que tenha afinidade por eles.

Os receptores β-adrenérgicos do organismo foram subdivididos, principalmente, em:

- β-1 (agem no coração): importantes para o aumento da frequência e força de contração cardíacas; os receptores β-1 também estão presentes no músculo intestinal;
- β-2 (agem nos brônquios): promovem dilatação da musculatura brônquica, aumentando seu calibre e facilitando a passagem do ar; os β-2 também estão presentes no útero.

Voltando aos medicamentos para asma e bronquite, agora fica fácil compreender porque os fármacos para o tratamento dessas situações são chamados agonistas adrenérgicos β-2 seletivos:

Agonistas adrenérgicos porque agem da mesma forma que a adrenalina

↓

β-2 porque agem principalmente nos receptores adrenérgicos dos brônquios

↓

A ação dos β-2 causa o relaxamento dos brônquios

↓

O relaxamento dos brônquios causa broncodilatação

Vamos comentar agora algumas características dos fármacos adrenérgicos β-2 seletivos: o salbutamol (Aerolin®) é um potente agonista β-2 seletivo, com duração da ação de 4 a 6 horas, por inalação.

Na asma, a terbutalina (Terbutil®) tem ação semelhante ao salbutamol, com o mesmo tempo de duração da ação. É também usada para deter o trabalho de parto prematuro, pois a ação adrenérgica no útero é também de relaxamento, inibindo as contrações.

A duração da ação do fenoterol (Berotec®) é relativamente longa (aproximadamente 6 a 8 horas), similar à do salbutamol.

O bambuterol (Bambair®), formoterol (Foradil®) e salmeterol (Seretide Diskus® – assoc.) são agonistas β-2 seletivos com duração de ação prolongada (12 horas ou mais).

Outros dois fármacos deste grupo são a própria adrenalina e a efedrina, que por causarem problemas cardiovasculares com maior frequência que os outros (são menos seletivos), não são usados para a asma e bronquite.

Fármacos agonistas adrenérgicos β-2 seletivos de ação prolongada (chamados de LABA: *long-acting beta agonists*) têm sido desenvolvidos mais recentemente, indicados para broncodilatação de longo prazo no alívio dos sintomas da DPOC. Exemplos são o vilanterol (Anoro® Ellipta® – associado ao anticolinérgico umeclidínio), o indacaterol (Onbrize®) e o olodaterol (Striverdi® Respimat®). Estas apresentações, de uso inalatório oral, chegam a ter uma duração da ação de 24 horas, e não se destinam ao tratamento da asma como monoterapia. Como outras alternativas inalatórias, podem produzir broncoespasmo, inclusive com risco à vida: se tal condição se manifestar, o uso deve ser imediatamente interrompido, e medidas alternativas de tratamento devem ser utilizadas.

O uso de LABA para o controle dos sintomas da DPOC, associado ao uso de anticolinérgicos de longa duração (chamados de LAMA: *long-acting muscarinic antagonists*, vistos a seguir) tem se mostrado benéfico nos pacientes com DPOC, pela associação dos dois mecanismos de ação (adrenérgico e anticolinérgico) para promover a broncodilatação.

O uso dos anticolinérgicos para o controle dos sintomas de doenças obstrutivas respiratórias será explicado adiante (item. 4.3.4).

4.3.2 Metilxantinas

O item mais conhecido deste grupo é a cafeína, que não é utilizada no tratamento da asma e bronquite. O fármaco padrão deste grupo é a teofilina (Teolong®).

As xantinas são conhecidas no tratamento das doenças respiratórias desde o final do século XIX, com o uso do café forte tomado em jejum, para aliviar a falta de ar.

Outra metilxantina é a aminofilina (Aminofilina Teuto), com propriedades idênticas às da teofilina, pois é convertida em teofilina após ser absorvida pelo organismo.

A teofilina possui ação relaxante sobre a musculatura dos brônquios, o que facilita o fluxo do ar para os pulmões. Também tem ação anti-inflamatória. É indicada no tratamento da asma, bronquite, enfisema, dispneia (dificuldade para respirar). Deve ser usada com muito cuidado se houver doenças cardiovasculares ou convulsivas, insuficiência hepática ou renal (pela dificuldade na eliminação do fármaco e possível intoxicação), edema pulmonar agudo, febre, hipotireoidismo, uso de outros medicamentos que facilitem seu acúmulo no organismo, como é o caso do uso conjunto com alopurinol e anticoncepcionais orais. Como ocorre com a maioria dos medicamentos, os efeitos adversos da teofilina se tornam mais frequentes com o uso prolongado.

Além da teofilina e aminofilina, é comercializado um derivado da teofilina, a acebrofilina (Brondilat®), que corresponde à adição teofilina + ambroxol.

4.3.3 Fármacos corticoides ou corticosteroides

Os corticoides ("cortisonas") administrados na asma e bronquite são os **glicocorticoides** – pois há outro grupo, os mineralocorticoides (fludrocortisona – Florinefe®), com indicação na regulação da eliminação de água do organismo, e tratamento da hipotensão (queda da pressão arterial).

Os corticosteroides inalatórios, por suas características anti-inflamatórias e antialérgicas, são ferramentas valiosas no controle da asma e das DPOC, bem como na sobreposição destas duas condições (quando ocorrem juntas).

Em relação à asma, a base para seu tratamento medicamentoso é dada pelo uso de um corticosteroide inalatório associado ou não a um LABA (beta agonista de longa duração – item 4.3.1). O tratamento é individualizado, e assim, não se pode eleger um fármaco que possa ser administrado a todos os casos de asma.

As autoridades em saúde, em relação à asma, recomendam que não se utilize corticosteroides em doses maiores que as necessárias para manter o quadro controlado, mas também não é recomendada a retirada do corticoide inalatório (e do LABA, se for o caso) em pacientes controlados, buscando evitar a exacerbação das crises.

Os corticosteroides possuem benefícios inegáveis, tanto nas doenças obstrutivas respiratórias como em muitas outras condições alérgicas-inflamatórias, mas possuem diversos efeitos adversos, especialmente nos tratamentos prolongados. As apresentações de uso oral e injetável não devem ser utilizadas continuamente, mas sim, restringirem-se às crises, com supervisão médica continuada. Os fármacos corticosteroides de uso nas DPOC e asma são descritos, de forma geral, a seguir.

Efeitos adversos dos corticoides quando usados por períodos prolongados, especialmente para as apresentações de uso sistêmico (orais ou injetáveis):

- retenção de sódio e água no organismo;
- hipertensão;
- queda da imunidade (com maior possibilidade de infecções);
- osteoporose;
- agravamento do diabetes;
- lesões nos músculos (miopatias);
- dificuldade para a cicatrização de feridas;
- úlceras no estômago e duodeno;
- alterações de humor.

54 FARMACOLOGIA – COMO AGEM OS MEDICAMENTOS

Também deve ser avaliada com cuidado a sua utilização se o paciente tiver glaucoma, hipertireoidismo, insuficiência hepática.

Voltando ao uso de corticosteroides na asma, na crise asmática são produzidas e liberadas várias substâncias nas vias aéreas, que irão promover seus sintomas. Entre as principais estão a histamina, a bradicinina, as citocinas e o ácido araquidônico. Além da ativação da crise asmática, estas substâncias estão envolvidas em várias outras respostas orgânicas, que serão analisadas no decorrer de nosso estudo.

Para entender como agem os corticoides, focalizaremos uma dessas substâncias, o ácido araquidônico; a partir dele, com o auxílio das enzimas cicloxigenases (COX) e lipoxigenases, são produzidas as prostaglandinas, tromboxanos e leucotrienos, todos "colaboradores" do desenvolvimento do processo asmático (enzimas são substâncias geralmente de natureza proteica que aumentam a velocidade de reações químicas). Os corticosteroides inibem uma enzima, a fosfolipase A2, que quando inibida, impede a síntese, tanto das prostaglandinas inflamatórias como dos leucotrienos envolvidos nos sintomas asmáticos. No Capítulo 5 Anti-inflamatórios, item 5.3, são vistas com mais detalhe as características anti-inflamatórias e antialérgicas dos corticosteroides.

Esquematizando:

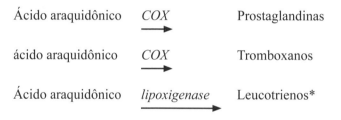

Com a administração dos corticoides, o ácido araquidônico não é liberado nas células e por consequência não são formados prostaglandinas, tromboxanos e leucotrienos inflamatórios, produtos do metabolismo (ou transformações químicas) do ácido araquidônico no organismo.

Fica:

Ácido araquidônico ⟶ **Não** são formados os metabólitos inflamatórios
↑
Corticoide

Explicamos de forma resumida como agem os corticoides no processo inflamatório, como a asma. A seguir, vamos enumerar agora quais são estes fármacos.

---

* Leuco: por serem encontrados nos leucócitos (glóbulos brancos do sangue), e trieno: refere-se à estrutura química destes compostos.

A beclometasona (Clenil®) é um dos fármacos mais usados, age rapidamente na administração por inalação, é bem absorvida, e seus efeitos sistêmicos são muito pequenos. Também são usadas por inalação a budesonida (Budecort®), a fluticasona (Flixotide®), a ciclesonida (Alvesco®).

Por via oral, os corticoides mais usados na asma são: dexametasona (Decadron®), prednisona (Meticorten®), prednisolona (Predsim®, Prelone®).

Um problema comum em pacientes que utilizam os corticoides por via inalatória é a ocorrência de candidíase orofaríngea (infecção pelo fungo *Candida albicans*). Essa situação pode ser contornada com higiene bucal, com bochechos e gargarejos com água potável após cada inalação.

4.3.4 Anticolinérgicos

Os anticolinérgicos são fármacos usados em muitas situações diferentes, dentre elas, no controle do processo asmático e nas doenças pulmonares obstrutivas crônicas, as DPOC (bronquite crônica e enfisema).

Como antagonistas, apresentam efeitos contrários àqueles causados pela acetilcolina e medicamentos que agem como ela. A acetilcolina, como a adrenalina, é um neurotransmissor – importante na condução dos impulsos nervosos no sistema nervoso parassimpático – assim como a adrenalina é o neurotransmissor principal do sistema nervoso simpático.

Nosso sistema nervoso é "separado", principalmente em:

- Sistema Nervoso Central (SNC: medula espinhal e encéfalo, onde fica o cérebro);
- Sistema Nervoso Autônomo (sistema nervoso simpático e sistema nervoso parassimpático).

Essa divisão é feita apenas para facilitar seu estudo – porque, é claro, o sistema nervoso age de forma integrada, como um todo, e não em "blocos" separados (Figura 4.1). No capítulo sobre Fármacos Cardiovasculares, vamos detalhar um pouco melhor a abordagem sobre o Sistema Nervoso Simpático e o Parassimpático. Por ora, observamos que o estímulo da atividade simpática causa broncodilatação (Item 4.3.1), e os fármacos para asma e DPOC com ação simpática são agonistas (estimulantes) adrenérgicos. Já a estimulação da atividade parassimpática causa broncoconstrição (redução do calibre dos brônquios). Então, para promover a broncodilatação pelas vias colinérgicas, o fármaco deverá ter uma ação antagonista sobre essas vias (portanto, deve inibir a ação parassimpática, cuja estimulação provoca o estreitamento do calibre dos brônquios, dificultando a passagem do ar).

Voltando aos anticolinérgicos para o tratamento da asma, bronquite e enfisema – sua ação nessas patologias dá-se pelo relaxamento da musculatura dos brônquios, o que causa broncodilatação e facilita a respiração (melhora a sensação de "falta de ar").

Um exemplo clássico de anticolinérgico é a atropina – ela é pouco utilizada atualmente devido a seus efeitos adversos, mas os derivados dela, por sua ação antiespasmódica, são usados com frequência nas dores que se manifestam como espasmos, como descrito na seção 3.3 – Medicamentos Anticolinérgicos: Antiespasmódicos.

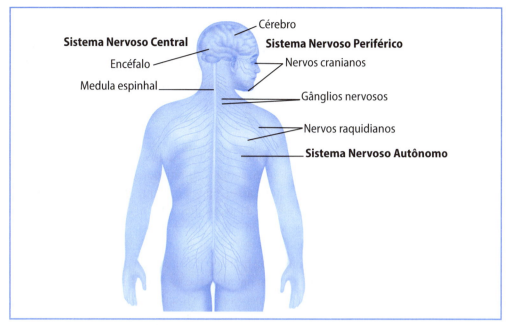

Figura 4.1 Esquema simplificado – sistema nervoso central e sistema nervoso autônomo.

Os anticolinérgicos para uso na asma e bronquite são derivados da atropina, mas mais eficazes e seguros. São administrados por inalação, para evitar os efeitos sistêmicos (generalizados), que podem incluir secura da boca, alterações visuais, retenção urinária, constipação, aumento da pressão intraocular e glaucoma, entre outros. A indicação principal para o uso dos anticolinérgicos é para o tratamento de manutenção dos pacientes com DPOC, mas também há indicação como tratamento adicional para o controle dos sintomas da asma, em pacientes que utilizam agonistas adrenérgicos e corticosteroides inalatórios. Os anticolinérgicos também são uma alternativa para os pacientes intolerantes aos fármacos adrenérgicos.

O ipratrópio (Atrovent®) e o tiotrópio (Spiriva® Respimat®) são fármacos anticolinérgicos de uso mais frequente, sendo que o efeito do ipratrópio persiste por cerca de 4 a 6 horas; já o efeito broncoprotetor do tiotrópio é mais longo, podendo atingir mais de 24 horas.

Mais recentemente, outros anticolinérgicos de longa duração (LAMA) foram introduzidos para uso, em associação com agonistas adrenérgicos; os exemplos citados a seguir são de uso inalatório oral, e destinam-se ao alívio dos sintomas da DPOC: aclidínio (Duaklir Genuair®, associado ao formoterol), glicopirrônio (Ultibro®, associado ao indacaterol) e umeclidínio (Anoro® Ellipta®, em associação com o vilanterol).

4.3.5 Anti-histamínicos (antialérgicos)

Esse grupo de fármacos é eficaz na rinite alérgica e urticária; na asma, seu benefício é percebido com os anti-histamínicos de segunda geração, menos sedativos (como o cetotifeno), para casos de asma leve a moderada. Eles impedem as crises alérgicas, principalmente em crianças, sendo o tratamento com esse tipo de fármaco, geralmente, de caráter preventivo. Sua ação se manifesta de forma progressiva, a partir de 4 semanas de uso. Assim, podem ser necessárias várias semanas para o efeito terapêutico adequado. Os fármacos usados são o cetotifeno (Asmofen®) e a cetirizina (Zyrtec®), esta última não recomendada para crianças menores de 2 anos. A cetirizina é um metabólito de outro antialérgico, a hidroxizina. Pode causar sedação e comprometer a execução de atividades que exijam atenção.

4.3.6   Inibidores de receptores de leucotrienos

Na subseção 4.3.3 – Fármacos Corticoides ou Corticosteroides, citamos os leucotrienos, produzidos a partir do ácido araquidônico, como "estimuladores" para a crise asmática.

Este grupo é representado pelo montelucaste (Singulair®), que age inibindo a ação dos leucotrienos e, consequentemente, os efeitos danosos que causam, como a broncoconstrição, aumento das secreções nos brônquios e dificuldade respiratória.

O montelucaste pode ser utilizado uma vez ao dia, com indicação na profilaxia e tratamento crônico da asma, para a prevenção da broncoconstrição, em pacientes pediátricos e adultos. O montelucaste não se destina ao tratamento das crises agudas de asma. É utilizado isoladamente ou em associação a outros fármacos para o tratamento da asma crônica.

Os antagonistas de receptores de leucotrienos permitem reduzir as doses de agonistas adrenérgicos β-2 seletivos. O início da ação é rápido, com duração prolongada. Os efeitos benéficos começam a se fazer sentir a partir do terceiro dia de tratamento. Os efeitos adversos desses fármacos geralmente são leves: dor de cabeça, desconforto abdominal, tontura, cansaço. No entanto, podem ocorrem reações alérgicas. Os pacientes com insuficiência hepática ou renal devem ser acompanhados com atenção.

4.3.7 Anticorpos monoclonais

Anticorpos são proteínas que se ligam a outras, chamadas de antígenos, relacionadas a uma agressão ao organismo. Mas, por que anticorpos são utilizados no tratamento da asma?

A asma mais comum é a asma alérgica, onde o organismo identifica um determinado alérgeno como hostil, e produz uma proteína, a imunoglobulina E (IgE) em resposta. Esclarecendo, alérgeno é qualquer composto capaz de desencadear uma reação alérgica – mesmo que, para a maioria dos indivíduos, tal composto não cause reação alguma. Os alérgenos podem ser poeiras, polens, pêlos de animais, perfumes – uma infinidade de itens.

No entanto, nos indivíduos suscetíveis, os alérgenos causam aumento na produção de IgE. Esta proteína está normalmente presente no sangue em baixas concentrações e auxilia a combater infecções, mas em quantidades aumentadas, leva a uma reação inflamatória com a liberação de várias substâncias: tem-se o comprometimento dos brônquios, com broncoconstrição, produção de muco, dificuldade respiratória (chiados no peito, tosse falta de ar) – em termos simples, descrevemos como evolui a asma de origem alérgica. Observa-se que nem toda asma possui causas alérgicas, ou seja, pelo contato com um alérgeno: ela pode ser causada por estímulos como frio, exercícios ou ansiedade.

Nos últimos anos têm sido desenvolvidos vários fármacos biológicos, moléculas sintetizadas por organismos vivos que atuam sobre alvos específicos, envolvidos na doença:

chamados de anticorpos monoclonais, ou "mabs" (de *monoclonal antibody*), são moléculas proteícas com alta afinidade por um determinado tipo de antígeno. No caso da asma, sua afinidade pode ser para a IgE, ou para outras proteínas presentes no processo asmático.

Sobre os mabs, ressalta-se sua alta especificidade para um determinado antígeno, e seu desenvolvimento e usos têm sido grandemente ampliados, como por exemplo, em diversos tipos de câncer, doenças autoimunes. determinadas doenças inflamatórias, infecções virais – e como estamos observando, nas patologias de natureza alérgica.

No caso do mab anti-IgE utilizado no tratamento da asma, o fármaco é direcionado para essa imunoglobulina, bloqueando a evolução dos sintomas da doença. Assim, o risco de haver reações graves pelo contato com alérgenos é bastante reduzido, proporcionando maior segurança e qualidade de vida para o paciente.

Esse tipo de fármaco biológico é chamado de monoclonal porque provém de um único clone de célula – um único clone de um linfócito B, um dos tipos de leucócito (glóbulo branco, célula de defesa). Daí a expressão "mono-clonal": originado a partir de 1 único clone.

Os mabs são produzidos em laboratório, utilizando técnicas de engenharia genética, e atuam com muita precisão sobre um determinado alvo – no nosso exemplo, sobre a IgE.

Anticorpos com tal especificidade não são normalmente produzidos pelo organismo – nossa resposta imunitária natural produz uma defesa policlonal, ou seja, uma grande variedade de anticorpos ligeiramente diferentes é produzida em resposta a um antígeno específico – esses anticorpos atuarão em regiões diferentes do antígeno, como forma de desenvolver a defesa.

Voltando aos anticorpos monoclonais, o primeiro a ser desenvolvido para o tratamento da asma foi o omalizumabe (Xolair®), fármaco anti-IgE que se destina a casos de asma alérgica moderada a grave, não controlada de forma satisfatória com o uso do corticosteroide inalatório associado ao agonista adrenérgico β-2. Sua administração é por via subcutânea, e não é indicado para as crises agudas de asma e broncoespasmo agudo. O omalizumabe foi aprovado também para outras condições de natureza alérgica, a rinossinusite crônica com pólipo nasal e a urticária crônica.

Outros anticorpos monoclonais na asma

Vários imunobiológicos vêm sendo introduzidos, fármacos direcionados a outros alvos envolvidos no desenvolvimento da doença asmática: alguns deles são o mepolizumabe (Nucala®) e o benralizumabe (Fasenra®), cujo alvo é a Interleucina-5 (IL-5), citocina importante para o crescimento, maturação e sobrevivência dos eosinófilos. Eosinófilo é um outro tipo de leucócito (acima, citamos o linfócito B) e portanto, atua na defesa do organismo, mas os eosinófilos podem contribuir para condições inflamatórias das vias aéreas, incluindo a asma. Assim, fármacos antagonistas para a atividade da IL-5 tornaram-se alvos para tratar a asma causada pelo aumento de eosinófilos.

Concluindo, a identificação da natureza da asma e seu tratamento não são questões fáceis, já que se trata de uma doença crônica com diferentes manifestações, e envolve fatores ambientais e genéticos. Novos alvo para fármacos biológicos vêm sendo sendo buscados, e contribuirão para o tratamento da asma especialmente nos casos de difícil controle.

Quadro 4.3 Fármacos para o controle da asma.

Agonistas adrenérgicos	Metilxantinas	Corticosteroides	Anticolinérgicos	Anti-histamínicos (antialérgicos)	Inibidores de leucotrienos	Anticorpos monoclonais (imunobiológicos)
Bambuterol	Aminofilina	Beclometasona	Aclidínio	Cetotifeno	Montelucaste	Benralizumabe
Fenoterol	Teofilina	Budesonida	Glicopirrônio	Cetirizina		Mepolizumabe
Formoterol		Ciclesonida	Ipratrópio			Omalizumabe
Indacaterol		Dexametasona	Tiotrópio			
Olodaterol		Fluticasona	Umeclidínio			
Salbutamol		Prednisolona				
Salmeterol		Prednisona				
Terbutalina						
Vilanterol						

Fonte: elaborado pela autora.

5

Anti-inflamatórios

5.1 O PROCESSO INFLAMATÓRIO

Quando se tem uma agressão aos tecidos do organismo, seja por um germe patogênico (causador de doenças), seja por uma lesão qualquer, ocorre uma resposta inflamatória, com a finalidade de neutralizar os invasores, ou corrigir a lesão. Essa resposta pode ser benéfica (quando o problema é controlado), ou se tornar prejudicial quando a resolução não ocorre, e a inflamação torna-se crônica.

A resposta inflamatória inicial, chamada **inflamação aguda**, tem sintomas característicos:

- os vasos sanguíneos no local da lesão dilatam-se, com o aumento do fluxo de sangue (as defesas, através do sangue, mobilizam-se para o local agredido) – a região afetada se torna vermelha e quente;
- ocorre extravasamento de líquido dos capilares (pequenos vasos) para o tecido ao redor, causando o edema (inchaço) na região atingida;
- as substâncias produzidas no processo inflamatório aumentam a sensibilidade local, ativando os neurônios sensoriais (que conduzem os estímulos dolorosos), o que provoca a dor.

Várias substâncias são liberadas na inflamação aguda (logo após a lesão), e são muito citadas em textos sobre o assunto. Chamadas autacoides, quimicamente apresentam muitas diferenças entre si, mas têm a característica comum de atuarem no próprio tecido onde são produzidas.

Alguns dos principais autacoides que são liberados no processo inflamatório:

- Histamina: não tem aplicação clínica. Fica armazenada em células chamadas mastócitos, sendo liberada nas reações alérgicas ou inflamatórias (daí os medicamentos antialérgicos serem também chamados anti-histamínicos).

- Bradicinina: provoca a dilatação dos vasos sanguíneos e aumento da permeabilidade no local da lesão (daí o extravasamento de líquido para fora dos vasos e o edema). Também produz dor. A bradicinina causa, na musculatura do útero, intestinos e brônquios, contrações que são lentas e prolongadas (no nome bradicinina, de origem grega, *bradi* significa lento).
- Serotonina: molécula que age como neurotransmissor, ou seja, está envolvida na comunicação entre as células do sistema nervoso (falamos sobre a serotonina na Seção 3.4 – Medicamentos Antienxaqueca). No processo inflamatório, é um dos primeiros mediadores liberados imediatamente após uma agressão, e contribui para a vasodilatação local e o aumento da permeabilidade dos vasos sanguíneos.
- Prostaglandinas: já citadas na subseção 4.3.3 – Fármacos Corticoides ou Corticosteroides, como colaboradoras para o processo asmático, onde foi explicado que são produzidas a partir do ácido araquidônico, com o auxílio das enzimas cicloxigenases (COX). Vamos falar das COX com mais detalhe logo adiante, pois o conhecimento do seu modo de ação auxiliou muito na compreensão do mecanismo da inflamação, e da atuação dos medicamentos anti-inflamatórios.

  As prostaglandinas (são várias!) possuem caráter lipídico, e receberam esse nome por terem sido descobertas no sêmen, e pensou-se que sua origem seria a próstata. Estão presentes em muitas situações no organismo: contração do útero no momento do parto ou menstruação, ovulação, proteção à mucosa do estômago, aumento do fluxo de sangue nos rins, além de em muitas outras ações. Na inflamação, agem juntamente com outros mediadores inflamatórios (histamina, bradicinina), como potentes substâncias vasodilatadoras, contribuindo para o aumento do fluxo de sangue no local e o eritema (vermelhidão), para a ocorrência de febre e aumento da sensibilidade à dor.
- Leucotrienos: já apresentados na subseção 4.3.3 – Fármacos Corticoides ou Corticosteroides, são sintetizados a partir do ácido araquidônico, pela via das lipoxigenases (enzimas que possibilitam sua produção). São "estimuladores" da crise asmática; na inflamação, atraem leucócitos (glóbulos brancos) para o local da lesão e colaboram para o aumento da permeabilidade dos vasos e o edema.
- Tromboxanos: produzidos nas plaquetas, são vasoconstritores e facilitam a agregação plaquetária. Têm esse nome pela facilidade de formar trombos (coágulos).

Em nossa descrição do processo inflamatório, vamos abordar outras personagens importantes: as cicloxigenases, ou COX – já sabemos que elas promovem síntese das prostaglandinas e tromboxanos a partir do ácido araquidônico. As COX são encontradas no organismo em duas formas principais (ou isoformas, o quer dizer que possuem pequenas diferenças em sua estrutura química): a COX-1 e a COX-2.

A COX-1 é uma enzima **constitutiva** na maioria das células (está presente, constitui), e entre suas funções constam:
- proteção da mucosa do estômago;
- manutenção da função normal dos rins;
- agregação plaquetária (pode favorecer a formação de trombos nos vasos).

A COX-2 é dita **indutível**, pois é induzida pelo processo inflamatório, durante o qual é a responsável pela produção de prostaglandinas. Não está presente apenas na inflamação, mas exerce outras funções que são fisiológicas, ou seja, fazem parte dos mecanismos normais do organismo. Algumas delas:
- produzir vasodilatação;
- contribuir para o impedimento da agregação plaquetária (formação de trombos);
- participar do equilíbrio de sais no organismo (equilíbrio hidreletrolítico);
- também é importante para a manutenção da função renal.

Podemos perceber o equilíbrio que existe em relação a essas substâncias, nas condições fisiológicas (quando o organismo não apresenta problemas), Figura 5.1.

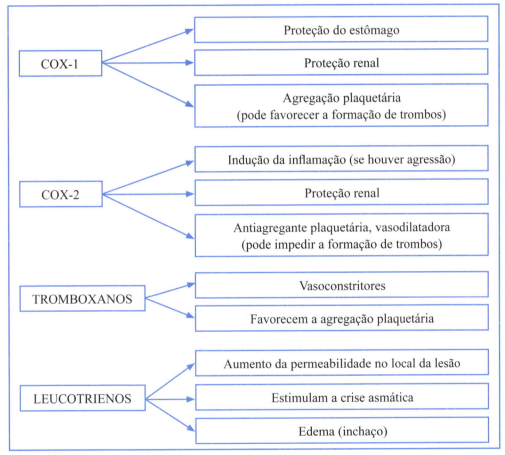

Figura 5.1 Principais ações fisiológicas das cicloxigenases (COX), tromboxanos e leucotrienos no organismo.

Na ocorrência de um processo inflamatório, este equilíbrio é desfeito; ocorre aumento da COX-2, prostaglandinas inflamatórias, tromboxanos, leucotrienos.

5.2 ANTI-INFLAMATÓRIOS NÃO ESTEROIDAIS (AINEs)

Os AINEs são inibidores das cicloxigenases (COX), que promovem a síntese de prostaglandinas inflamatórias (Capítulo 4). Inibem as COX em graus variáveis – alguns inibem as duas, outros são mais seletivos para a COX-1 ou COX-2.

Esse fato proporciona a diferença nos seus efeitos terapêuticos, e também nos efeitos adversos. Os AINEs seletivos para a inibição da COX-2 (que não inibem a COX-1) foram lançados, no início dos anos 1990 – são os coxibes, vistos a seguir na subseção 5.2.5, como alternativas eficientes no controle da dor e inflamação, sem agredir o estômago. No entanto, pudemos observar que a preservação da COX-1 e inibição da COX-2 leva a um favorecimento da agregação plaquetária e vasoconstrição, o que pode se tornar perigoso no caso de pacientes com problemas cardiovasculares, que utilizarem estes fármacos em tratamentos prolongados.

Os AINEs pertencem a vários grupos que possuem estruturas químicas diferentes, mas a grande maioria deles tem caráter ácido.

São usados para o alívio da dor e inflamação, dismenorreia (cólica menstrual), artrites, pós-operatórios, e ajudam a baixar a febre (são antipiréticos ou antitérmicos).

> Os anti-inflamatórios não esteroidais (AINEs) aliviam a dor e inflamação, mas não eliminam as causas que levaram a tais manifestações – por isso são chamados medicamentos sintomáticos – aliviam os sintomas, apenas.

Causam muitos efeitos adversos e também interferem na ação de muitos outros medicamentos, se usados em conjunto; como os analgésicos, seu uso é frequentemente abusivo. Podem causar gastrites, feridas no estômago e duodeno, sangramentos, alterações das células do sangue (o que pode ser muito grave); tais problemas serão relacionados logo adiante.

5.2.1 Ação dos AINEs na dor e na febre

A ação anti-inflamatória dos AINEs se deve à inibição das prostaglandinas que favorecem a inflamação. O alívio na dor ocorre porque as prostaglandinas também sensibilizam as terminações nervosas responsáveis pela condução dos estímulos de dor. Com a diminuição das prostaglandinas, ocorre uma redução dos estímulos dolorosos e o alívio da dor (Figura 5.2).

A ação antitérmica acontece, em parte, pela queda da prostaglandina também responsável pelo aumento da temperatura.

5.2.2 Efeitos adversos dos AINEs

- Hemorragias na pele, que deixam pequenos pontos vermelhos, chamados petéquias.
- Erupções na pele (urticária) com vermelhidão e prurido (coceira).
- Sangramentos gastrintestinais, irritação do estômago, náuseas, vômitos, diarreia ou constipação, flatulência (gases), feridas na boca (estomatite).

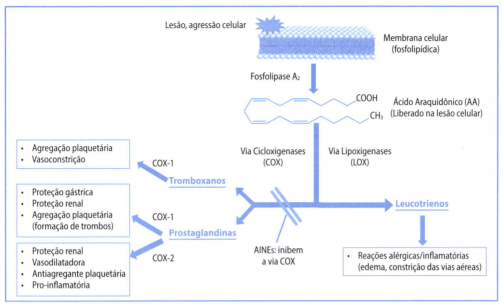

Fonte   Elaborado pela autora.

Figura 5.2   Via enzimática de formação das prostaglandinas (cascata do ácido araquidônico), e local de ação dos AINEs.

Após uma agressão à membrana celular (constituída, em grande parte, por fosfolipídeos, importantes componentes das membranas celulares), tem-se a liberação da enzima fosfolipase A2, presente nas plaquetas e leucócitos. A fosfolipase A2 promove a degradação desses fosfolipídeos de membrana, liberando o ácido araquidônico (AA), que pode ser biotransformado por duas vias, dependendo do tipo de estímulo:

1º) Via das cicloxigenases (COX-1 e COX-2), formando as prostaglandinas e tromboxanos;

2º) Via da lipoxigenases, dando origem aos leucotrienos.

Sobre essas vias, segue explicação simplificada sobre a ação das enzimas envolvidas, e algumas de suas ações principais:

A COX-1 promove proteção ao estômago, pelo aumento da secreção do muco protetor da parede gástrica, mas também favorece a agregação plaquetária e vasoconstrição; nas plaquetas, a síntese de tromboxanos está associada à COX-1 plaquetária (plaquetas possuem apenas a COX-1).

A COX-2 existe em quantidades pequenas em muitos tecidos, e é aumentada quando ocorre uma lesão, promovendo a instalação do processo inflamatório (daí ser dita indutível pelo processo inflamatório): em caso de lesão, ela favorece os sintomas da inflamação (dor, vasodilatação, migração de leucócitos, síntese de vários mediadores inflamatórios), mas devido ao seu caráter vasodilatador e antiagregante plaquetário, sua inibição pode favorecer problemas cardiovasculares, especialmente se a via COX-1, que favorece a agregação plaquetária, não for inibida, e continuar ativa.

As lipoxigenases (LOX) levam à formação dos leucotrienos, que assim como as prostaglandinas, são compostos de caráter lipídico; os leucotrienos são potentes constritores da musculatura lisa, promovendo vasoconstrição e broncoconstrição. Vimos, no Capítulo 4, que uma das formas de tratar os sintomas da asma é pela inibição da ação dos leucotrienos (Item 4.3.6 Inibidores de receptores de leucotrienos).

Assim, os AINEs inibem a via COX, e dependendo do fármaco, podem inibir as duas COX (COX-1 e COX-2), ou preferencialmente a COX-2. Alguns deles possuem uma seletividade bastante grande para a inibição preferencial da COX-2, como é o caso dos coxibes, mas essa inibição, com a via COX-1 ativa (e, portanto, sendo mantida a atividade vasoconstritora e o caráter agregante plaquetário característicos da COX-1) levou ao aumento de problemas cardiovasculares, como infarto agudo do miocárdio e acidente vascular cerebral, fazendo com que alguns medicamentos desse grupo fossem retirados do mercado.

- Alterações nas células do sangue (discrasias sanguíneas, como aplasia de medula, leucopenia, trombocitopenia).
- Sonolência, dores de cabeça, tonturas, zumbido nos ouvidos.
- Insuficiência renal, com necrose (lesões irreversíveis) nas estruturas renais.
- Taquicardia, agitação.
- Em indivíduos com insuficiência renal ou problemas cardiovasculares, podem causar retenção de líquido, edema, hipertensão e danos renais. Os coxibes (estudados na subseção 5.2.5) podem aumentar o perigo de problemas cardiovasculares.
- Na gravidez, os AINEs não devem ser utilizados no 1º e 2º trimestres, porque sua segurança não foi devidamente estabelecida, e podem ser prejudiciais ao feto (teratogenicidade); no 3º trimestre, todo medicamento inibidor de prostaglandinas (como os AINEs) não deve ser dado à gestante, porque pode prejudicar o coração, pulmões ou rins do feto.

No final da gravidez ocorre normalmente um aumento no tempo de sangramento da mãe e do bebê, e o uso de um anti-inflamatório pode causar hemorragias.

5.2.3 Precauções a serem observadas em relação a todos os AINEs

Cuidado se houver asma brônquica, pois ela pode se agravar. O uso dos AINEs deve ser também criterioso no caso de alcoolismo, problemas cardíacos, insuficiência renal leve ou moderada, problemas no fígado, inflamações no intestino, lúpus eritematoso sistêmico (doença autoimune que agride vários órgãos importantes, e geralmente apresenta manchas vermelhas no formato de asa de borboleta sobre o dorso do nariz e bochechas). As dosagens devem ser ajustadas (para menos) nas pessoas com mais de 65 anos.

5.2.4 Interações dos AINEs com outros medicamentos

- Os anti-inflamatórios deslocam fármacos que se ligam às proteínas plasmáticas (como outros anti-inflamatórios, anticoagulantes orais, antidiabéticos orais, anticonvulsivos, alguns anti-hipertensivos) de seus locais de ligação (subseção 1.3.2 – Ligação dos Fármacos a Proteínas Plasmáticas), deixando esses fármacos livres na corrente sanguínea e assim, aumentando sua atividade e também seus efeitos nocivos.
- AINEs e ácido acetilsalicílico usados em conjunto: aumenta a possibilidade de irritação, úlceras e sangramentos no estômago e intestino.
- Os AINEs podem reduzir a resposta dos medicamentos anti-hipertensivos, prejudicando o controle da pressão arterial em pacientes hipertensos.
- Os AINEs podem aumentar os efeitos da insulina e de algumas classes de fármacos orais para controlar a glicemia, como as sulfonilureias; isso se dá pelo deslocamento (pelos AINEs) dos fármacos hipoglicemiantes, de sua ligação às proteínas plasmáticas, deixando-os livres no sangue, e portanto, aumentando sua resposta.
- Outros medicamentos que causam discrasias sanguíneas (subseção 1.3.1 – Alguns Conceitos que Relacionam Sangue e Medicamentos) podem ter esse efeito aumen-

tado, causando danos graves, como anemias e imunodepressão (perda da capacidade de defesa diante de infecções).

- Álcool, medicamentos corticoides e suplementos de potássio podem aumentar a possibilidade de úlceras e hemorragias gastrintestinais.
- Outros medicamentos antiagregantes plaquetários (como os anticoagulantes) aumentam o risco de hemorragias.
- Paracetamol e outros medicamentos que prejudiquem os rins (ditos nefrotóxicos) podem, em conjunto com AINEs, causar lesões renais graves.

5.2.5 Principais grupos de anti-inflamatórios não esteroidais (AINEs)

- Grupo da fenilbutazona (Butacid®), bumadizona, oxifembutazona, aminofenazona – são anti-inflamatórios, analgésicos e antitérmicos. Pelos efeitos adversos graves que podem provocar, são usados para tratar a artrite reumatoide (doença autoimune inflamatória crônica), e a gota (acúmulo de ácido úrico nas articulações, com inflamação e dor), quando outros agentes anti-inflamatórios menos tóxicos não obtiveram resposta adequada. Devem ser utilizados por períodos curtos.

> Uma doença autoimune ocorre quando o sistema imunológico agride os componentes do próprio organismo – são formados anticorpos (defesas) contra os próprios constituintes normais do corpo – por isso tal situação é também chamada de autoagressão. O diabetes tipo I, o lúpus, a esclerose múltipla e a miastenia grave também são exemplos de doenças autoimunes, bem como a artrite reumatoide.

- Grupo da indometacina (Indocid®), etodolaco (Flancox®), cetorolaco (Toragesic®) – estes fármacos têm pouca atividade antitérmica; também pelos efeitos adversos, os componentes deste grupo são recomendados aos pacientes que não responderam aos AINEs menos tóxicos. O cetorolaco é quimicamente relacionado à indometacina, e tem maior atividade analgésica. Esse maior poder analgésico está relacionado com o bloqueio do impulso da dor.
- Grupo do ibuprofeno (Advil®, Alivium®), naproxeno (Flanax®), flurbiprofeno (Ocufen®, Strepsils®), cetoprofeno (Profenid®), loxoprofeno (Loxonin®) – são os derivados do ácido propiônico, anti-inflamatórios, analgésicos e antitérmicos. O ibuprofeno e o naproxeno são mais usados como analgésicos. O loxoprofeno, por atuar inibindo preferencialmente a COX-2, agride menos o estômago, com maior ação analgésica que o cetoprofeno e o naproxeno.
- Grupo do aceclofenaco (Proflam®) e diclofenaco – sódico, potássico, resinato, dietilamônio, colestiramina (Voltaren®, Cataflam®, Fenaflan®, Cataflam Pro®, Flotac®, respectivamente) – são analgésicos, anti-inflamatórios e antitérmicos. Estes AINEs inibem a COX-1 e a COX-2. Este é um dos grupos mais utilizados (e abusados) dentre os AINEs.

- Grupo do ácido mefenâmico (Ponstan®), clonixinato de lisina (Dolamin®) – são analgésicos, anti-inflamatórios e antitérmicos; comumente lembrados na dismenorreia e enxaqueca. No entanto (no uso sistêmico, por via oral e parenteral), por seus efeitos adversos (discrasias sanguíneas, sangramentos gastrintestinais, danos renais) estes fármacos devem ser utilizados apenas em situações nas quais outros AINEs ou analgésicos não tiveram resposta. Os de uso tópico destinam-se ao alívio da dor reumática e muscular.

- Grupo dos oxicams: meloxicam (Bioflac®), piroxicam (Feldene®), tenoxicam (Tilatil®). O meloxicam é um anti-inflamatório potente, inibindo em maior grau a COX-2 que o diclofenaco, ibuprofeno indometacina e piroxicam, os quais atuam inibindo tanto a COX-1 como a COX-2. O piroxicam é apresentado também associado à betaciclodextrina, formando o complexo betaciclodextrina-piroxicam (Cicladol®, Flogene®). A betaciclodextrina confere maior solubilidade ao piroxicam, e o início da ação do medicamento torna-se mais rápido. O tenoxicam apresenta propriedades muito semelhantes ao piroxicam, como analgésico, anti-inflamatório e antitérmico.

- Grupo dos coxibes: celecoxibe (Celebra®), etoricoxibe (Arcoxia®) – são inibidores seletivos da COX-2, não inibindo a COX-1. São anti-inflamatórios potentes, analgésicos e antitérmicos, com menores efeitos adversos sobre o estômago (justamente por preservarem a COX-1, que tem ação protetora sobre a mucosa gástrica). Os coxibes entraram no mercado farmacêutico com o propósito de promover o alívio dos sintomas da inflamação (assim como os AINEs tradicionais). Tinham o objetivo de diminuir o risco de úlceras e sangramentos gastrintestinais que os primeiros AINEs causam, principalmente em períodos maiores de tratamento. Alguns anos após o início de sua comercialização, estudos mostraram que houve um aumento de problemas cardiovasculares nos usuários destes medicamentos (justamente por sua ação seletiva sobre a COX-2, preservando a COX-1 – as ações das COX são descritas na seção 5.1 – O Processo Inflamatório), com entupimento de vasos sanguíneos e ocorrência de AVC (acidentes vasculares cerebrais – "derrames"), insuficiência cardíaca e infarto agudo do miocárdio (IAM). Diante destes dados, alguns fármacos do grupo foram retirados do mercado pouco tempo depois de sua introdução, como o rofecoxibe (Vioxx®), valdecoxibe (Bextra®) e lumiracoxibe (Prexige®).

> Caso seja necessário utilizar um coxibe, o médico deve analisar com cuidados os benefícios e riscos – a dose deve ser a mais baixa possível e o período de utilização o mais curto possível.

- Anti-inflamatório: nimesulida (Nisulid®) – anti-inflamatório, analgésico e antitérmico, também de natureza ácida. Inibe principalmente a COX-2 preservando a mucosa do estômago. A nimesulida, associada à betaciclodextrina (Maxsulid®), busca facilitar a solubilidade (com início de ação mais rápido) e a biodisponibilidade do medicamento. O uso conjunto de nimesulida com varfarina (anticoagulante) e com o AAS pode causar efeito aditivo, com maior risco de hemorragias. Da mesma forma, nimesulida com outros AINEs aumenta o risco de efeitos adversos gastrintestinais: dores, gastrites, sangramentos.

- Anti-inflamatório: benzidamina (Flogoral®) é uma substância não ácida, com ação anti-inflamatória, analgésica e anestésica local. Além do uso sistêmico – oral – é muito utilizada em pastilhas para acalmar a dor e a inflamação local na garganta ou para o uso vaginal, como anti-inflamatório, anestésico e antisséptico tópico (Flogo-rosa®). A benzidamina pode causar alterações no sistema nervoso central, com agitação, ansiedade, alucinações.

5.3 ANTI-INFLAMATÓRIOS CORTICOSTEROIDES (GLICOCORTICOIDES)

Os glicocorticoides são conhecidos por várias denominações: corticoides, corticosteroides, anti-inflamatórios esteroidais (AIEs). Esta última denominação se deve à estrutura básica da molécula de todos os fármacos dessa natureza, bem como do cortisol endógeno (o nosso corticosteroide fisiológico, produzido pelo organismo): eles apresentam uma organização molecular característica, o anel esteroidal. São anti-inflamatórios potentes e proporcionam alívio nas situações agudas. Não devem ser utilizados de forma contínua, pelos efeitos adversos que causam.

No Capítulo 4 os corticosteroides são citados pelo seu uso no controle das crises asmáticas, e foi descrito o seu modo de ação e principais efeitos adversos.

Os corticosteroides são sintetizados pelo organismo a partir do colesterol. Sim, o colesterol, que é associado às doenças cardiovasculares, tem funções importantes, dentre elas: a produção dos corticosteroides e dos hormônios sexuais.

A produção dos corticosteroides dá-se no córtex das suprarrenais. As suprarrenais (ou adrenais) são pequenas glândulas localizadas acima dos rins – daí o nome suprarrenal, ou "sobre os rins" – e têm cerca de 5 cm apenas, mas são essenciais para a manutenção da vida, produzindo hormônios que regulam nosso metabolismo.

O córtex, ou parte externa das suprarrenais, produz os hormônios mineralocorticoides, importantes no controle de sódio e água no organismo, e os glicocorticoides, que são o nosso foco. Complementando: a medula da suprarrenal (parte central, "meio" da glândula) produz a adrenalina, hormônio que citamos na subseção 4.3.1 – Agonistas Adrenérgicos).

Voltando aos corticosteroides, tanto os mineralocorticoides (aldosterona) como os glicocorticoides, são liberados na circulação para exercerem seus efeitos. O principal glicocorticoide produzido no organismo é a hidrocortisona (cortisol).

Os corticoides, quando utilizados como medicamentos, são sintéticos – produzidos em laboratórios – e são importantes no tratamento de problemas inflamatórios e alérgicos. Seu modo de ação é diferente dos AINEs, já vistos: os corticoides agem na cascata do ácido araquidônico, mas num nível acima de onde atuam os AINEs (o que é mostrado na Figura 5.3) – eles inibem a **fosfolipase A2**, responsável pela formação do ácido araquidônico (AA). A inibição dessa enzima reduz a formação do AA, e em consequência, também inibe as vias COX e LOX. Assim, além das propriedades anti-inflamatórias devidas à inibição da via COX, também a disponibilização dos leucotrienos é reduzida, o que faz dos corticosteroides instrumentos valiosos para muitas condições de natureza alérgica, como foi visto para a asma.

A Figura 5.3 ilustra o ponto da cascata do ácido araquidônico onde atuam os corticosteroides.

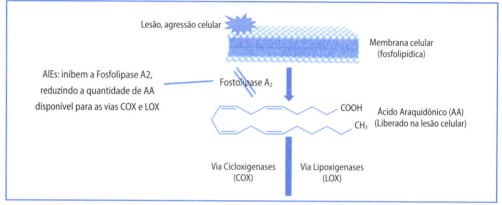

Fonte   Elaborado pela autora.
Figura 5.3   Trecho da cascata do ácido araquidônico, focalizando o local de ação dos AIEs
A ação dos corticosteroides (corticoides, AIEs) ocorre sobre a enzima fosfolipase A2, que está um nível acima das cicloxigenases (COX) e lipoxigenases (LOX), havendo uma redução da disponibilização de ácido araquidônico, e também a redução dos eventos inflamatórios mediados pelas COX, e alérgicos mediados pelas LOX.
Como também ocorre, com sua utilização, redução da atividade de muitos componentes de defesa, que estariam agindo se o processo inflamatório se desenvolvesse naturalmente (tais como linfócitos T, neutrófilos, macrófagos e outros), diversos AIEs são administrados como imunossupressores, ou seja, quando se torna necessário reduzir a resposta imunitária, como no caso de doenças autoimunes.

Suas indicações são muitas, e não apenas como anti-inflamatórios e antialérgicos:
- auxiliam no controle das crises asmáticas;
- colaboram no tratamento de doenças reumáticas, como a artrite reumatoide, gota, osteoartrite (artrose);
- também são utilizados no tratamento de inflamações que não sejam de natureza reumática;
- são úteis no tratamento de alergias dermatológicas, oftalmológicas, orais, respiratórias;
- são adjuvantes (auxiliares) no tratamento de doenças neurológicas e certos tipos de neoplasias (tumores malignos);
- por serem imunossupressores (diminuírem a atividade de defesa do organismo), são administrados na prevenção e tratamento da rejeição de órgãos transplantados;
- para prevenir a síndrome da angústia respiratória do recém-nascido, na qual o bebê (prematuro) não possui ainda a quantidade suficiente de surfactante pulmonar (substância presente nos pulmões, necessária para o mecanismo respiratório). O corticoide é administrado à mãe, por via injetável, antes do parto.

Os glicocorticoides são usados como acetato, benzoato, dipropionato, valerato, acetonido, fosfato sódico, fosfato dissódico, succinato sódico. Estas formulações (chamadas de pró-fármacos) são necessárias para possibilitar, no organismo, a liberação e ação do fármaco ativo.

Exemplificando:

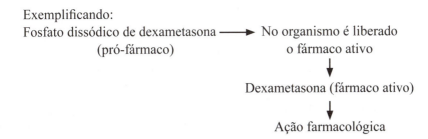

Os corticosteroides estão disponíveis como inúmeras formas farmacêuticas, para serem utilizados por diferentes vias de administração: como formulações orais, injetáveis, tópicas (uso sobre a pele, como pomadas ou cremes).

5.3.1 Corticoides e outros medicamentos

Os corticoides interagem com muitos outros medicamentos, e o médico deve ser informado sobre isso, antes de definir o tratamento com eles.

- Geralmente diminuem, mas podem aumentar o efeito dos medicamentos anticoagulantes.
- Podem diminuir o efeito dos diuréticos, que por sua vez também podem diminuir a resposta dos corticoides.
- Podem aumentar a eliminação do ácido acetilsalicílico.
- O álcool e os AINEs, se consumidos e administrados, respectivamente, junto com os corticoides, aumentam a possibilidade de sangramentos gastrintestinais.
- Hormônios masculinos (androgênios) e anabolizantes aumentam o risco de edema (inchaço) e também acne grave.
- Os antiácidos diminuem o efeito dos corticoides.
- Determinados antidepressivos, chamados de tricíclicos, podem aumentar os distúrbios mentais que podem ser causados pelos corticoides.
- Medicamentos anticolinérgicos, especialmente a atropina (subseção 4.3.4 – Anticolinérgicos) podem causar aumento da pressão intraocular e risco de glaucoma.
- Os estrogênios (hormônios femininos) e anticoncepcionais contendo estrogênios diminuem a eliminação dos corticoides, aumentado sua resposta terapêutica e também seus efeitos tóxicos.
- Com digitálicos (digoxina e medicamento relacionados, utilizados para aumentar a força de contração do coração), podem aumentar a possibilidade de arritmias e o risco de toxicidade dos digitálicos.
- Seu caráter imunossupressor os torna perigosos se administrados no mesmo período que vacinas – o paciente corre o risco de desenvolver a doença contra a qual a vacina deveria protegê-lo, já que sua resposta imunológica está diminuída. Da mesma forma, se usados juntamente com outros imunossupressores, podem aumentar a propensão a infecções.
- Se administrados junto com alimentos ou medicamentos que contêm sódio, podem causar aumento da pressão arterial e edema, por retenção de líquido.

Quadro 5.1 Principais corticosteroides em uso e suas formas de administração: o quadro apresenta apenas fármacos únicos (não associados a outros), e um exemplo de nome comercial (o medicamento de referência, quando possível) - a totalidade de apresentações disponíveis é muito maior, considerando as associações (por exemplo, com antibióticos) e o grande número de similares.

Forma de administração	Corticosteroide com o nome de referência
Uso Oral	Prednisolona (Prelone®); prednisona (Meticorten®); budesonida (Entocort®); betametasona (Celestone®); deflazacorte (Calcort®); dexametasona (Decadron®)
Uso Injetável	Hidrocortisona (Cortisonal®); metilprednisolona (Depo-medrol®); triancinolona (Triancil®); betametasona (Celestone®); dexametasona (Decadron®)
Inalação Oral (cápsulas ou pó para inalação oral)	Fluticasona (Flixotide® Diskus®); beclometasona (Clenil®); budesonida (Busonid®)
Inalação Nasal	Fluticasona (Flixotide® Spray); triancinolona (Airclin®); beclometasona (Beclosol®); budesonida (Busonid®); cliclesonida (Omnaris®)
Aplicação Oftálmica	Fluormetolona (Flutinol®); prednisolona (Pred Fort®); dexametasona (Maxidex®)
Aplicação Otológica	Fluocinolona (assoc.)
Uso tópico	Fludroxicortida (Drenison®); fluocinolona (assoc.); fluocortolona (Ultraproct®-assoc.); hidrocortisona (Berlison®); metilprednisolona (Advantan®); prednicarbato (Dermatop®); triancinolona (Omcilon-A Orabase®); budesonida (Entocort® Enema – uso retal); betametasona (Diprosone®); clobetasol (Psorex®); desonida (Desonol®); desoximetasona (Esperson®); dexametasona (Dexason®)

Fonte: baseado em Korolkovas A, Carneiro de França FFA, 2014-2015.

5.4 ANTI-INFLAMATÓRIOS USADOS NA GOTA E ARTRITE REUMATOIDE

A gota é uma doença em que ocorre deposição de cristais de ácido úrico nas articulações. Instala-se, em resposta à deposição de cristais de uratos, um processo inflamatório com crises de artrite aguda e muita dor.

A doença exige dieta (restrição de carne vermelha, peixes e frutos do mar, miúdos, álcool), e medicamentos para o controle do processo.

5.4.1 Medicamentos para o tratamento da gota

Os fármacos usados na gota têm dois objetivos principais:
- aliviar a inflamação e a dor, na crise aguda;
- reduzir a formação dos depósitos de ácido úrico (uratos), que levam ao progresso da doença.

Além dos AINEs e corticoides (como a prednisona), administrados principalmente nas crises, são usados outros fármacos com mecanismos de ação diferentes, que não agem pela inibição das COX e produção de prostaglandinas, como aqueles. Citando os de uso mais comum, temos o alopurinol (Zyloric®), a benzbromarona (Narcaricina®) e a colchicina (Colchis®). Os dois primeiros não devem ser usados nas crises, pois são ineficazes nesta situação e podem, inclusive, agravar a crise de gota. São próprios para tratamentos a longo prazo. O alopurinol age inibindo a fabricação (biossíntese) do ácido úrico, e a benzbromarona bloqueia a reabsorção de ácido úrico pelos rins, aumentando assim sua eliminação.

A colchicina, administrada por via oral, é usada tanto para a prevenção como nas crises agudas, para o alívio do processo inflamatório e da dor. Ela alivia de forma eficiente a dor e a inflamação em um período de 12 a 24 horas e age, provavelmente, impedindo a instalação e a produção de substâncias tóxicas e inflamatórias na articulação, como uma suposta glicoproteína inflamatória produzida pelos leucócitos (glóbulos brancos), cininas inflamatórias e os leucotrienos.

A colchicina possui muitos efeitos adversos: erupções na pele, intolerância gástrica (com náuseas, diarreia, dor abdominal). O uso em doses elevadas pode causar hemorragias e lesão renal. Para o controle das crises agudas, os AINEs, corticosteroides e colchicina são os fármacos de escolha, com boa resposta na maioria dos casos agudos. Na condição crônica, são utilizados fármacos hipouricemiantes, como o alopurinol.

O tratamento da gota permaneceu por décadas praticamente inalterado, mas novas alternativas, nem todas disponíveis no mercado brasileiro, vêm trazer novas possibilidades no tratamento da gota grave. quando os fármacos tradicionais não tiveram resultado, ou não puderam ser utilizados. Por exemplo, os fármacos que agem sobre a interleucina 1 (IL-1): os cristais de uratos aumentam a produção desta citocina, ativando o processo inflamatório - os imunobiológicos anti-IL-1, como anaquinra, canaquinumabe e rilonacepte podem ser alternativas. Como ocorre com as terapias biológicas, seu custo é alto; são utilizados por via injetável, e se houver condições infecciosas, seu uso é contraindicado.

5.4.2 Medicamentos para a artrite reumatoide

Dentro do tema "anti-inflamatórios", existem os que são utilizados no tratamento da artrite reumatoide (AR), doença autoimune na qual o sistema imunológico do próprio organismo agride as articulações do indivíduo afetado. Na AR, linfócitos T e B autorreativos, agem de forma desregulada, estimulando a produção de diversas citocinas pró-inflamatórias (citocinas são proteínas de baixo peso molecular produzidas por células, nesse caso, do sistema imune). Tal produção de fatores pró-inflamatórios resulta na inflamação do tecido sinovial (sinovite), comprometendo a cartilagem e o tecido ósseo, com consequente destruição articular.

Essa agressão causa dor, edema e rigidez, quadro que dificulta os movimentos e pode levar a uma incapacitação. O paciente também enfrenta fadiga, perda de peso e alterações emocionais (como depressão, causada pela dor crônica).

O tratamento da artrite reumatoide (AR) também inclui os AINEs (presentes nas várias situações que já comentamos, quando há presença de um processo inflamatório), para controlar o processo e aliviar a dor. São medicamentos sintomáticos, por atuarem apenas nos sintomas.

ANTI-INFLAMATÓRIOS **73**

Os corticoides também são empregados, mas por curtos períodos, pois não melhoram a evolução da doença e causam muitos efeitos adversos, já descritos.

Outros fármacos, chamados de agentes antirreumatoides modificadores da doença (ARMD): não curam a AR, mas controlam sua evolução e melhoram a condição dos pacientes por um período de tempo mais longo. São medicamentos com mecanismos de ação também diferentes da já explicada "inibição das COX/inibição da produção de prostaglandinas", característica dos AINEs.

> Portanto, o uso de AINEs e corticoides para a artrite reumatoide deve persistir enquanto forem observados sinais inflamatórios ou dores nas articulações – mas pelo menor período de tempo possível. Já o uso dos modificadores da doença deve ser mantido a longo prazo, não raro por toda a vida do paciente.

Entre os fármacos ARMD para a artrite reumatoide estão a cloroquina e a hidroxicloroquina (Plaquinol®), medicamentos usados no tratamento da malária.

Também é utilizada a sulfassalazina (Azulfin®), uma sulfa que é indicada em infecções intestinais. Esses modificadores da doença são chamados anti-inflamatórios de ação lenta e, ao contrário dos AINES, são capazes de inibir o avanço da artrite de forma duradoura, em maior ou menor grau. Podem assim evitar, ao menos parcialmente, a incapacidade do doente.

> Vemos que mesmas substâncias ativas podem ter indicações bastante diferentes (como os fármacos indicados para malária, infecções intestinais e artrite reumatoide, situações muito diferentes). Isso ocorre com muitos outros fármacos, que inclusive foram estudados e desenvolvidos para determinada finalidade e puderam também auxiliar em doenças para as quais sequer foram originalmente desenvolvidos.

A cloroquina e a hidroxicloroquina diminuem a proliferação de fatores inflamatórios e tóxicos na articulação, e diminuem também a migração de leucócitos para o local atingido pela AR.

Possuem vários efeitos adversos, como irritação gastrintestinal, hepatite, alteração das células do sangue (anemia aplástica, agranulocitose, leucopenia, trombocitopenia). O paciente também deve fazer acompanhamento oftalmológico, pois podem ocorrer alterações visuais graves. Pacientes com possibilidade de desenvolver cardiomiopatias devem seguir um acompanhamento cuidadoso, se houver uso de hidroxicloroquina.

A sulfassalazina não tem seu modo de ação completamente esclarecido – há evidências de que ela pode remover metabólitos tóxicos do oxigênio (ação antioxidante, portanto), e inibir a produção de leucotrienos e tromboxanos inflamatórios. É "quebrada" no organismo em uma sulfa e um derivado do ácido acetilsalicílico – sendo portanto contraindicada quando houver intolerância a esses fármacos.

Como a cloroquina, seus efeitos iniciais aparecem cerca de 2 meses após o início do tratamento. Os efeitos adversos são semelhantes aos descritos para a cloroquina.

O metotrexato (Tevametho®), é um ARMD bastante utilizado na artrite reumatoide. Pode ser considerado um medicamento padrão entre os modificadores da doença. Possui propriedades anti-inflamatórias e imunossupressoras ("acalma" a atividade imunológica, que se mostra exagerada.

Entre seus efeitos adversos, importantes a médio e longo prazo, estão as lesões no fígado, problemas pulmonares, insuficiência renal e alterações nas células do sangue.

Outras drogas imunossupressoras modificadoras da doença são a azatioprina (Imunem®) e a ciclosporina (Sandimmun®). A leflunomida (Arava®) é uma fármaco utilizado no tratamento da AR que, como o metotrexato e a azatioprina, possui propriedade antiproliferativas: inibe a síntese de fatores envolvidos no desenvolvimento do processo inflamatório, inibindo a proliferação de linfócitos T que estimulam a produção de substâncias pró-inflamatórias.

A toxicidade desses fármacos limita, porém, sua utilização aos pacientes que não responderam o outros medicamentos no controle da AR.

Medicamentos Biológicos para o Tratamento da Artrite Reumatoide

As terapias biológicas, já citadas em outros momentos do nosso estudo (como por exemplo, no tratamento da asma), vieram trazer grande contribuição também para a redução dos sinais e sintomas e inibição do dano articular, no caso da AR. Tais terapias buscam um alvo envolvido no processo da doença, e investem especificamente contra esse alvo, bloqueando a multiplicação dos fatores de agressão à cartilagem.

Para a utilização dos imunobiológicos, alternativas mais recentes (como os anticorpos monoclonais – mabs) vários fatores precisam ser considerados, como custo e segurança do tratamento. Sobre o custo, pela tecnologia envolvida, o tratamento com imunobiológicos torna-se mais caro do que o realizado com fármacos sintéticos convencionais; acerca da segurança, é necessário considerar que muitos desses alvos dos medicamentos biológicos participam também de outros processos fisiológicos, o que pode ampliar a possibilidade de efeitos desfavoráveis com o uso destas terapias.

Imunobiológicos que possuem como alvo a Fator de Necrose Tumoral alfa (TNFα), citocina pró-inflamatória encontrada nas articulações dos pacientes com AR e importante no desenvolvimento da doença, têm se mostrado efetivos no tratamento: são exemplos de anti-TNFα o adalimumabe (Humira®), certolizumabe (Cimzia®), etanercepte (Enbrel®), golimumabe (Simponi®), infliximabe (Remicade®).

Outros alvos para os imunobiológicos no tratamento da AR são os linfócitos T e B presentes nas articulações dos pacientes com AR. Esses linfócitos, ativados, causam uma resposta imune exagerada, e contribuem para a agressão à cartilagem e progressão da AR e de outras doenças autoimunes. O abatacepte (Orencia®) é um exemplo de terapia bloqueadora da atividade dos linfócitos T; como redutor de células B cita-se o rituximabe (MabThera®).

Nas terapias imunossupressoras, como é o caso dos imunobiológicos, o evento adverso mais frequente e importante é representado pelas infecções, sendo mais comuns as infecções bacterianas ou virais. Outras reações, como eventos hematológicos, neurológicos, cardiovasculares, o risco de neoplasia deve ser cuidadosamente observado.

Os medicamentos biológicos podem ser administrados como monoterapia, ou associados a modificadores da doença, para pacientes que não responderam a esquemas mais conservadores de tratamento.

Quadro 5.2 Fármacos utilizados na artrite reumatoide.

Grupos	Fármacos	Modo de ação
Sintomáticos	• AINEs • Corticoides	• Inibição da produção de prostaglandinas
Agentes antirreumáticos modificadores da doença (ARMD)	• Cloroquina • Hidroxicloroquina • Metotrexato • Azatioprina • Ciclosporina	• Ação antioxidante • Inibição da migração de leucócitos para o local atingido • Ação imunossupressora
Imunobiológicos	• Adalimumabe • Certolizumabe • Etanercepte • Golimumabe • Infliximabe • Abatacepte • Rituximabe	• Ação sobre o TNFα pró-inflamatório • Ação sobre linfócitos T e B envolvidos em processos autoimunes

Fonte: elaborado pela autora.

5.5 ANTI-INFLAMATÓRIOS E CONDROPROTETORES USADOS NA OSTEOARTROSE (ARTROSE)

5.5.1 Estrutura da articulação sinovial

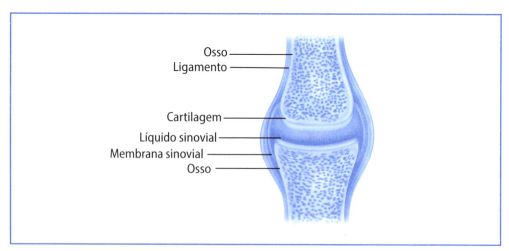

Figura 5.4 Articulação sinovial: o local delimitado pela membrana sinovial, com o líquido sinovial no seu interior, é a cápsula sinovial.

A articulação sinovial é uma articulação móvel, onde as superfícies dos ossos são protegidas por um tecido elástico e flexível, branco ou acinzentado, chamado cartilagem. A cartilagem também é encontrada em outras estruturas do organismo, como orelha, ponta do nariz, traqueia (para que ela não se "feche", impedindo a passagem do ar).

A cartilagem articular é um tipo especial de tecido que reveste a junção de dois ossos que possuem algum grau de movimentação entre si – como a articulação de joelho, tornozelo, dedos das mãos e dos pés, quadril, vértebras da coluna, cotovelo, punho. Em todas essas articulações existe tecido cartilaginoso, com a função básica de diminuir o atrito, para que os ossos da articulação se movimentem sem "raspar" um no outro. Também é uma maneira de absorver o choque, quando a articulação é submetida a forças e pressões (como é o caso do joelho, tornozelo e pé), ou de tração, como é o caso dos membros superiores.

O local onde os ossos se encontram é revestido pela cápsula articular, que contém o líquido sinovial (líquido que preenche a articulação). A cartilagem funciona como uma esponja embebida em água, onde a hidratação (teor de água) permite que a articulação possa continuar íntegra.

Se o equilíbrio que descrevemos for alterado, inicia-se o desgaste da articulação e a osteoartrose.

Portanto, a osteoartrose, osteoartrite ou simplesmente artrose é um processo no qual o equilíbrio normal entre a reparação e a destruição da cartilagem é prejudicado, predominando a destruição da cartilagem.

A inflamação local e a dor são os sinais iniciais da artrose. Depois, o quadro evolui para rigidez e perda progressiva da movimentação no local afetado. As estruturas da articulação (cápsula articular, ossos da articulação, tendões, músculos e ligamentos) são afetadas pela artrose.

5.5.2   Medicamentos para o tratamento da artrose

Na osteoartrose são usados os analgésicos e anti-inflamatórios já vistos (principalmente os AINEs), para o controle da dor e do processo inflamatório. Os corticoides são requeridos somente nos períodos agudos, até a melhora do quadro, mas não devem ser mantidos por longos períodos, devido aos efeitos adversos que já comentamos.

Além deles, a osteoartrose também conta com os modificadores da doença – os medicamentos que agem de forma lenta e têm algum poder de retardar ou estabilizar a evolução do quadro, a médio e longo prazo. São chamados condroprotetores, ou protetores da cartilagem (condro significa cartilagem). Os efeitos esperados para estes fármacos são a melhora da dor e recuperação (pelo menos em parte) da função da articulação, diminuindo a rigidez e imobilidade que a artrose causa.

Os efeitos dos condroprotetores são percebidos algumas semanas depois do início do tratamento, e permanecem por algum tempo depois que seu uso é interrompido. Não atuam inibindo a produção de prostaglandinas e outras substâncias inflamatórias, como os AINEs.

Tais fármacos são: sulfato de glicosamina (Dinaflex®), sulfato de condroitina (Condroflex®, associado à glicosamina), diacereína (Artrodar®), derivados do ácido hialurônico (Synvisc-One®) e os óleos insaponificáveis de soja e abacate (Piascledine®).

Quadro 5.3 Fármacos para o tratamento da osteoartrite (artrose).

Controle do processo inflamatório doloroso	• Analgésicos • AINEs
Modificadores da doença (condroprotetores)	• Glicosamina • Condroitina • Diacereína • Derivados do ácido hialurônico • Insaponificáveis de soja e abacate

O **sulfato de glicosamina** é uma substância (um amino açúcar) naturalmente presente na cartilagem. Na artrose ocorre queda da glicosamina nos componentes da articulação. Assim, procura-se repor o componente, para manter a resistência e a hidratação da cartilagem. De forma geral, a glicosamina é bem tolerada – as reações adversas mais comuns são as que afetam o estômago e os intestinos: náuseas, ardência, diarreia.

Existem algumas interações entre a glicosamina e outros medicamentos, que devem ser observadas, por exemplo, ela pode diminuir a eficácia dos antidiabéticos orais e de alguns antibióticos.

O **sulfato de condroitina** é um dos principais componentes da cartilagem. Tem como característica fixar água, garantindo a flexibilidade e resistência mecânica da estrutura a choques e pressões. Estimula a síntese (produção) de colágeno e outros componentes importantes para a conservação da cartilagem, além de inibir enzimas que destroem a matriz cartilaginosa. Assim, a articulação mantém sua função e a dor diminui.

A **condroitina** é geralmente bem tolerada. Deve-se observar, no entanto, que seu uso em conjunto com anticoagulantes pode aumentar o risco de sangramentos.

> O uso conjunto da glicosamina com a condroitina, como vemos em algumas apresentações comerciais, tem a finalidade de aumentar seus benefícios, em relação ao uso dos fármacos em separado.

A **diacereína**, de origem vegetal, tem atividade analgésica, anti-inflamatória e antitérmica. Também não inibe a produção de prostaglandinas, não agredindo o estômago. Seus principais efeitos adversos são as possíveis cólicas e diarreia. Não deve ser administrada juntamente com laxantes.

Os derivados do **ácido hialurônico** visam restaurar o ambiente viscoso e elástico do líquido sinovial, naturalmente presente na articulação normal. O ácido hialurônico é um polissacarídeo de alta viscosidade que faz parte da composição do líquido sinovial, e se encontra em menor concentração no líquido sinovial de articulações com osteoartrose. A restauração do ambiente mais próximo à normalidade auxilia na distribuição de forças sobre a articulação, reduzindo a pressão pelo peso e auxiliando a recuperar a mobilidade da articulação. O hilano é um derivado do sal sódico do ácido hialurônico, de aplicação intra-articular.

Óleos insaponificáveis de soja e abacate são componentes extraídos dos frutos e sementes dessas plantas. Sua utilização ajuda a deter a destruição da cartilagem da articulação, no tratamento a médio/longo prazo, e diminuem a dor. A combinação dos dois compostos permite que seus efeitos se complementem.

O medicamento possui ação condroprotetora e condroestimulante (protege a cartilagem e estimula sua renovação). Deve ser tomado junto com a alimentação, para evitar náuseas e indisposição gastrintestinal, por se tratar de compostos lipídicos (de natureza oleosa).

6

Medicamentos com Ação no Trato Gastrintestinal

6.1 O FUNCIONAMENTO DA "USINA DIGESTIVA"

Nosso trato gastrintestinal é uma sofisticada usina, onde o alimento é ingerido e passa por uma série de procedimentos mecânicos e químicos, para ser utilizado pelo organismo. A parte não aproveitada é eliminada na forma de fezes.

Embora seja um "tubo contínuo" (da boca ao reto), o trato gastrintestinal divide-se em estruturas especializadas, cada uma exercendo funções diferentes na quebra, digestão e aproveitamento das moléculas que resultam do processo digestivo (Figura 6.1). Além do "tubo", órgãos anexos a ele também produzem secreções importantes para a digestão: as glândulas salivares, o fígado e a vesícula biliar e o pâncreas.

> Aparelho digestivo: usina altamente especializada na transformação dos alimentos em moléculas aproveitáveis pelo organismo.

A digestão se inicia na boca, onde o alimento é triturado e umedecido. A trituração e movimentação do bolo alimentar através do tubo gastrintestinal (peristaltismo) são processos mecânicos; já as modificações que ocorrem pela ação de enzimas e sucos digestivos são processos químicos, para tornar possível a absorção dos produtos da digestão. Esses produtos passam para o sangue, que os transporta para os tecidos e as células do corpo.

Após a mastigação e a ação da saliva (que já contém uma enzima, para iniciar a digestão do amido e dos açúcares), o alimento triturado é literalmente "empurrado" para o esôfago, que é apenas um tubo para a passagem do bolo alimentar. Segue para o estômago, onde é misturado ao suco gástrico, que contém enzimas e ácido clorídrico. O ácido é importante para a ação das enzimas do processo digestivo, mas sua hipersecreção pode causar diversos problemas, como gastrites e úlceras. Depois de algum tempo no estômago, o bolo acidificado segue para o intestino delgado. Uma pequena parte dos componentes do alimento, devidamente "quebrados" pelas enzimas e ácido clorídrico, passa (é absorvida) do estômago para o sangue.

A maior parte da digestão ocorre na primeira porção do intestino delgado (duodeno), com o acréscimo do suco pancreático, fornecido pelo pâncreas, e da bile, produzida no fígado. Depois dessa fase, a maior parte da digestão já foi efetuada, e o que resta da alimentação ingerida segue para o intestino grosso, onde ainda ocorre reabsorção de água e sais. O bolo fecal se solidifica, formando as fezes.

No reto – parte final do intestino – a presença das fezes estimula terminações nervosas, o que causa o reflexo da defecação.

> A digestão é a transformação dos alimentos em componentes simples, os quais podem ser absorvidos e passar para a corrente sanguínea, de onde serão distribuídos para todas as células do corpo.

Quadro 6.1 Substâncias que atuam na digestão e suas funções*.

Substância	Localização	Funções principais
Pepsinogênio	Corpo gástrico	Produção da pepsina (forma ativa do pepsinogênio), enzima que inicia a digestão das proteínas
Ácido Clorídrico (HCl)	Corpo gástrico	Transformação do pepsinogênio em pepsina ativa
Gastrina	Antro gástrico e duodeno	Secreção do HCl
Muco e bicarbonato (HCO_3^-)	Antro gástrico	Proteção da parede do estômago e duodeno, e neutralização da secreção ácida HCl
Secretina	Duodeno	Inibição da ação da gastrina, e aumento da secreção de bicarbonato (HCO_3^-)
Somatostatina	Geral	Inibição da secreção de gastrina e íons H+ (que determinam acidez)
Histamina	Mucosa gástrica	Estimulação da secreção de H+ nas células do estômago (produz acidez)
PIG (peptídeo inibitório gástrico)	Duodeno e jejuno	Inibição da secreção de gastrina

* Baseado em Larini, L. Fármacos e medicamentos, 2008.

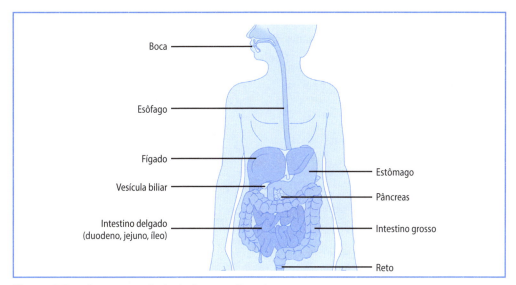

Figura 6.1 Estruturas principais do trato digestivo.

Esquematizando:

Células especializadas do estômago *secretam* → Suco gástrico
↓ *que contém*
Ácido clorídrico + Pepsina + Muco + Íons bicarbonato

Os fármacos utilizados nos distúrbios do aparelho digestivo – em especial no estômago e intestino – serão divididos, neste capítulo, conforme o Quadro 6.2.

Quadro 6.2 Principais fármacos utilizados nos distúrbios digestivos.

Grupos	Subgrupos	Fármacos
Fármacos para tratar a acidez gástrica	Antagonistas da histamina	Famotidina, nizatidina, ranitidina
	Inibidores da bomba de prótons	Omeprazol, esomeprazol, pantoprazol, rabeprazol, lansoprazol
Protetores da mucosa gástrica		Subcitrato de bismuto coloidal, sucralfato, mesalazina
Antiácidos	Absorvíveis (não usar com frequência)	bicarbonato de sódio, carbonato de cálcio (parte)
	Não absorvíveis	Sais de alumínio, sais de magnésio (hidróxido de magnésio, sulfato de magnésio, trissilicato de magnésio), magaldrato

continua >>

MEDICAMENTOS COM AÇÃO NO TRATO GASTRINTESTINAL

>> continuação

Quadro 6.2 Principais fármacos utilizados nos distúrbios digestivos.

Grupos	Subgrupos	Fármacos
Laxantes (catárticos)	Formadores de massa	Celuloses, hemiceluloses, plantago ovata, farelos, gomas, algas (ágar), policarbofila
	Estimulantes	Cáscara sagrada, sene, bisacodil, picossulfato sódico, docusato sódico, óleo de rícino, glicerol, lactulose, macrogol, sais de magnésio; sais de sódio
	Lubrificantes	Óleo mineral
	Agonistas dos receptores 5-HT4 da serotonina	Tegaserode
Antidiarreicos	Antidiarreicos específicos	Antimicrobianos adequados ao tipo de infecção intestinal
	Antidiarreicos inespecíficos	Difenoxilato, loperamida, racecadotrila
	Sais para reidratação oral	Citrato ou bicarbonato de sódio, cloreto de potássio, cloreto de sódio, glicose
Antieméticos	Anti-histamínicos	Buclizina, dimenidrinato, prometazina
	Antidopaminérgicos	Alizaprida, bromoprida, domperidona, metoclopramida
	Antisserotoninérgicos	dolasentrona, granisetrona, ondansetrona, tropisetrona
	Diversos	trimebutina, aprepitanto, clorpromazina, droperidol
Hepatoprotetores		Metionina, betaína, boldo-do-chile, ornitina, silimarina, acetilcisteína, ácido ursodesoxicólico (AUDC)

Fonte: elaborado pela autora.

6.1.1   O estômago e sua acidez

Vamos explicar o ambiente ácido do estômago, para melhor entendermos como agem os fármacos nesse ambiente, e porque são utilizados.

O estômago possui uma acidez bastante intensa, com pH em torno de 2.

O pH (ou concentração de íons hidrogênio) é justamente o grau de acidez em ambientes líquidos ou com algum teor de água – e quanto mais baixo (menor que 7), maior é a acidez medida. O pH 7 indica neutralidade – é o pH da água pura. De 7 a 14, situa-se a medida das substâncias básicas ou alcalinas (como a soda cáustica).

O pH é a concentração de íons (íon é uma partícula com carga elétrica) hidrogênio com carga positiva (+) presentes em um meio qualquer. Quanto maior a concentração de íons H+, menor o pH, e o grau de acidez da substância medida aumenta. Já quando se aumenta a concentração de íons hidroxila (OH-), carregados negativamente, maior o pH, e a substância será mais alcalina ou básica.

Lembrando:

H+ (Hidrogênio)+ OH- (Hidroxila) ⟶ H_2O (Água)
(Ácido + Base, em quantidades químicas iguais = Neutralização = Sal inerte + Água)

Em uma escala:

Escala de pH (Potencial hidrogeniônico = Concentração de íons H+)

< 7 (Ácidos = H+)   > 7 (Alcalinos = OH-)
(Ácidos em geral)   (Bases, Álcalis ou Hidróxidos)

7 (neutro)

Outro conceito necessário é o de tampão: uma solução-tampão, ou uma substância que age como tamponante é aquela que consegue manter o pH de um meio aproximadamente constante, impedindo variações bruscas de pH, mesmo que sejam acrescentadas quantidades não muito grandes de ácido ou base.

As soluções-tampão consistem, geralmente, da mistura de um ácido fraco + sal derivado desse ácido (ácido acético + acetato de sódio), ou uma base fraca + sal derivado dessa base (amônia + cloreto de amônio).

Nosso sangue possui a possibilidade de tamponar substâncias que sejam injetadas, dentro de certos limites. Por isso, medicamentos com pH diferente do pH do sangue (que é de 7,4, ligeiramente alcalino, portanto), podem ser administrados, desde que lentamente e respeitando as limitações de cada caso.

Voltando ao ambiente ácido do estômago, tal acidez deve-se à produção de ácido clorídrico (HCl), necessário para a ação do suco gástrico e enzimas digestivas.

Para proteger a parede do estômago do HCl, o próprio estômago produz uma camada de muco. Sem essa camada, o estômago poderia digerir sua própria parede. Apesar da proteção do muco, as células da mucosa (parte interna do estômago) são continuamente lesadas e mortas pela ação do suco gástrico. Assim, a mucosa está sempre se regenerando (estima-se que seja totalmente reconstruída a cada três dias).

Se houver desequilíbrio entre a agressão e a proteção, inicia-se uma inflamação da mucosa (gastrite), que pode evoluir para uma ferida que sangra e é bastante dolorosa (úlcera gástrica).

6.2 FÁRMACOS PARA A REDUÇÃO DA SECREÇÃO ÁCIDA

Estes fármacos são necessários para reduzir a secreção ácida no estômago, nas situações a seguir.

- Gastrite – inflamação da mucosa do estômago.
- Úlceras gástricas ou duodenais – quando já há uma lesão, uma ferida na parede do estômago ou duodeno.
- Esofagite de refluxo – nesta situação, ocorre retorno do conteúdo do estômago (naturalmente ácido) para o esôfago (não protegido pelo muco que recobre o estômago). O contato do suco gástrico com a parede sensível do esôfago pode causar queimação, "boca ácida" e agredir sua parede.
- Síndrome de Zollinger-Ellison, ou gastrinoma – tumor que produz gastrina (hormônio que estimula a secreção ácida) em excesso, no estômago.
- Dispepsia funcional – indigestão, com sintomas diversificados, como a dor gástrica, azia (queimação), sensação de inchaço abdominal, náuseas, gases, sendo uma das indisposições gástricas mais comuns

> Outra causa comum de agressão à mucosa gástrica é o uso de anti-inflamatórios (AINEs) por períodos prolongados, especialmente na população mais idosa.

Para discutirmos os fármacos que atuam na acidez do estômago, vamos conhecer um micro-organismo que está associado a diversas doenças, como a gastrite crônica, úlcera gástrica e outras patologias, o **Helicobacter pylori (H. pylori)**. O *Helicobacter pylori* é uma bactéria (bacilo gram-negativo) presente na maior parte dos casos de úlcera duodenal e de úlcera gástrica.

Os maiores índices de infecção pelo *H. pylori* parecem estar ligados às condições precárias de desenvolvimento, como superpopulação, ausência de saneamento básico, más condições de moradia. A forma de transmissão não está totalmente esclarecida, mas parece que a transmissão de pessoa para pessoa ocorre pelas vias oral-oral ou oral-fecal, por meio da água e dos alimentos.

A presença dessa bactéria faz com que o tratamento seja direcionado a medicamentos antissecretores (que diminuem a secreção ácida) e o uso de antibióticos, como será visto na subseção 6.2.2 – Inibidores da Bomba de Prótons.

Os principais fármacos utilizados na redução da secreção ácida, Quadro 6.2, são:

- antagonistas da histamina;
- inibidores da bomba de prótons.

6.2.1 Antagonistas da histamina

Agem inibindo a histamina, em seus receptores H2. Mas, e o que significa isso?

Falamos da histamina quando descrevemos os medicamentos para o controle da asma (subseção 4.3.5 – Anti-histamínicos). Além de desencadear processos alérgicos (como a crise asmática), a histamina também tem participação na secreção ácida do estômago, atra-

86 FARMACOLOGIA – COMO AGEM OS MEDICAMENTOS

vés dos receptores H2 que possui (os receptores envolvidos nas crises alérgicas são os receptores H1). Detalhando um pouco mais: no ambiente gástrico, a histamina está contida nas células enterocromafins, que são células encontradas na mucosa gastrintestinal. Quando estimuladas, geralmente pela ingestão de alimento, estas células liberam a histamina, que se difunde até as células parietais (células do epitélio do estômago), onde ocorre a ligação da histamina aos receptores H2, o que estimula a secreção ácida gástrica.

Assim:

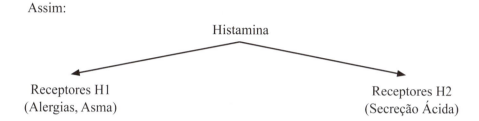

Dessa forma, a inibição desses receptores (H2) leva a uma redução da secreção ácida e também promove a cicatrização.

Os principais fármacos inibidores dos receptores H2 da histamina são a cimetidina, a famotidina (Famox®) e a ranitidina (Label®).

Esses compostos são altamente seletivos, possuindo pouco ou nenhum efeito sobre os receptores H1, ou outros receptores (não terão, portanto, ação em alergias ou asma, mas sim na inibição da secreção ácida no estômago).

A cimetidina dever ser administrada em jejum, pois na presença de alimento sua biodisponibilidade é reduzida, em pequena proporção. Ela inibe várias enzimas do complexo de enzimas citocromo P450 (presentes no fígado), que age sobre muitos medicamentos, transformando-os, a fim de que sejam eliminados. Por isso, vários medicamentos que são biodegradados por tais enzimas acabam por permanecer (quando do uso conjunto com a cimetidina) por um tempo maior no organismo, e seus efeitos são potencializados – assim, a cimetidina é chamada inibidor enzimático.

> Se houver uso conjunto da cimetidina com anticoagulantes orais, fenobarbital, fenitoína, carbamazepina, nifedipino e outros, os efeitos destes fármacos serão maiores, podendo haver toxicidade. Antes de o paciente iniciar o tratamento com cimetidina, deve-se investigar se ele toma outros medicamentos e quais são.

Dentre os efeitos adversos da cimetidina estão a ginecomastia (desenvolvimento de mamas em homens) e impotência, devido ao efeito antiandrogênico que ela possui (o efeito antiandrogênico é o bloqueio da ação dos hormônios masculinos, os androgênios – a testosterona é um androgênio).

A famotidina não causa ginecomastia ou impotência.

A ranitidina é mais potente que a cimetidina na ação antagonista da secreção ácida. Tem pouca ação antiandrogênica – não causa ginecomastia ou impotência.

Os fármacos inibidores da histamina podem causar, no entanto, tonturas, cansaço, ou agitação, depressão, alteração das células sanguíneas, como leucopenia e trombocitopenia (subseção 1.3.1 – Alguns Conceitos que Relacionam Sangue e Medicamentos), e distúrbios gastrintestinais, como diarreia ou constipação.

6.2.2 Inibidores da bomba de prótons

A bomba de prótons (chamada de H+K+ ATPase) constitui a etapa terminal na via de secreção ácida. Esta enzima está localizada nos canalículos das células parietais, que são as células que secretam o HCl para o meio interno do estômago. A H+K+ ATPase é ativada por meio de três estímulos diferentes, para a produção do ácido: histamina, gastrina e acetilcolina. Regular a secreção ácida pelas células do estômago é uma ferramenta importante no tratamento da úlcera gástrica, e é um alvo de muitos fármacos que têm essa finalidade.

Os inibidores da bomba de prótons atuam na etapa final da produção do ácido gástrico, proporcionando uma inibição ácida altamente efetiva.

O omeprazol (Losec Mups®), talvez o fármaco inibidor da bomba de prótons mais utilizado, é destruído pelo ácido clorídrico (HCl) do estômago. Por essa razão, deve ser tomado pela manhã, antes do desjejum. O medicamento é formulado propositalmente para a desintegração entérica, ou seja, para evitar sua desagregação no ambiente ácido do estômago.

Quando empregado nas doses recomendadas, o omeprazol pode reduzir a produção diária de HCl em mais de 90%. No tratamento de gastrites e úlceras, seu uso é de uma dose diária, antes da alimentação. Em situações em que não houve resposta satisfatória, a dose é aumentada para duas tomadas – uma pela manhã e outra no início da noite. O período médio de tratamento é de 2 a 4 semanas, e não deve exceder 8 semanas.

No tratamento da síndrome de Zollinger-Ellison (tumor que causa hipersecreção de ácido clorídrico no estômago), as doses serão maiores que as usadas nas gastrites e úlceras.

O esomeprazol (Nexium®) parece proporcionar maior controle do pH do estômago que o omeprazol. Também deve ser ingerido em jejum, e é apresentado em comprimidos revestidos para a desintegração entérica.

O pantoprazol (Pantozol®) diminui a secreção ácida de forma potente e prolongada. Após a dissolução do comprimido entérico, ocorre absorção e distribuição do fármaco de forma ampla, semelhante ao omeprazol.

O pantoprazol e o omeprazol conseguem índices praticamente iguais de redução da acidez gástrica, após 8 semanas de tratamento.

O lansoprazol (Prazol®) proporciona inibição da secreção ácida durante 36 horas após uma única dose, o que torna possível a administração de uma única dose diária.

O rabeprazol (Pariet®) tem perfil de tolerabilidade semelhante aos outros inibidores de bomba de prótons.

De modo geral, os inibidores da bomba de prótons se equivalem em sua resposta à acidez gástrica – não há diferenças significativas entre eles. Não devem ser utilizados na gravidez e na amamentação.

> O uso de medicamentos deste grupo (inibidores de bomba de prótons) de forma indiscriminada pode "mascarar" sinais e sintomas importantes para a identificação de um problema mais grave (um câncer gástrico ou duodenal), retardando o diagnóstico e o tratamento da doença.

O emprego isolado do omeprazol ou outro inibidor de bomba e a consequente redução da secreção ácida no estômago pode fazer com que o *H. pylori* "migre" para outros locais (como o duodeno) e continue a causar ulceração. Por isso existem apresentações farmacêuticas que trazem em conjunto um medicamento antissecretor (em geral, um inibidor da bomba de prótons) e um antibiótico, como a amoxicilina ou a claritromicina, para erradicar o micro-organismo.

Os fármacos utilizados nessas situações estão relacionados no Quadro 6.3, com exemplos de apresentações comerciais.

Quadro 6.3 Principais fármacos que combatem o *H. pylori*.

Antissecretor (inibidor de bomba)	Antibiótico	Exemplos de nomes comerciais
Omeprazol	Amoxicilina + claritromicina	Omepramix®
Lansoprazol	Amoxicilina + claritromicina	Pyloripac®
Lansoprazol	Amoxicilina + levofloxaino	Pyloripac retrat®

Os efeitos adversos mais comuns dos inibidores da bomba de prótons são cefaleias, dores abdominais, diarreias, secura da boca, sonolência, tonturas. Pode haver alteração das células do sangue. Também pode ocorrer dano renal (nefrite) – é necessário fazer exames laboratoriais periódicos para verificar como está a função renal. O omeprazol interfere na biotransformação de anticonvulsivos e anticoagulantes – deve-se utilizá-lo com muita cautela nos pacientes em tratamento com tais medicamentos.

6.3 PROTETORES DA MUCOSA GÁSTRICA

Estes fármacos formam uma camada que impede a ação do suco gástrico sobre a lesão, proporcionando uma barreira física de proteção, são eles:
- subcitrato de bismuto coloidal;
- sucralfato;
- mesalazina.

Subcitrato de bismuto coloidal (Peptulan®): forma, com o ambiente ácido do estômago, um gel viscoso que atua como barreira de proteção contra a ação do HCl nas paredes do estômago. Assim, pode-se conseguir a cicatrização e a restauração da mucosa do estômago.

Os compostos de bismuto são insolúveis e pouco absorvidos pelo trato gastrintestinal (não passam para a corrente sanguínea). No entanto, se usados continuamente, podem causar náuseas, vômitos, estomatite (inflamação na boca, afta) e escurecimento das fezes (pela formação de sulfeto de bismuto).

O **sucralfato** (Sucrafilm®): é um composto de sacarose (açúcar) sulfatado + hidróxido de alumínio (ver "Antiácidos"). No pH ácido do estômago, é liberado o hidróxido de alumínio – $Al(OH)_3$, que neutraliza o HCl do estômago.

A sacarose sulfatada forma um gel viscoso com o muco do estômago, e também ocorre a inibição da pepsina, que precisa de ambiente ácido para agir. O gel pegajoso pode permanecer ligado ao local da úlcera por 6 horas ou mais, protegendo o local da lesão. A liberação do $Al(OH)_3$ a partir do sucralfato é lenta, o que permite que ele passe para o duodeno, onde o ambiente é menos ácido, mantendo a estrutura original do medicamento.

O sucralfato precisa, no estômago de um ambiente ácido para sua ação - dessa forma, deve ser tomado com o estômago vazio (pelo menos 1 hora antes de uma refeição). Pela mesma razão, também não deve ser utilizado em conjunto com antiácidos.

Devido à formação do gel viscoso e denso no estômago, não deve ser administrado com outros medicamentos, que podem ter sua absorção prejudicada, não sendo devidamente aproveitados. O intervalo entre o uso do sucralfato e outros medicamentos deve ser de 90 a 120 minutos.

O fármaco é bem tolerado, mas o uso repetido pode causar desconforto intestinal. Se houver insuficiência renal, seu uso deve ser feito com muita cautela, pois o alumínio existente no medicamento pode não ser eliminado, acumulando-se no organismo e causando intoxicação.

A **mesalazina** (Pentasa®) é o ácido 5-aminissalicílico (5-ASA). Atua bloqueando a enzima cicloxigenase e a síntese de prostaglandinas inflamatórias no cólon (a relação entre prostaglandinas e inflamação está no Capítulo 5). É utilizada nos processos inflamatórios crônicos intestinais. Sua ação parece ser tópica – o fármaco age inibindo as prostaglandinas inflamatórias no local afetado, e não no nível sistêmico. Seu uso é indicado nas doenças inflamatórias do intestino.

Pacientes intolerantes aos salicilatos podem também apresentar intolerância à mesalazina, que tem como efeitos adversos náuseas, dores gástricas ou no intestino, dores de cabeça e perda de cabelo.

6.4 ANTIÁCIDOS

São compostos básicos, ou alcalinos (subseção 6.1.1 – O Estômago e sua Acidez), que, ao reagirem com o ácido clorídrico (HCl) do estômago, formam substâncias menos ácidas ou neutras, pouco solúveis, que não são absorvidas e são eliminadas pelas fezes. Assim, aliviam a dor e auxiliam na cicatrização do local lesado. Seus principais usos são na hiperacidez e no refluxo gastroesofágico.

Os antiácidos são auxiliares no tratamento com outros fármacos que já comentamos (inibidores da histamina, inibidores da bomba de prótons).

Para controle da acidez, é fundamental que haja mudança nos hábitos de alimentação e de vida, como repouso, abandono do fumo, controle alimentar, interrupção do uso de bebidas alcoólicas e diminuição das bebidas com cafeína.

> Refluxo gastroesofágico: dor e sensação de "queimação" (pirose), aliviada pelos antiácidos.

Os fármacos antiácidos são compostos alcalinos de alumínio, magnésio ou cálcio. É comum encontrá-los em associações, para amenizar os efeitos adversos de cada um deles.

Como medicamentos isolados, temos: bicarbonato de sódio e carbonato de cálcio, como fármacos absorvíveis, e sais de alumínio e sais de magnésio e magaldrato, como fármacos não absorvíveis (Quadro 6.2). Ao descrever os antiácidos, vamos explicar o significado dos termos **absorvíveis** e **não absorvíveis**.

Bicarbonato de sódio ($NaHCO_3$): a reação do bicarbonato de sódio com o ácido clorídrico no estômago causa a neutralização do HCl, aumentando o pH gástrico e trazendo alívio para os sintomas da hiperacidez. A reação é:

$$NaHCO_3 + HCl \longrightarrow NaCl + CO_2 \uparrow + H_2O$$

$NaHCO_3$	HCl		$NaCl$	CO_2 *é eliminado*	H_2O
Bicarbonato de sódio	Ácido clorídrico		Cloreto de sódio (sal)	Gás carbônico	Água

O efeito neutralizante do $NaHCO_3$ é bastante rápido, mas ele não deve ser utilizado com frequência, pois, sendo um componente normal dos fluidos do organismo, é absorvido pelo intestino e pode alterar o pH do sangue, tornando-o mais básico (por isso é chamado antiácido absorvível). Esta situação é chamada alcalose, e pode ter consequências graves, pelo desequilíbrio ácido-básico do sangue.

> O costume de tomar repetidamente "colherinhas" de bicarbonato para aliviar sintomas de acidez não é inofensivo e deve ser desencorajado.

O $NaHCO_3$ está presente em associações, como os compostos efervescentes Sal de Fruta ENO® e Estomazil®, que contêm bicarbonato de sódio + carbonato de sódio + ácido cítrico, e o Sal de Andrews®, que contém bicarbonato de sódio + sulfato de magnésio + ácido cítrico.

O ácido cítrico promove a reação ácido/base com o bicarbonato, com o acréscimo da água. Forma-se o ácido carbônico (gás carbônico) que se desprende, dando a efervescência característica aos produtos.

Outro composto absorvível é o carbonato de cálcio ($CaCO_3$), que é absorvido, em parte, no intestino delgado – a maior parte, no entanto, é convertida em sais insolúveis (cloreto de cálcio) e eliminada nas fezes. A reação é:

$$CaCO_3 + 2HCl \longrightarrow CaCl_2 + CO_2 \uparrow + H_2O$$

$CaCO_3$	$2HCl$		$CaCl_2$	CO_2 *é eliminado*	H_2O
Carbonato de cálcio	Ácido clorídrico		Cloreto de cálcio	Gás carbônico	Água

Os **sais de cálcio**, quando usados por períodos prolongados, podem estimular a liberação de gastrina (que favorece a secreção de ácido pelo estômago).

> Os sais de cálcio – e também o leite, pelo seu teor de cálcio – não são boas alternativas para a acidez gástrica, além de favorecerem a formação de cálculos renais em pacientes predispostos.

Hidróxido de alumínio: $Al(OH)_3$ (Pepsamar®) – reage com o ácido clorídrico do estômago, pela reação de neutralização:

$$Al(OH)_3 + 3HCl \longrightarrow AlCl_3 + 3H_2O$$

Hidróxido   Ácido   Cloreto de alumínio Água
de alumínio   clorídrico   (sal inerte)

Os antiácidos de alumínio não são absorvidos pelo organismo. Sua capacidade de neutralização como sais isolados é baixa. Têm ação constipante, e podem se ligar a outros medicamentos ingeridos ("adsorver" outros fármacos). Assim, complexo fármaco + antiácido de alumínio não é absorvido pelo organismo, sendo eliminado nas fezes.

É aconselhável, ao se utilizar esses antiácidos, aguardar um intervalo de pelo menos 2 horas, antes de administrar outro medicamento.

Outra propriedade dos sais de alumínio é sua ligação a cálculos renais que possuem fosfatos, formando um complexo insolúvel (fosfato de alumínio), eliminado pelas fezes (retiram sais de fosfatos formadores de cálculos renais).

Sais de magnésio: hidróxido de magnésio (Leite de Magnésia Phillips®); carbonato de magnésio (Magnésia Bisurada® – associação); magaldrato (aluminato de magnésio hidratado – Riopan®).

Como os sais de alumínio, também não são absorvidos pela corrente sanguínea (ou são muito pouco absorvidos). Formam compostos inertes com o HCl do estômago – aqui exemplificado pela reação do hidróxido de magnésio com o ácido clorídrico, com a formação do cloreto de magnésio:

$$Mg(OH)_2 + 2HCl \longrightarrow MgCl_2 + 2H_2O$$

Hidróxido   Ácido   Cloreto de magnésio Água
de magnésio   clorídrico   (sal insolúvel)

Os sais de magnésio também têm capacidade neutralizante baixa – por não serem absorvidos, não interferem no pH do sangue (não causam alcalose). Não são constipantes – podem até agir como laxantes, em doses maiores.

Por exemplo, para o hidróxido de magnésio em suspensão, a dose antiácida fica entre 5 mL e 15 mL – já como laxativo usa-se entre 15 mL e 60 mL.

Apesar de pouco absorvido, o uso prolongado ou exagerado do hidróxido de magnésio pode gerar dependência laxativa, desidratação, fraqueza e outros sintomas decorrentes do aumento do magnésio no sangue.

O magaldrato (Riopan®) é o aluminato de magnésio hidratado, outro sal não absorvível co ação neutralizante prolongada. Seu poder de neutralização é proporcional ao grau de acidez do estômago, pela liberação do hidróxido de alumínio e hidróxido de magnésio no ambiente gástrico. O pH obtido pela ação do magaldrato oscila entre 3,5 e 5,0, não haven-do, portanto, alcalinização do ambiente do estômago, o que o torna favorável nesse sentido (a manutenção de pH elevado no estômago aumenta o risco do desenvolvimento de micro--organismos patogênicos na mucosa gástrica).

O magaldrato não é absorvido, e assim, não alcança a corrente sanguínea. No entanto, durante sua ação, pode ocorrer um pequeno aumento de alumínio no sangue, mesmo em pacientes com função renal normal. Naqueles com função renal prejudicada podem ocorrer, em tratamentos prolongados e com doses altas, níveis mais elevados de alumínio, principal-mente nos tecidos nervoso e ósseo, podendo haver também, perda de fosfato ósseo.

Outro componente disponibilizado como antiácido e antirrefluxo é o alginato de sódio (LuftaGastroPró®), em associação com bicarbonato de potássio. Essa associação é indicada para os sintomas de refluxo ácido, sendo que o alginato forma, com o HCl do estômago, um gel viscoso, com pH aproximadamente neutro. O bicarbonato de potássio, também reagin-do com o ácido gástrico, libera gás carbônico (CO_2), e o gás faz com que o gel flutue sobre o conteúdo do estômago, formando uma barreira que impede o avanço do conteúdo do estômago na direção do duodeno; havendo o refluxo, a sensação de "queimação" é aliviada, pois o gel formado é menos agressivo que o conteúdo ácido do estômago.

> Antiácidos não devem ser utilizados por períodos prolongados: são fármacos sintomáticos (auxiliam no alivio dos sintomas da acidez), mas se o incômodo provocado pela acidez se prolongar, deve-se investigar – e tratar – as causas do problema.
> Os antiácidos possuem, como reação adversa mais comum, a alteração do hábito intestinal: constipação causada pelos sais de cálcio e alumínio e efeito laxante dos sais de magnésio.

A associação entre dois ou mais antiácidos é feita para promover maior equilíbrio quanto aos efeitos indesejáveis de cada um deles, e para prolongar sua ação. Outros com-ponentes também podem estar presentes na associação de antiácidos, como a simeticona, fármaco para diminuir gases intestinais (Quadro 6.4).

Quadro 6.4 Exemplos de associações de antiácidos (com outros componentes) e suas apresentações comerciais.

Apresentação comercial	Componentes antiácidos	Outros
Droxaine® suspensão	Hidróxido de magnésio + hidróxido de alumínio	Oxetacaína (analgésico)
Gastrol® TC suspensão	Hidróxido de magnésio + hidróxido de alumínio	Simeticona
Gelmax Dim® suspensão	Hidróxido de magnésio + hidróxido de alumínio	Simeticona
Magnésia Bisurada® pastilhas	Bicarbonato de sódio + carbonato de cálcio + carbonato de magnésio	Carbonato básico de bismuto (adsorvente, protege a mucosa gástrica)

continua >>

>> *continuação*

Quadro 6.4 Exemplos de associações de antiácidos (com outros componentes) e suas apresentações comerciais.

Apresentação comercial	Componentes antiácidos	Outros
Mylanta® Plus suspensão	Hidróxido de alumínio + hidróxido de magnésio	Simeticona
Riopan® Plus suspensão	Magaldrato	Simeticona
Sonrisal® comprimidos efervescentes	Bicarbonato de sódio, carbonato de sódio	Ácido acetil salicílico, ácido cítrico

Simeticona (Luftal®): não se destina à redução da acidez gástrica, serve como antigases (ou antiflatulência, ou ainda, antifisético). Foi incluído neste tópico porque está frequentemente associado a antiácidos, embora seja mais utilizado como medicamento isolado. A simeticona (dimeticona) é uma mistura de siliconas líquidas (extraídas dos cristais de quartzo) contendo silício finamente dividido. Em contato com os gases intestinais, age "estourando" as bolhas gasosas, sem ser absorvida pelo organismo (é farmacologicamente inerte). Não interage com outros medicamentos que o paciente esteja utilizando.

A simeticona é usada para aliviar a flatulência (gases) e aerofagia (deglutição excessiva de ar) – ambas as situações podem provocar desconforto, dor e distensão abdominal. É também utilizada antes de exames de imagem do trato gastrintestinal, com a mesma finalidade.

Quando usada topicamente (na pele) tem ação protetora contra substâncias irritantes, ou mesmo como proteção antissolar. Ver o capítulo "Fármacos e Ativos de Uso Dermatológico (Uso Tópico).

6.5 LAXANTES (CATÁRTICOS)

São fármacos para a constipação intestinal ("intestino preso"). Tal problema é sentido, em geral, quando houver, uma frequência de evacuações menor que três vezes por semana, com sintomas como fezes endurecidas e fragmentadas e sensação de evacuação incompleta e dolorosa.

A constipação ocorre com mais frequência nas mulheres e pessoas idosas, o que faz com que a procura de medicamentos laxativos seja muito grande por esse público. O uso frequente destes medicamentos provoca um ciclo vicioso:

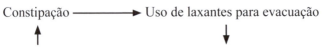

O uso de laxantes pode ser necessário em certos casos, como após cirurgias, em pacientes com hemorroidas, ou para reduzir o esforço físico em caso de doença cardiorrespiratória.

A constipação intestinal inclui diversas causas, como:

- dieta inadequada: alimentação pobre em fibras e líquidos, e consumo de alimentos industrializados e altamente refinados, que dificultam o trânsito da massa fecal, o volume das fezes e os movimentos intestinais. Nos idosos, a dificuldade de mastigação por problemas dentários e alteração da sensibilidade gustativa são fatores que contribuem para a constipação;
- sedentarismo – a falta de exercícios físicos provoca flacidez da musculatura abdominal e a menor frequência dos movimentos peristálticos;
- doenças, como diabetes, hipotireoidismo, hipocalemia (queda do potássio no sangue) e hipercalcemia (aumento do cálcio sanguíneo). Uma causa comum da hipercalcemia é o hiperparatireoidismo – excesso de funcionamento das glândulas paratireoides, responsáveis pela regulação do cálcio no sangue, e aumento do hormônio produzido por elas;
- outras situações que afetam a regularidade das evacuações são as alterações do cólon e do reto, como hemorroidas, fístulas, abcessos, obstruções que podem ocorrer após cirurgias, tumores locais – por causarem dor e dificultarem o ato de evacuar;
- medicamentos: diversos fármacos, pelos seus mecanismos de ação, causam ou favorecem a constipação intestinal. Alguns deles são:
  - antiácidos: o hidróxido de alumínio e o carbonato de cálcio são exemplos;
  - antiespasmódicos: escopolamina (hioscina), hiosciamina, atropina, que por diminuírem a motilidade intestinal, possuem efeito constipante.
  - opioides: a morfina e os fármacos relacionados (tramadol, codeína, buprenorfina, oxicodona) causam constipação. Pacientes em uso destes analgésicos necessitam de laxativos à base de fibras para manter o hábito da evacuação.
  - alguns antidepressivos (grupo dos tricíclicos): pelos efeitos anticolinérgicos, também "acalmam" os movimentos intestinais, provocando constipação;
  - anti-inflamatórios (AINEs, estudados na seção 5.2), se usados de forma regular, podem causar constipação.
  - adrenérgicos (simpatomiméticos – Capítulo 4), também por diminuírem a mobilidade intestinal.
  - medicamentos para o tratamento da doença de Parkinson (amantadina, bipirideno, selegilina).
  - resina usada para controle do colesterol (colestiramina).
  - anti-histamínicos (antialérgicos).
  - laxantes: o uso repetido de laxantes pode causar a diminuição do peristaltismo intestinal, causando inclusive atrofia do músculo da região do cólon. Instala-se o "vício" e a necessidade de utilizar mais laxantes.

Medidas úteis para a reeducação intestinal:

- ingestão suficiente de líquidos e alimentação rica em fibras;
- adequação da postura no ato de evacuar (posição sentada, aproximando-se da posição "de cócoras");

- regularidade nos horários: de preferência, após as refeições, porque o organismo fornece, nesse período, um reflexo no sentido de "causar vontade";
- estímulo da movimentação do bolo fecal, com massagens suaves no baixo ventre, no sentido das laterais para o centro;
- exercitar-se: caminhar é um bom exercício, acessível à maioria das pessoas.

> Não ir ao banheiro causa incômodo e altera o humor: "enfezado" poderia significar mal--humorado por esse motivo, mas o dicionário não confirma a definição.

Quadro 6.5   Grupos de laxantes e seu modo de atuação.

	Compostos do grupo	Características gerais
Formadores de massa	Celuloses, hemiceluloses, plantago ovata, farelos, gomas, algas (ágar), policarbofila	• Aumentam o volume do bolo fecal • Únicos que podem ser usados por tempo prolongado • Efeito não imediato (são reeducadores intestinais) • Utilizar com muito líquido
Estimulantes	Cáscara sagrada, sene, bisacodil, picossulfato sódico, docusato sódico, óleo de rícino, glicerol, lactulose, macrogol, sais de magnésio, sais de sódio	• Efeito rápido (cerca de 6 a 12 horas após administração) • Quando se pretende evacuação rápida, como antes de cirurgias, exames, trabalho de parto • Não utilizar de forma contínua (provocam colo preguiçoso)
Lubrificante	Óleo mineral	• Lubrifica as fezes, facilitando seu trânsito • Pode prejudicar a absorção de vitaminas e certos alimentos
Agonista de receptores de serotonina	Tegaserode	• Estimula o peristaltismo, pela ligação aos receptores 5-HT4 da serotonina

6.5.1   Formadores de massa

São, geralmente, de origem vegetal. Agem absorvendo água e aumentando o volume das fezes. Assim, o reflexo da evacuação é facilitado.

Estes agentes são alternativas para o tratamento da constipação, e também têm indicação na síndrome do cólon irritável, desordem intestinal com a presença de dor que é aliviada com a evacuação, distensão abdominal (inchaço), fezes endurecidas (ou diarreia), sintomas de dispepsia.

> Os formadores de massa devem ser consumidos com muito líquido para evitar a impactação e obstrução intestinal (o bolo fecal fica "retido" em algum ponto do cólon).

Seguem alguns formadores de massa, com exemplos de nomes comerciais:
- plantago ovata: Metamucil®, Plantaben®;
- fibra de goma guar: Fibermais®;
- fibras da dextrina resistente de trigo: Benefiber®;
- fibras solúveis diversas (Tamarine® Fibras);
- policarbofila: Benestare®.

A **policarbofila** citada acima é um sal inerte, com grande capacidade de absorver água, dando volume e consistência à massa fecal. Não é absorvida pela corrente sanguínea – tem efeito exclusivamente local.

Além de atuar na constipação, ajuda a controlar a diarreia – é, portanto, um regulador do hábito intestinal. Para o efeito laxante, é importante consumir bastante líquido.

Como os outros formadores de massa, seu efeito pode começar a ser percebido apenas entre 12 e 72 horas após a primeira dose.

Quanto às fibras, que integram os formadores de massa, podemos dividi-las em dois grupos, descritos no Quadro 6.6.

Quadro 6.6 Grupos de fibras.

Solúveis	Insolúveis
• Gomas	• Celuloses (polissacarídeos; constituintes das paredes vegetais – não são digeridas pelo organismo)
• Mucilagens (psilio, plantago)	
• Pectinas	
• Algumas hemiceluloses	• Ligninas (componentes da madeira)

As **fibras solúveis** são digeridas no intestino (e não no estômago), onde a flora intestinal (bactérias que vivem no intestino) participa de sua digestão. Como são "alimentos" para esses micro-organismos, aumentam sua quantidade, o que protege o intestino de bactérias patogênicas (causadoras de infecções intestinais) e de outras doenças.

Estas fibras facilitam a movimentação do bolo fecal, auxiliando a prevenir a constipação.

As **fibras insolúveis** não são degradadas pela flora intestinal (justamente por serem insolúveis). Portanto, permanecem praticamente inalteradas.

Possuem maior poder de absorção de água que as fibras solúveis, e assim aumentam bastante o volume do bolo fecal.

O aumento de volume e a consistência macia contribuem para o peristaltismo, facilitando o trânsito intestinal.

> As fibras não precisam ser consumidas através de apresentações farmacêuticas: estão presentes em vários alimentos, e devem fazer parte da alimentação normal (Quadro 6.7).

Quadro 6.7 Fontes de fibras solúveis e insolúveis.

Solúveis	Insolúveis
Frutas (pectinas)	Verduras (folhas)
Grãos (feijão, soja, lentilha, grão-de-bico, ervilha)	Cereais integrais (arroz, trigo, pães)
Aveia, cevada	Cascas e bagaços de frutas
Mucilagens (sementes e algas)	Cenoura, abóbora, pepino hortaliças (ligninas)

As fibras (tanto solúveis como insolúveis), se administradas em conjunto com medicamentos, podem prejudicar a sua absorção.

Deve ser estabelecido um intervalo de aproximadamente 2 a 4 horas entre o uso de fibras e a administração de medicamentos – especialmente para as insolúveis (se consumidas em quantidades maiores), pois seu "poder de varredura" é maior do que o das fibras solúveis.

6.5.2 Laxantes estimulantes

São rápidos (ação entre 6 e 12 horas após a administração oral), com um efeito mais intenso que os formadores de massa – no entanto, não devem ser usados de forma frequente – podem causar danos ao sistema nervoso do intestino, levando à "síndrome do colo preguiçoso", além de provocar desequilíbrios hidreletrolíticos (relacionados a água e sais do organismo).

O uso dos laxantes estimulantes é indicado quando há necessidade de evacuação rápida e limpeza do cólon, como no caso de cirurgias e exames radiológicos.

Para a constipação crônica, devem ser utilizados apenas no início do tratamento, para auxiliar na mudança do hábito intestinal.

Como o nome sugere – estimulantes – atuam "estimulando" ou "irritando" a musculatura lisa intestinal e produzindo acúmulo de fluidos e eletrólitos no cólon. Assim, aumentam o peristaltismo, facilitando a evacuação.

Vamos ver os laxantes estimulantes em grupos, conforme seu modo de ação.

Cáscara sagrada e sene (Tamarine®, Naturetti®): são extraídos de plantas – como já citado, não devem ser usados com frequência. São contraindicados no período de amamentação.

Bisacodil (Dulcolax®) e picossulfato sódico (Guttalax®): ambos atuam de forma semelhante, estimulando o peristaltismo pelo acúmulo de água e eletrólitos no lúmen (luz) do cólon intestinal.

O bisacodil, quando utilizado por via oral, pode causar cólicas, e quando administrado por via retal, dor e irritação local. As drágeas de bisacodil não devem ser tomadas com leite ou antiácidos, que destruirão seu revestimento entérico, liberando o medicamento no estômago e causando irritação gástrica.

Estes fármacos (bisacodil e picossulfato) costumam ser ingeridos à noite, para surtir efeito na manhã seguinte.

A administração crônica, além do cólon preguiçoso, pode levar a uma perda de água e sais, especialmente potássio.

Docusato sódico (Humectol D® – assoc. com bisacodil): facilita a entrada de água no bolo fecal (ação "detergente"), expandindo-o e amolecendo sua consistência.

É tóxico para o fígado e pode provocar diarreia. Não deve ser usado com outros laxantes, pois aumenta sua absorção e seus efeitos adversos. Não deve ser usado por idosos e crianças menores de 6 anos.

Óleo de rícino (Laxol®): obtido a partir da planta *ricinus communis*. Possui efeito rápido (aproximadamente 6 horas) e intenso. É ingerido com o estômago vazio. Pode causar cólicas, náuseas, vômitos.

No intestino delgado, é hidrolisado ("quebrado" pela ação da água), dando origem ao glicerol e ácido ricinoleico – é este último que tem a ação laxante, reduzindo a absorção de água e sais pelo intestino e intensificando os movimentos peristálticos.

Após sua ação, o cólon fica tão esvaziado que pode demorar 2 a 3 dias para ocorrer uma evacuação normal.

Por sua ação agressiva e pelos efeitos adversos que causa, é pouco utilizado.

Glicerol (supositório de Glicerina Granado®): usado como supositório, para lactentes, crianças e adultos. Atua irritando a porção final do intestino, com acúmulo de líquidos e eletrólitos no local. Sua ação é rápida – 10 a 15 minutos após a introdução.

Lactulose (Lactulona®): é um dissacarídeo (composto de dois açúcares simples, ou monossacarídeos – no caso, galactose e frutose).

Por via oral, não é absorvida, pois o organismo humano não possui a enzima específica para "quebrá-la" e possibilitar a absorção. Assim, chega ao cólon praticamente inalterada, e ali é fermentada pelas bactérias da flora intestinal.

Os produtos dessa fermentação são o ácido lático e pequenas quantidades dos ácidos acético e fórmico. Os ácidos aumentam a pressão osmótica e a quantidade de líquidos no intestino, amolecendo as fezes – mas também podem causar cólicas, desconforto, flatulência e mesmo diarreia, com perda excessiva de água e eletrólitos (principalmente o potássio).

Como a ação da lactulose ocorre pela acidificação do cólon, não deve ser usada com laxantes ou antiácidos, que podem reduzir a acidificação e o efeito sobre a constipação.

A lactulose pode conter pequenas quantidades de lactose e a galactose já citada (ambos são açúcares); assim, deve haver cuidado na administração para os diabéticos, principalmente no uso repetido. O início do efeito pode demorar 3 a 4 dias – daí a ser considerada um restaurador da regularidade intestinal.

Macrogol (Muvinlax® – associação com bicarbonato de sódio, cloreto de sódio e cloreto de potássio): é um agente osmótico não absorvível, que retém água, amolecendo e dando volume ao bolo fecal.

O aumento do peristaltismo que o macrogol causa (pelo aumento do volume fecal) não tem efeito irritativo.

É usado no tratamento da constipação crônica, e sua utilização por períodos maiores (3 a 6 meses) não causou efeitos adversos importantes.

Sais de magnésio (salinos), **sulfato de magnésio** (Sal Amargo®): os sais de magnésio causam aumento de líquido na porção final do cólon (por pressão osmótica), o que aumenta o peristaltismo.

Os laxantes com sais de magnésio reduzem a ação dos anticoagulantes orais, digitálicos (digoxina) e fenotiazínicos (em especial a clorpromazina). Formam compostos não absorvíveis com as tetraciclinas orais, prejudicando a ação desses antibióticos. A administração dos sais de magnésio deve ser feita entre 1 e 2 horas após o uso desses medicamentos.

Os sais de magnésio não são inofensivos como às vezes se acredita – não devem ser utilizados de forma contínua. O hidróxido de magnésio está descrito na seção 6.4 – Antiácidos.

Outros laxantes salinos são os sais de sódio, usados em associações de fosfato de sódio monobásico + fosfato de sódio dibásico (Phosfoenema®) e de laurilsulfato de sódio + sorbitol (Minilax®). São apresentados como enemas, para administração retal, onde amolecem rapidamente as fezes na parte final do intestino, ocorrendo o aumento do peristaltismo e a defecação.

Os sais de sódio podem causar retenção de sódio e edema (inchaço). Embora a absorção pela via retal seja pequena, devem ser usados com critério em pacientes com insuficiência renal e insuficiência cardíaca congestiva.

6.5.3 Laxante lubrificante

O único lubrificante é o óleo mineral (vaselina líquida) que é muito pouco absorvido. Seu início de ação é de 6 a 8 horas após a tomada, e se tomado ao deitar, 12 horas. "Lubrifica" as fezes, facilitando seu trânsito até a parte final do cólon.

Não é digerido – portanto, não engorda –, mas seu uso prolongado prejudica a absorção de alimentos, alguns medicamentos e vitaminas lipossolúveis (vitaminas A, D, E, K). Essas vitaminas são "lavadas" pelo óleo mineral, e acabam sendo eliminadas nas fezes. Os medicamentos que também podem ter sua absorção prejudicada são os anticoagulantes orais, digitálicos (digoxina, que aumenta a força de contração do coração), anticoncepcionais orais.

O óleo mineral auxilia os pacientes que sofrem de hemorroidas ou fissuras anais, por aliviar o esforço para a evacuação.

Crianças menores de 6 anos e idosos podem aspirar gotículas do óleo mineral, durante sua ingestão. Essas gotículas, chegando aos pulmões, podem causar pneumonia por aspiração – daí não se recomendar seu uso a esses pacientes.

> Os laxantes que descrevemos não devem ser usados se houver situações como doenças inflamatórias intestinais ativas, íleo paralítico, colites, obstrução ou perfuração do trato gastrintestinal, ou presença de dor abdominal de origem desconhecida.

6.5.4 Laxantes agonistas dos receptores de serotonina (5-HT)

A maior parte da serotonina do corpo é produzida no trato gastrointestinal (Sistema Nervoso Entérico – SNE), exercendo esse neurotransmissor importante papel no estímulo das contrações peristálticas e secretórias do trato gastrintestinal.

Além da importante atuação da serotonina na fisiopatologia de diversas desordens do humor, controle do vômito, enxaquecas e outras condições (como a contração da musculatura dos vasos e hipertensão), ela se destaca na questão da motilidade gastrintestinal: as células enteroendócrinas liberam 5-HT em resposta a diferentes estímulos, como distensão mecânica devida ao alimento, estímulos mecânicos das vilosidades intestinais, produtos bacterianos (ex. toxina da cólera), e fármacos – consequentemente, esses estímulos desencadeiam reflexos entéricos capazes de alterar a contração muscular e as secreções intestinais. Assim, a serotonina é um importante mediador na interação entre o Sistema Nervoso Central (SNC) e o SNE, como um dos neurotransmissores-chave do trato gastrointestinal.

Alterações no sistema serotoninérgico podem levar a disfunções do trato gastrointestinal, como a Síndrome do Intestino Irritável (SII). Essa disfunção é caracterizada por dor ou desconforto abdominal e alterações nas evacuações, e está sendo tratada com fármacos que atuam na serotonina: o desenvolvimento de medicamentos para essa finalidade tem focalizado, em anos mais recentes, os mecanismos serotoninérgicos do intestino.

São exemplos de fármacos com atuação na serotonina intestinal o tegaserode e a prucaloprida: são fármacos procinéticos (atuam melhorando a motilidade intestinal) e agonistas seletivos para receptores 5-HT4 da serotonina, não demonstrando afinidade pelos receptores 5-HT3 serotoninérgicos (em Seção 6.7. 3 Antieméticos antisserotoninérgicos). Agem de forma mais fisiológica, estimulando o peristaltismo e facilitando o esvaziamento gastrintestinal.

O tegaserode (Zelmac®) tem indicação para a SII, em mulheres de até 55 anos, sem problemas cardiovasculares identificados ou outros fatores de risco. A estabilização da atividade visceral devida à ativação dos receptores 5-HT4 de serotonina facilita o trânsito das fezes, melhora sua consistência e aumenta o número de evacuações, efeitos percebidos já no início do tratamento, que pode persistir por até 12 semanas após o início do uso do medicamento.

Como reações adversas mais comuns, o tegaserode pode causar náuseas, cólicas abdominais, diarreia e flatulência, além de dor de cabeça e sintomas semelhantes aos da gripe; é contraindicado na insuficiência hepática moderada ou grave, insuficiência renal grave e doença cardiovascular.

A prucaloprida (Resolor®) também tem como indicação a constipação crônica em mulheres que não obtiveram resultado adequado com outros fármacos. Como agonista seletivo de receptores 5-HT4 de serotonina, melhora a motilidade do trato intestinal. Vertigem e fadiga são associadas ao uso da prucaloprida, especialmente no início do tratamento. Particularmente, insuficiência renal e histórico de arritmias ou doença cardiovascular exigem avaliação cuidadosa para a utilização desse fármaco.

Na utilização de fármacos para controle intestinal com mecanismos serotoninérgicos, as interações medicamentosas (no caso de utilização conjunta com outros itens) deve ser cuidadosamente observada.

6.6 O QUE É DIARREIA?

A diarreia consiste no aumento do número de evacuações, com fezes aquosas ou de pouca consistência. Em alguns casos, há presença de muco ou sangue. Pode vir acompanhada de náuseas, vômito, febre e dor abdominal. No geral, é autolimitada – o organismo, por si mesmo, consegue controlá-la.

> A diarreia não confere imunidade duradoura: qualquer que seja a causa, o quadro clínico pode se repetir.

As causas de um quadro de diarreia podem ser divididas em dois grupos.

- Origem infecciosa:
  - bactérias e suas toxinas;
  - vírus;
  - protozoários (como a giárdia);
  - parasitas (vermes).
- Origem não infecciosa:
  - intolerância à lactose ou glúten;
  - ingestão de produtos químicos, como adoçantes, em grande quantidade;
  - ingestão exagerada de alimentos gordurosos ou que fermentam (com muito
  - açúcar, laticínios);
  - toxinas naturais (presentes em plantas e certos alimentos, como peixes, cogumelos, grãos;
  - medicamentos: antiácidos, laxantes, antibióticos;
  - determinados tipos (raros) de tumores pancreáticos.

A **diarreia sanguinolenta** (disenteria), com presença de sangue, muco ou pus, sugere inflamação ou infecção intestinal. A diarreia aquosa causa grande perda de água durante a evacuação, e pode rapidamente levar a um quadro de desidratação.

De acordo com as autoridades em saúde, a medida inicial no atendimento ao paciente com diarreia é a manutenção da hidratação, por meio de reidratação oral (sucos, chás, soro caseiro, sais de reidratação oral).

A quantidade de solução ingerida dependerá da sede do paciente, e o soro de reidratação deve ser dado continuamente, até que desapareçam os sinais de desidratação. O paciente deverá ser observado continuamente durante a reidratação, sendo praticadas as medidas de higiene pessoal e domiciliar.

Se for uma criança em aleitamento, manter a amamentação, ou o leite habitual. Conservar a dieta normal (para crianças maiores de 4 meses que comam alimentos sólidos, e adultos), a fim de prevenir a desnutrição.

Se o paciente não melhorar em dois dias, ou se apresentar qualquer um dos sinais a seguir, levá-lo ao serviço de saúde:

- piora da diarreia
- vômitos repetidos
- recusa de alimentos
- febre
- sangue nas fezes

A **diarreia do viajante:** é causada principalmente por micro-organismos (bactérias, como *Escherichia coli, Salmonella, Shigella, Campylobacter jejuni* e alguns vírus), comum nas regiões com saneamento básico e fornecimento de água precários. É chamada assim porque chega a atingir 80% dos viajantes. É tida como doença diarreica aguda, em geral autolimitada, com duração de até 14 dias. Sua gravidade depende da presença e intensidade da desidratação.

> Gorbach, autor que detalhou o tratamento da diarreia do viajante em 1987, observou de forma pertinente que "A viagem amplia a mente e solta os intestinos".

As recomendações são as mesmas já citadas anteriormente: não fazer uso de automedicação e aumentar o consumo de água (importante conseguir água livre de contaminação) e outros líquidos, para evitar a desidratação. Manter a alimentação, aumentando a ingestão de alimentos líquidos, como sopas, sucos chás, soro de reidratação. Manter a higiene pessoal e lavar frequentemente as mãos, especialmente após cada evacuação.

6.6.1 Antidiarreicos

Para as diarreias infecciosas, após a avaliação médica, são usados os medicamentos específicos – antimicrobianos que atuam sobre a infecção intestinal. Quanto aos antidiarreicos inespecíficos, são fármacos que apenas atenuam os sintomas. Consideraremos a loperamida (Imosec®) e a racecadotrila (Tiorfan®).

> Muitos medicamentos antidiarreicos encontrados no mercado (geralmente em associações) não têm o devido respaldo para serem utilizados, e não serão considerados no nosso estudo.

A **loperamida** é um opioide (do ópio, de onde se extrai a morfina), e como os demais derivados do ópio, inibe o peristaltismo através da ligação com receptores específicos na musculatura da parede intestinal. Não deve ser utilizada em crianças (especialmente menores de 2 anos).

A **racecadotrila** inibe a secreção da mucosa intestinal, diminuindo a perda de líquidos. Não altera a motilidade gastrintestinal, proporcionando um controle mais fisiológico à diarreia aguda.

Micro-organismos vivos: os benefícios dos micro-organismos para melhorar a função intestinal são conhecidos desde a Antiguidade. Muitos povos utilizavam o leite azedo com essa finalidade. São chamados, de forma geral, probióticos (como um termo contrário aos antibióticos, significando que favorecem o crescimento microbiano); o conceito foi aperfeiçoado, e probiótico se refere a um suplemento microbiano vivo que afeta o indivíduo de forma benéfica, graças à melhoria do balanço microbiano intestinal. Tais micro-organismos auxiliam a limitar o crescimento de germes nocivos, desfavorecendo seu crescimento. São indicados como adjuvantes no controle da diarreia causada por tratamento antibiótico, quimioterapia ou por germes patogênicos, com a finalidade de restaurar a flora intestinal normal. Os micro-organismos mais utilizados são a bactéria *Lactobacillus acidophilus*

(Leiba®, Prolive®) e as leveduras (fungos) *Saccharomyces boulardii* (Floratil®) e *Saccharomyces cerevisiae* (Florax® SM).

São micro-organismos não patogênicos e não são absorvidos (não possuem ação sistêmica); no entanto, sua utilização para gestantes, mulheres que estão amamentando e crianças até 2 anos deve ser acompanhada.

A integridade da população microbiana pode ser prejudicada se os produtos forem adicionados a líquidos muito quentes ou gelados, ou a bebidas alcoólicas.

O tratamento com probióticos geralmente limita-se a alguns dias.

Sais para reidratação oral, evidentemente, não são antidiarreicos: estão descritos aqui por serem administrados nas situações de diarreia (e/ou vômitos), para reposição das perdas sofridas pelo organismo. São apresentados na forma líquida, prontos para o consumo, ou em pó (sachês) para diluição.

As autoridades de saúde recomendam preparações com citrato de sódio diidratado (ou bicarbonato de sódio, quando o citrato não é disponível), cloreto de potássio, cloreto de sódio e glicose (quantidades balanceadas).

No comércio há muitas preparações contendo vários sais, com diferentes concentrações, para reposição de água e eletrólitos na desidratação leve a moderada.

Como exemplos de preparações comerciais, citamos: Floralyte®, Pedialyte®, Rehidrat®.

O **soro caseiro** (solução de sal/açúcar) é uma medida barata e eficaz para repor a perda de água e sais. No entanto, é necessário que seja preparado corretamente, de forma que a concentração de glicose (açúcar) e sódio (sal) fique dentro das quantidades recomendadas pela Organização Mundial da Saúde (OMS). A hipernatremia (excesso de sódio) poderá causar mais perdas hídricas, agravando o quadro de diarreia.

6.7 ANTIEMÉTICOS (ANTIVÔMITOS)

Êmese é o reflexo do vômito: a expulsão do conteúdo do estômago através da boca.

Antieméticos são os fármacos que impedem ou aliviam a náusea e o vômito.

A náusea é uma sensação desagradável que precede o vômito e geralmente passa se a pessoa vomita. Imediatamente antes, tem-se uma sensação de náusea muito forte, e salivação abundante.

O centro do vômito situa-se no cérebro, controlando esse complexo processo. Ao pesquisarmos sobre medicamentos antieméticos, vamos encontrar nomes como: sistema vestibular, área quimiorreceptora do gatilho, cerebelo, centros corticais e núcleo do trato solitário. São áreas do ouvido interno (labirinto) e cérebro, que também têm ação (além do centro do vômito) no sentido de estimular a êmese.

Os medicamentos antieméticos agem bloqueando os receptores do tipo colinérgicos (muscarínicos), histamínicos, dopaminérgicos, serotoninérgicos, opioides, em áreas como as citadas acima, colaborando para reduzir a ativação do centro do vômito e promovendo a ação antiemética.

As causas mais comuns do vômito são:

- cinetose (enjoo devido ao movimento);
- estímulos dolorosos ou nocivos;

- aumento da pressão intracraniana, por tumores cerebrais;
- labirintites, vertigens;
- infecções: hepatites, meningites, encefalites, infecções intestinais;
- problemas metabólicos: diabetes não controlado, crise adrenocortical;
- intoxicações alimentares;
- gravidez (sobretudo no início);
- medicamentos: morfina e fármacos semelhantes, AINEs, quimioterápicos do câncer;
- tratamento com radiações;
- distúrbios emocionais, conflitos psicológicos (são os vômitos psicogênicos).

A prevenção do vômito é sempre preferível, especialmente em casos de cinetose, ou vômitos causados por quimioterápicos e/ou radiações (nestas situações é possível prevê-los).
- Na prevenção utilizam-se medicamentos por via oral.
- No tratamento utilizam-se as vias parenteral ou retal.

Há também o perigo da aspiração de partículas do vômito que, chegando até o pulmão, poderão causar pneumonia por aspiração. O vômito repetido, além de causar constrangimento, pode levar à desidratação, com perda de água, sais e demais nutrientes.

Quadro 6.8 Classificação dos fármacos antieméticos.

Anti-histamínicos	Antidopaminérgicos	Antisserotoninérgicos	Diversos
Dimenidrinato	Bromoprida	Granissetrona	Aprepitanto
Prometazina	Domperidona	Ondansetrona	Clorpromazina
Meclizina	Metoclopramida	Palonossetrona	Droperidol

6.7.1 Antieméticos anti-histamínicos

A **meclizina** (Meclin®), por sua ação anticolinérgica central, diminui a excitabilidade dos receptores em áreas do ouvido interno (labirinto), responsáveis pelo equilíbrio (se houver um descontrole nos sensores do equilíbrio, um dos sintomas – além de tonturas, vertigens, zumbido nos ouvidos, desconforto – é o vômito).

A meclizina é mais utilizada em náuseas por cinetose (movimento).

O dimenidrinato (Dramin®) e a prometazina (Fenergan®) também são antieméticos satisfatórios para o controle das náuseas e vômitos devidos à cinetose.

O **dimenidrinato** é um anti-histamínico H-1 – inibe os receptores H-1 da histamina, que têm ação também nas reações alérgicas (subseção 6.2.1 – Antagonistas da Histamina). Também tem ação antivertiginosa. Por sua ação depressora no Sistema Nervoso Central (SNC), causa sonolência. Quando administrado para prevenir a cinetose, deve ser usado de 30 a 60 minutos antes da exposição à situação que poderá produzir náuseas e vômitos.

Os efeitos adversos são semelhantes aos da atropina (anticolinérgico): boca seca, sede exagerada, retenção urinária, constipação, confusão (mais acentuada no idoso).

A **prometazina** é também um anti-histamínico H-1 com ação anticolinérgica. Sua ação na náusea é, provavelmente, central (no SNC). É muito usada como antialérgico, para aliviar pruridos, urticária, e como adjuvante em reações anafiláticas (situação alérgica com queda de pressão acentuada e edema de glote); também em procedimentos cirúrgicos – como adjuvante na anestesia ou analgesia.

Como o dimenidrinato, causa sonolência e possui efeitos atropínicos.

> Os antieméticos anti-histamínicos causam sedação, sonolência e efeitos atropínicos.

6.7.2   Antieméticos antidopaminérgicos

Este grupo – alizaprida, bromoprida, domperidona, metoclopramida – age bloqueando determinados receptores da dopamina (receptores D-2), tanto no nível central (no SNC), como no próprio trato gastrintestinal (a dopamina, como a serotonina, é um neurotransmissor que possui muitas funções no organismo – como o controle da doença de Parkinson).

Assim como inibem a dopamina, estes fármacos parecem "facilitar" algumas ações colinérgicas no nível periférico (no próprio músculo do tubo digestivo).

Em pacientes com aceleração do trânsito no cólon (como no caso da síndrome do cólon irritável), eles controlam os movimentos peristálticos alterados.

São antieméticos eficientes para a náusea e vômito causados por radiações, medicamentos para o tratamento do câncer, ou no pós-operatório.

Seus efeitos adversos mais comuns são: sonolência, espasmos musculares, diarreia, reações extrapiramidais (semelhantes aos sintomas do mal de Parkinson: tremores, rigidez, instabilidade para movimentar-se, entre outros). A metoclopramida pode causar agitação e irritabilidade.

> As reações extrapiramidais (semelhantes aos sintomas do mal de Parkinson) acontecem devido à inibição, pelos antieméticos deste grupo, de receptores da dopamina. Não é o nosso foco agora, mas esclarecendo, o Parkinson é tratado restabelecendo-se os níveis de dopamina cerebral.

A **alizaprida** (Superan®) não deve ser utilizada na gravidez e lactação, e em tratamentos prolongados, pode causar ginecomastia (desenvolvimento de mamas em homens), amenorreia (ausência da menstruação), galactorreia (produção de leite fora do período pós-parto) e discinesias (movimentos involuntários anormais).

A **bromoprida** (Digesan®) possui as indicações já citadas, e também é utilizada para exames radiológicos do trato digestivo, esofagite de refluxo e síndrome do cólon irritável. Pode ser uma alternativa à metoclopramida por causar, em relação a ela, um número menor de interações medicamentosas.

Os medicamentos atropínicos (anticolinérgicos) prejudicam seus efeitos (pelos efeitos colinérgicos da bromoprida); os medicamentos antipsicóticos (neurolépticos) podem causar tremores ou espasmos musculares, se administrados em conjunto com a bromoprida.

A **domperidona** (Motilium®) controla os distúrbios da motilidade digestiva. É bastante utilizada em pediatria e em casos de vômitos do pós-operatório. Provavelmente, não atravessa a barreira hematoencefálica, não causando reações do tipo extrapiramidais. Também pode causar ginecomastia (em tratamentos prolongados e com dose elevada). Não deve ser usada na gravidez e lactação.

A **metoclopramida** (Plasil®) é um dos antieméticos mais utilizados. Promove o esvaziamento gastrintestinal. Inibe os receptores D-2 da dopamina, e tem ações colinérgicas (como os demais antidopaminérgicos). Está disponível em várias apresentações: para administração oral (comprimido, solução e gotas pediátricas), para uso retal (supositório) e injetável.

Suas indicações são o alívio das náuseas e vômitos devidos à morfina e seus derivados, toxinas, radiações, medicamentos para a quimioterapia do câncer, esofagite de refluxo e preparo de certos exames do trato digestivo. Também é usada para aumentar a secreção de leite, aproveitando este efeito secundário dos antidopaminérgicos (os antagonistas, ou inibidores dopaminérgicos aumentam a prolactina sérica, e assim, estimulam a secreção do leite). Isso se explica porque a dopamina exerce um efeito inibitório sobre a secreção de prolactina.

A metoclopramida atravessa a placenta, e não deve ser administrada na gravidez.

Entre seus efeitos adversos estão irritabilidade, confusão, ginecomastia, erupções na pele (tipo urticária) e, raramente, dificuldade para a locomoção (especialmente no idoso).

A metoclopramida interage com muitos medicamentos – dentre eles, antipsicóticos (aumenta seus efeitos adversos), digoxina (que tem sua absorção prejudicada), cimetidina (tem a biodisponibilidade diminuída), medicamentos para a doença de Parkinson (têm seu aproveitamento prejudicado), medicamentos anticolinérgicos (diminuem o efeito da metoclopramida, como também dos demais antieméticos do grupo).

6.7.3 Antieméticos antisserotoninérgicos

Estudamos no Capítulo 3 – Medicamentos contra a Dor, que a serotonina possui uma grande diversidade de ações no organismo, conforme o tipo do receptor que é ativado ou inibido. Certos receptores da serotonina – os receptores chamados 5-HT3 – estão relacionados ao estímulo para o vômito. Esses receptores encontram-se no Sistema Nervoso Central (SNC) e nas terminações nervosas periféricas.

Os antieméticos deste grupo inibem os receptores serotoninérgicos tanto no SNC como os periféricos, no tubo digestivo.

Os fármacos antisserotoninérgicos para o alívio de náuseas e vômitos têm pouca ou nenhuma afinidade com outros receptores da serotonina, ou com os receptores D-2 da dopamina (aqueles inibidos pelos fármacos antidopaminérgicos). Não devem ser administrados na gravidez e lactação.

A granissetrona (Kytril®) e a palonossetrona (Onicit®), ambas de uso injetável, são antagonistas seletivos dos receptores 5-HT3 da serotonina.

O comportamento destes antieméticos é bastante semelhante ao da ondansetrona (Vonau®, Zofran®), fármaco altamente seletivo para os receptores 5-HT3 da serotonina, e dos mais utilizados do grupo.

A **ondansetrona** é mais eficaz que a metoclopramida em impedir o vômito causado por quimioterápicos do câncer, nas primeiras 24 horas após o início da quimioterapia (fase aguda). Não tem nenhuma atividade sobre os receptores da dopamina relacionados ao estímulo do vômito (receptores D-2). Assim, não há sintomas extrapiramidais com a sua utilização.

Com relação às interações dos antisserotoninérgicos com outros medicamentos, os chamados indutores enzimáticos (fenobarbital, hidantoína, carbamazepina) e inibidores enzimáticos (cimetidina, cloranfenicol, eritromicina, fluconazol) – fármacos que aceleram ou retardam a biotransformação e eliminação de outros – podem diminuir ou aumentar os efeitos da ondansetrona, respectivamente.

6.7.4 Antieméticos diversos

São fármacos de grupos químicos diferentes, e diferentes formas de atuação.

A **trimebutina** (Digedrat®) é espasmolítico e analgésico, e age diretamente sobre a musculatura lisa doo trato digestivo: não se comporta como antiemético, mas como regulador da motilidade gastrintestinal.

A **clorpromazina** (Amplictil®), da família química das fenotiazinas, é um fármaco antipsicótico, para controle de psicoses de evolução longa, com utilização também nos quadros de ansiedade e agitação. Por sua ação estabilizadora sobre o SNC e SN Periférico, e ação depressora seletiva sobre o SNC, é utilizada para o controle dos mais diversos tipos de agitação. Como antiemético, sua ação se dá principalmente pelo bloqueio dos receptores dopaminérgicos D2, responsáveis pela ativação do centro do vômito no cérebro. Além da ação sobre os receptores dopaminérgicos, a clorpromazina também exerce ação anticolinérgica, antiadrenérgica e anti-histamínica. Embora tenha sido, durante muito tempo, utilizada com finalidade antiemética (principalmente na anestesiologia), seus efeitos sedativos, hipotensores e extrapiramidais (alterações motoras semelhantes às percebidos na doença de Parkinson) limitam sua utilização como fármaco antiemético em anestesia.

O **droperidol** (Droperdal®), família das butirofenonas, é o fármaco com maior potencial antiemético e utilizado, especialmente, no tratamento de náuseas e vômitos associados à anestesia. Sua ação, como para as fenotiazinas, se deve ao efeito bloqueador dos receptores dopaminérgicos D2. No entanto, difere destas porque suas ações anticolinérgica, anti-histamínica e antiadrenérgica são menos pronunciadas. Causa hipotensão, pelo bloqueio adrenérgico moderado.

O **aprepitanto** (Emend®) age em receptores diversos daqueles fármacos que atuam sobre dopamina ou serotonina: é um antagonista seletivo com alta afinidade pelos receptores da substância P/neurocinina-1 (NK-1), mediador envolvido na fisiopatologia do vômito. O aprepitanto é utilizado na prevenção de náuseas e vômitos associados a ciclos de quimioterapia antineoplásica moderadamente ou muito emetogênica.

6.8 HEPATOPROTETORES

O fígado é a maior glândula do corpo. É uma "fábrica" que trabalha de forma diversificada, eficiente e silenciosa, proporcionando:

- degradação de substâncias tóxicas e de fármacos, para possibilitar sua eliminação;

- produção da bile e de parte do colesterol;
- armazenamento da glicose, na forma de glicogênio;
- metabolismo de lipídeos;
- inutilização de hemácias velhas ou anormais;
- armazenamento do ferro e certas vitaminas;
- síntese de proteínas importantes, como a albumina e proteínas ligadas à coagulação do sangue;
- defesa contra micro-organismos;
- transformação da amônia (resultante principalmente de proteínas animais) em ureia, evitando que a amônia entre na circulação e cause toxicidade.

O fígado pode apresentar uma série de patologias, causadas por bactérias, vírus, toxinas, de origem metabólica ou alimentar. No entanto, é um órgão de grande resistência e capacidade de regeneração, e não adoece tão facilmente como comumente acreditamos.

As queixas de "problemas no fígado" são, na sua maioria, sintomas digestivos bastante vagos, relatados como "empachamento", flatulência, náuseas, constipação, sensação de "inchaço" após a refeição e dores abdominais imprecisas. A maioria dos compostos "para o fígado" têm por finalidade auxiliar na resolução de distúrbios gastrintestinais, em especial os digestivos (Quadro 6.9).

> Especialmente para o leigo, se há sintomas gastrintestinais que não possa precisar, ele os identifica como sendo "no fígado".

Quadro 6.9 Fármacos com atividade hepatoprotetora.

Acetilcisteína (que também é um mucolítico)
Boldo-do-chile (como fitoterápico)
Acetilmetionina/metionina
Betaína
Colina
Ornitina
Silimarina

Os hepatoprotetores têm a função de auxiliar na proteção do tecido hepático, reduzir processos inflamatórios e atuar como antídotos contra intoxicações. São apresentados comercialmente, geralmente como associações, como mostram os exemplos:
- boldo-do-chile: Hepatilon®;
- metionina+colina+betaína: Xantinon Complex®, Epocler®;
- ornitina (Hepa-Merz®);
- silimarina: Forfig®;
- silimarina+ metionina: Silimalon®.

As vitaminas do complexo B não têm comprovação científica como hepatoprotetores. Sua presença em algumas formulações pode encontrar justificativa no tratamento de pacientes alcoólatras, geralmente desnutridos e apresentando carências vitamínicas.

Alguns destes compostos – betaína, acetilcisteína, colina, silimarina, metionina – podem atuar como hepatoprotetores na esteatose hepática, que é o acúmulo de lipídeos nas células hepáticas, os hepatócitos. A esteatose pode ter como causa o consumo do álcool ou outras substâncias hepatotóxicas, e pode evoluir para situações graves, como a cirrose hepática, insuficiência hepática, carcinoma hepatocelular (tumor maligno no fígado).

A utilização dos itens citados, para o tratamento da esteatose hepática, não tem comprovação de eficácia estabelecida - a mudança do estilo de vida (exercício físico regular e introdução de dieta saudável) é o principal pilar para controlar a evolução do problema. O tratamento medicamentoso é realizado quando não há resposta satisfatória com a alteração dos hábitos de vida. Vários fármacos estão sendo estudados, mas ainda faltam comprovações para que sejam recomendados.

> Outras plantas comumente usadas em fitoterápicos, como a alcachofra, a carqueja, a jurubeba e o anis, são reconhecidas pela legislação brasileira em saúde como úteis para alívio das dispepsias associadas a problemas hepatobiliares.

Ácido ursodesoxicólico (Ursacol®): este fármaco é utilizado para tratar a colelitíase causada por colesterol – formação de cálculos de colesterol no trato biliar (vesícula biliar).

A vesícula biliar é uma estrutura pequena, situada logo abaixo do fígado, que armazena bile. A bile, substância detergente, "quebra" as gorduras que ingerimos, facilitando sua digestão.

A precipitação do colesterol em cristais na vesícula forma os cálculos ("pedras").

O ácido ursodesoxicólico (AUDC) dissolve os cálculos (quando não calcificados – cálculos contendo cálcio são resistentes ao tratamento). Parece também proteger as células hepáticas dos sais biliares tóxicos (que aumentam no caso de doença hepática crônica).

O AUDC ocorre em pequenas quantidades na bile humana, e constitui o principal ácido biliar no urso – daí a palavra "urso" no nome do fármaco.

Além da indicação na colelitíase, o AUDC tem outros usos, nas cirroses alcoólica e biliar, hepatite crônica, e até nas alterações de valores sanguíneos de colesterol e triglicerídeos (ver Capítulo 7).

A diarreia é o efeito adverso mais comum.

Anticoncepcionais orais e barbitúricos (como fenobarbital) contribuem para a formação de cálculos biliares – não devem ser utilizados se houver a presença desses cálculos.

A colestiramina e os antiácidos diminuem a absorção do AUDC, e não devem ser utilizados em conjunto.

7

Medicamentos para o Controle do Colesterol e Lipídeos do Sangue

7.1 AS GORDURAS DO SANGUE

A aterosclerose é uma doença inflamatória crônica, que ocorre em resposta a uma agressão às camadas internas de artérias de médio e grande calibre (chamada camada íntima).

São muitos os fatores que causam a aterosclerose:

- hipertensão
- obesidade
- hiperlipidemias
- consumo de álcool
- diabetes
- hipotireoidismo
- tabagismo
- sedentarismo
- fatores hereditários

> A Síndrome metabólica, associação de fatores de risco para doenças cardíacas, vasculares e diabetes, está diretamente ligada à obesidade e às hiperlipidemias.

As **hiperlipidemias**, assunto deste capítulo, são valores elevados de gorduras no sangue (colesterol, triglicerídeos ou ambos). O depósito de gorduras e outros componentes na parede arterial é o início da formação da placa aterosclerótica (ou ateroma).

Antilipêmicos ou **hipocolesterolêmicos** são os fármacos que visam reduzir os níveis excessivos dos lipídeos sanguíneos e do colesterol.

Os lipídeos (gorduras) importantes do ponto de vista fisiológico e clínico são os fosfolipídeos, o colesterol, os triglicerídeos (TG) e os ácidos graxos.

Os fosfolipídeos formam a estrutura básica das membranas celulares. São sintetizados a partir do glicerol, um grupo fosfato e ácidos graxos.

O colesterol, apesar de sua fama de vilão (por contribuir para a deposição de gordura nas paredes internas das artérias) é um componente essencial à vida: a partir dele, fabricamos muitos hormônios (inclusive os sexuais – testosterona, estrogênio e progesterona), os ácidos biliares e a vitamina D.

O colesterol produzido (sintetizado) no fígado é o colesterol endógeno, produzido pelo organismo. O colesterol exógeno (de fontes externas) provém da dieta.

A síntese do colesterol endógeno é regulada por um mecanismo de compensação:

Mais colesterol na dieta

mecanismo de compensação

Menos colesterol sintetizado no fígado

Para reduzir a ingestão de colesterol deve-se diminuir o consumo de ácidos graxos saturados – alimentos de origem animal, em especial as carnes gordurosas, vísceras, leite integral, embutidos, frios, peles de aves, frutos do mar (camarão, ostra, marisco, polvo, lagosta), e certos alimentos de origem vegetal, como a polpa e o leite de coco e o óleo de dendê.

Sendo um lipídeo (gordura), o colesterol é insolúvel em água. Para circular no meio aquoso do sangue, liga-se a determinadas proteínas e outros lipídeos, formam-se as lipoproteínas (LP). A parte proteica destes compostos é chamada apoproteína, importante para manter a estrutura da lipoproteína.

Portanto: uma lipoproteína contém: parte lipídica + apoproteína.

A maior parte do colesterol (gordura presente unicamente em organismos animais) é sintetizada pelo próprio organismo e, apenas, uma pequena parcela vem da dieta.

Vamos estudar como as lipoproteínas atuam no metabolismo lipídico (Figura 7.1).

(I) Quilomícrons: transportam as gorduras da alimentação + colesterol para os tecidos.

(II) VLDL e **(III) IDL**: transportam triglicerídeos (TG) e colesterol do fígado para os tecidos. Podem perder os TG, adquirir colesterol e tornarem-se LDL.

(IV) LDL: transportam o colesterol do fígado para as células dos diversos tecidos do organismo. Por suas características, são chamadas "mau colesterol".

(V) HDL: transportam o excesso de colesterol de volta para o fígado, onde será utilizado na síntese dos sais biliares (retiram, portanto, colesterol da circulação). Níveis elevados de HDL estão associados com baixos índices de doenças cardiovasculares – daí o apelido de "bom colesterol".

Quanto ao colesterol não HDL (Não-HDL-c,, citado na Tabela 7.1, adiante), o termo se refere à soma de todas as frações de colesterol consideradas "ruins" (não HDL, portanto). A utilização desse dado tem a finalidade de avaliar a quantidade e o risco desse tipo de colesterol, de formar depósitos de lipídeos nas paredes dos vasos sanguíneos (placas de ateroma), especialmente nos indivíduos com TG elevados).

Os **triglicerídeos** (TG) são formados por uma molécula de glicerol, ligada a três ácidos graxos. Após a Figura 7.1, tem-se a fórmula geral de um triglicerídeo (os ácidos graxos são representados por R1, R2, R3).

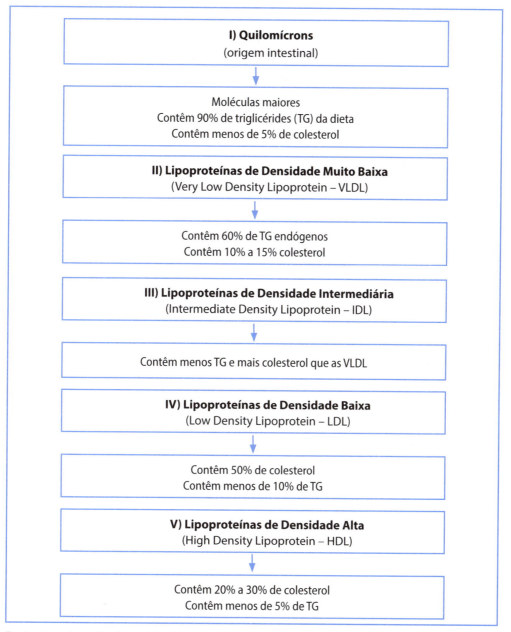

Fonte Baseada em Korolkovas A, 2014-2015.

Figura 7.1   Principais grupos de lipoproteínas e suas características.

Os TG constituem uma das formas de armazenamento energético mais importantes do organismo.

$$H_2-C-O-R_1$$
$$H-C-O-R_2$$
$$H_2-C-O-R_3$$

Os **ácidos graxos**, último grupo de lipídeos que iremos descrever, possuem cadeias longas de átomos de carbono ligadas a um grupo ácido (–COOH) em uma das extremidades. Podem ser classificados, quanto à sua estrutura química, em saturados ou insaturados.

Os ácidos graxos saturados, presentes nas gorduras de origem animal, possuem apenas simples ligações entre seus átomos de carbono: (– C – C – C –).

A seguir, o ácido palmítico (16 carbonos) – ácido graxo saturado muito comum em animais e em plantas.

Os ácidos graxos insaturados, encontrados na gordura vegetal, possuem duplas ligações na cadeia de carbonos: (– C – C – C – C – C = C – C – C – C –)

↑ *dupla ligação*

Os ácidos graxos insaturados (que possuem dupla ligação), por sua vez, dividem-se em monoinsaturados (quando há apenas uma dupla ligação na cadeia) e poli-insaturados, se houver mais de uma dupla ligação, por exemplo, o ácido oleico (18 carbonos), muito utilizado na indústria cosmética. Exemplo de ácido graxo monoinsaturado:

A substituição dos ácidos graxos saturados por ácidos graxos poli-insaturados leva à redução do colesterol total e do LDL plasmáticos, mas pode diminuir o HDL-colesterol, quando utilizados em grande quantidade. Os ácidos graxos ômega 3 (ver Figura 7.2) promovem a redução dos TG plasmáticos, e exercem efeitos cardiovasculares, como a redução da viscosidade do sangue e o relaxamento do endotélio (que traz um efeito benéfico sobre a hipertensão), e efeitos antiarrítmicos.

Por fim, os ácidos graxos trans são substâncias químicas que não existem normalmente na natureza, elaborados com a hidrogenação ("colocação" de átomos de hidrogênio) nos óleos vegetais. A gordura trans tem consistência sólida em temperatura ambiente, e está presente na gordura vegetal hidrogenada. A indústria alimentícia utilizou esses ácidos graxos largamente por muitos anos, para o preparo de sorvetes, chocolates, margarinas duras, salgadinhos e batatas fritas de pacote, biscoitos, bolos, tortas – enfim, uma infinidade de alimentos com consistência cremosa ou crocante. Além de melhorar a consistência dos alimentos, também aumentam a vida de prateleira de alguns produtos. No entanto, foi constatado que este tipo de gordura aumenta o LDL-colesterol (o mau colesterol), além de diminuir o HDL-colesterol (o bom colesterol, que não deve ser reduzido). Hoje, seus limites nos alimentos são controlados, e não há consenso em relação à quantidade máxima permitida para o consumo.

> A Organização Mundial de Saúde (OMS), órgãos sanitários e entidades voltadas à alimentação, no mundo todo, mobilizam-se para banir a gordura trans dos produtos alimentícios. No Brasil, uma determinação da Anvisa estabelece a redução dos índices do produto até sua eliminação por completo em 2023.

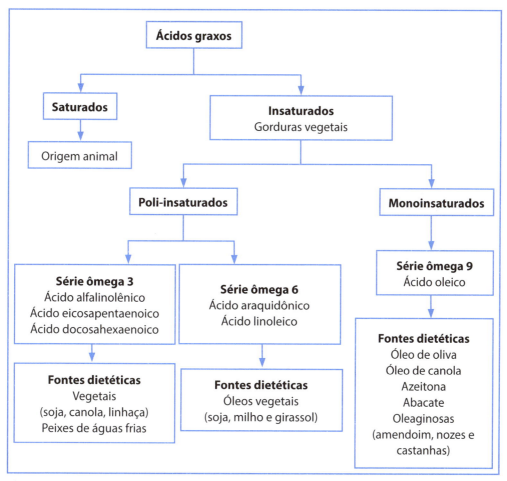

Figura 7.2 Classificação dos ácidos graxos e fontes dietéticas.

Tabela 7.1 Valores referenciais e de alvo terapêutico* do perfil lipídico (adultos > 20 anos)

Lipídeos	Com jejum (mg/dL)	Sem jejum (mg/dL)	Categoria referencial
Colesterol total[#]	< 190	< 190	Desejável
HDL-c	> 40	> 40	Desejável
Triglicerídeos[&]	< 150	< 175	Desejável
			Categoria de Risco
LDL-c	< 130	< 130	Baixo
	< 100	< 100	Intermediário
	< 70	< 70	Alto
	< 50	< 50	Muito alto
Não-HDL-c	< 160	< 160	Baixo
	< 130	< 130	Intermediário
	< 100	< 100	Alto
	< 80	< 80	Muito alto

HDL-c: colesterol da lipoproteína de alta densidade; LDL-c: colesterol da lipoproteína de baixa densidade. *Conforme avaliação de risco cardiovascular estimado pelo médico solicitante; [#]colesterol total > 310 mg/dL = há possibilidade de hipercolesterolemia familiar; [&]quando os níveis de triglicérides estiverem acima de 440 mg/dL (sem jejum), o médico solicitante faz outra prescrição para avaliação de triglicérides com jejum de 12 horas e será considerado um novo exame de triglicérides pelo laboratório clínico. Fonte: Sociedade Brasileira de Cardiologia - Atualização da Diretriz Brasileira de Dislipidemias e Prevenção da Aterosclerose (Pocket Book Light), 2017.

7.2 MEDICAMENTOS PARA AS HIPERLIPIDEMIAS

Os medicamentos para controlar os lipídeos sanguíneos e o colesterol devem ser introduzidos se a dieta orientada e a mudança do estilo de vida (MEV) – exercícios físicos, suspensão do hábito de fumar, restrição do consumo de álcool – não surtiram o resultado esperado.

Os principais fármacos (ou grupos de fármacos) são descritos a seguir, abordando as características principais de cada um.

7.2.1 Resina de ligação aos ácidos biliares

As resinas atuam reduzindo a absorção de ácidos biliares pelo intestino. A **colestiramina** (Questran Light®) é o representante deste grupo. Liga-se aos ácidos biliares no intestino delgado e forma com eles um complexo insolúvel, que é eliminado pelas fezes.

O organismo usa, então, mais colesterol para repor os ácidos biliares retirados pela colestiramina (os ácidos biliares são sintetizados a partir do colesterol), assim ocorre uma retirada contínua (embora parcial) dos ácidos biliares e do LDL-colesterol da circulação.

Esquematizando:

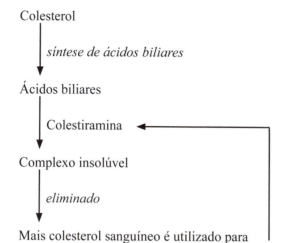

A colestiramina não é solúvel em água, e não é hidrolisada ("quebrada") pelas enzimas digestivas – portanto, não é absorvida pelo trato gastrintestinal.

A colestiramina pode ser introduzida ao tratamento com estatinas quando não se consegue reduzir o LDL-c até a meta pretendida, apesar do uso de estatinas em doses efetivas.

Suas indicações são como redutor do colesterol e das LDL, como antiprurido nos pacientes com obstrução biliar parcial (o prurido ocorre pelo excesso de ácidos biliares na derme, que são reduzidos pela colestiramina), na diarreia causada por ácidos biliares, e nas intoxicações por digoxina (medicamento para insuficiência cardíaca).

A colestiramina não altera a concentração de HDL-colesterol, e pode haver aumento de triglicerídeos (TG) – deve ser evitada em pacientes com os TG aumentados.

Como tem a característica de se ligar a muitos fármacos, recomenda-se afastar a administração da colestiramina de outros medicamentos – qualquer medicamento deve ser administrado 1 hora antes ou 4 horas após o uso da resina. Sua administração deve ser feita com bastante água, sucos ou sopas.

Os efeitos adversos incluem empachamento, constipação, azia, flatulência, presença de cálculos biliares, cefaleia, sonolência. Se a colestiramina for utilizada por longos períodos de tempo e em doses altas, aconselha-se a suplementação de vitaminas lipossolúveis (solúveis em gorduras – A, D, E, K), pois a absorção destas vitaminas fica prejudicada com a retirada dos ácidos biliares. Em tais condições, pode haver sangramento pelo falta de vitamina K (que é anti-hemorrágica).

7.2.2 Medicamentos inibidores da HMG-CoA redutase (estatinas)

Até o presente, as estatinas, representantes deste grupo, têm-se mostrado a terapia mais validada por estudos clínicos para reduzir a incidência de eventos cardiovasculares, situando-se como primeira opção para o tratamento das dislipidemias. Inibem a enzima hidroximetilglutaril Coenzima A Redutase (HMG-CoA Redutase), que efetua a etapa inicial da síntese do colesterol (a partir da acetilcoenzima A). Esta enzima é responsável pela síntese do ácido mevalônico (mevalonato), o qual, após a formação de vários compostos intermediários, é convertido em colesterol (Figura 7.3).

A sinvastatina e a lovastatina são pró-fármacos, que liberam o fármaco ativo no organismo. As demais são fármacos administrados na forma ativa.

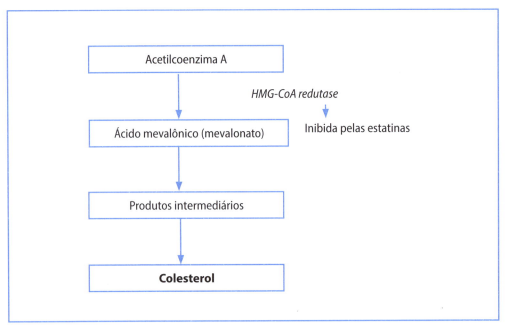

Figura 7.3 Mecanismo fisiológico da síntese do colesterol.

Neste mecanismo de síntese, com a inibição pela HMG-CoA redutase, não se forma o mevalonato (precursor) e em consequência, o colesterol.

As estatinas são usadas por via oral, em dose única diária (a não ser que haja orientação clínica para doses alternadas, ou interrupção do tratamento). Para as de menor meia-vida (pravastatina, sinvastatina) a administração deve se dar à noite, quando ocorre a maior parte da síntese do colesterol no organismo. Para as estatinas de meia-vida mais longa (atorvastatina, pitavastatina e rosuvastatina), a utilização pode ser feita em qualquer horário.

A meia-vida (t 1/2) é o tempo necessário para que a concentração plasmática inicial de um fármaco seja reduzida à metade. Este valor é muito importante para que se estabeleçam os intervalos entre as tomadas e o esquema posológico para o medicamento.

As estatinas reduzem o LDL-colesterol, em adultos, de 15% a 55%; os TG, de 7% a 28%, e elevam o HDL-colesterol de 2% a 10%.

Como efeitos adversos, as estatinas podem causar miopatias (danos musculares) e rabdomiólise (destruição do tecido muscular – é uma condição rara, mas grave). Nestas situações, o primeiro sintoma é a dor muscular.

Se, com o uso da estatina, houver queixa de dores musculares ou dificuldade em executar movimentos corriqueiros (como se vestir ou pentear os cabelos), o médico deve ser avisado, para a investigação de uma possível miopatia.

Outras situações que devem ser cuidadosamente avaliadas quando do uso de estatinas são a hepatopatias (deve ser feita periodicamente a avaliação das enzimas hepáticas), os problemas renais, o hipotireoidismo, o diabetes e o alcoolismo.

Durante o tratamento podem ocorrer dores de cabeça, tonturas, náuseas, diarreia ou constipação, flatulência.

Vários medicamentos podem aumentar o risco de rabdomiólise se usados com estatinas, e o risco deve ser avaliado. Os fibratos e o acipimox (descritos adiante, neste capítulo) possuem efeito aditivo no uso conjunto com estatinas – inclusive nos efeitos adversos.

A **atorvastatina** (Citalor®) é um potente inibidor da HMG-CoA redutase, causa efeitos mais significativos sobre o colesterol total, os TG e a apoproteína B (importante componente dos LDL) que a pravastatina e a sinvastatina. O grau de redução desses lipídeos depende da dose de estatina administrada.

A **pitavastatina** (Livalo®), mais recente que os outros fármacos do grupo, mostrou ação similar ou superior à atorvastatina, com grande eficácia em reduzir os níveis de colesterol.

A **pravastatina** (Pravastatina sódica Medley) tem seu perfil geral dentro do descrito para as demais estatinas, em relação às ações, interações e efeitos adversos.

A **rosuvastatina** (Crestor®) interfere muito pouco nas enzimas hepáticas, e não são necessários ajustes de doses na insuficiência hepática de grau leve a moderado. Na insuficiência renal, as doses/dia devem ser menores. A rosuvastatina é eficiente na redução do colesterol total e triglicerídeos (TG), proporcionando aumento do HDL-colesterol. Também reduz a Apo-B (componente do LDL) e o VLDL.

A **sinvastatina** (Sinvastacor®) é um pró-fármaco. Além das indicações já citadas para os demais inibidores da HMG CoA-redutase, mostrou-se útil no tratamento das doenças coronarianas.

Além do fármaco isolado, estão disponíveis apresentações da sinvastatina em associação com a ezetimiba (Vytorin®, Zetsim®), um inibidor da absorção do colesterol.

7.2.3 Inibidor da absorção do colesterol

A **ezetimiba** (Ezetrol®) é o fármaco que atua inibindo a absorção do colesterol no intestino delgado – não inibe, no entanto, a síntese do colesterol (como fazem as estatinas). A ezetimiba isolada é uma opção terapêutica para pacientes que apresentam intolerância às estatinas.

Explicando:

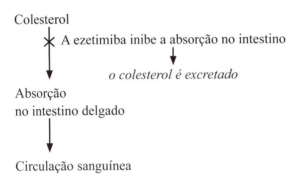

Como fármaco único, reduz cerca de 20% o LDL-colesterol e aumenta em aproximadamente 3% o HDL-colesterol. Usado em conjunto com uma estatina, produz efeito aditivo (já que tanto a síntese como a absorção são reduzidas), na diminuição do LDL-colesterol e TG, e no aumento do HDL-colesterol.

Busca-se, no uso associado, administrar uma dose menor da estatina, no caso de complicações devidas à sua utilização.

A ezetimiba, em associação à estatina, pode ser utilizada em casos de elevação persistente do LDL-colesterol, como na hipercolesterolemia familiar homozigótica, problema de origem genética que consiste num acúmulo de LDL no plasma, produzindo níveis muito altos de colesterol sanguíneo, mesmo em pessoas jovens.

Seus efeitos adversos mais comuns são a dor abdominal, a diarreia, a fadiga, a tosse, e, como para outros antilipêmicos, pode causar miopatias e rabdomiólise.

Se houver dor aguda abdominal, deve ser investigada a possibilidade de pancreatite.

Quanto às interações com outros medicamentos, se usado com genfibrozila (fibrato) e outros antilipêmicos, pode aumentar seus efeitos (também os adversos), e a administração com antiácidos ou colestiramina diminui sua resposta.

Durante a utilização da ezetimiba devem ser feitos exames periódicos para investigação dos níveis das enzimas hepáticas.

7.2.4 Derivados do ácido fíbrico (fibratos)

Os fibratos disponíveis são o bezafibrato (Cedur®), ciprofibrato (Oroxadin®), fenofibrato (Lipidil®) e genfibrozila (Lopid®).

Atuam principalmente nos triglicerídeos (TG). Aumentam a atividade da enzima lipoproteína-lipase, que degrada as lipoproteínas ricas em TG, VLDL e IDL.

Pelo mecanismo de "quebra" dos TG, pode ocorrer maior entrada desses lipídeos para os tecidos **ocorrendo, dessa forma, aumento de peso**.

A ação dos fibratos sobre o LDL-colesterol é variável, podendo diminuí-lo, não o alterar ou mesmo aumentá-lo.

Com os fibratos, as reações adversas mais comuns são os problemas gastrintestinais – náuseas, dor, diarreia. Também podem ocorrer mialgias, astenia (fraqueza), diminuição da libido (vontade sexual), queda de cabelo, erupções na pele e cefaleia. Podem ocorrer casos de rabdomiólise, na associação de um fibrato (especialmente a genfibrozila) com uma estatina.

Os fibratos possuem alta taxa de ligação às proteínas plasmáticas (praticamente 95%, em doses terapêuticas). Assim, deslocam outros fármacos que possuem alta taxa de ligação proteica (como os anticoagulantes e hipoglicemiantes). Como consequência, pode haver risco de hemorragias ou hipoglicemia, com o uso conjunto.

Os anticoncepcionais orais podem inibir a resposta de alguns fibratos.

Deve-se avaliar a relação risco/benefício quando existirem os seguintes problemas: doenças hepáticas ou renais, doença cardiovascular ou infarto do miocárdio recente, hipotireoidismo, úlcera péptica.

7.2.5   Ácido nicotínico

É a vitamina B3, ou niacina (Metri®). Reduz a ação da lipase, com redução de ácidos graxos livres na corrente sanguínea. Com menos "matéria-prima" disponível, há uma redução da síntese de TG e LDL-colesterol. O HDL-colesterol aumenta de 15% a 30%.

Por sua ação sobre o HDL, o ácido nicotínico pode ser utilizado em pacientes com HDL-colesterol baixo isolado, mesmo que não haja aumento associado dos triglicerídeos (TG).

É uma alternativa aos fibratos e estatinas para pacientes com aumento dos níveis de colesterol e TG e, no caso, pode também ser associado a esses fármacos.

O pleno efeito sobre os lipídeos sanguíneos só ocorre vários meses após o início do tratamento.

O ácido nicotínico pode causar, principalmente no início do tratamento, vermelhidão no rosto – isso acontece pela liberação de prostaglandinas locais (prostaglandinas dilatadoras de vasos sanguíneos – daí a vermelhidão na face).

Por isso costuma-se aumentar gradualmente a dose, até obter a dose de manutenção.

O rubor facial pode ser aliviado com uma dose de ácido acetilsalicílico (AAS) – inibidor clássico da síntese de prostaglandinas – 30 minutos antes da administração do ácido nicotínico.

Como efeitos adversos (além da vasodilatação cutânea), pode haver alterações gastrintestinais, cefaleia e astenia. O ácido nicotínico (niacina) será novamente abordado no Capítulo 11 – Vitaminas, Minerais e Outros Suplementos.

7.2.6   Ácidos graxos ômega 3

Têm origem no óleo de peixes provenientes de águas frias e profundas (cavala, sardinha, salmão arenque, truta), que reduzem a síntese hepática dos TG.

Os compostos mais importantes quanto ao ômega 3 são o ácido eicosapentaenoico (EPA) e o ácido docosahexaenoico (DHA). Em doses altas (4 g/dia a 10 g/dia), reduzem os TG e aumentam ligeiramente o HDL-colesterol. No entanto, podem aumentar também o LDL-colesterol.

Seu uso é indicado nas hipertrigliceridemias, ou em substituição aos fibratos, estatinas ou ácido nicotínico, quando houver contraindicação.

Se o paciente tiver aumento dos níveis de LDL, o uso dos ácidos ômega é contraindicado.

Algumas apresentações comerciais de ácidos ômega: Proepa®, Ômega 3 Catarinense®, Ômega 3 Lavitan®.

Estes produtos são classificados pela legislação em saúde como complementos alimentares.

O uso de ácidos graxos ômega 3 e ômega 6 como suplementação alimentar é visto no Capítulo 11 – Vitaminas, Minerais e Outros Suplementos.

Tabela 7.2 Efeitos dos antilipêmicos sobre os principais lipídeos sanguíneos.

Resina de ligação aos ácidos biliares	Inibidores da HMG-CoA redutase	Inibidor da absorção do colesterol	Derivados de ácido fíbrico	Derivados de ácido nicotínico	Ácidos graxos ômega 3
Colestiramina	Estatinas	Ezetimiba	Fibratos	Ácido nicotínico	
↓ LDL ↑ HDL, ou não altera; ↑ TG (nem sempre)	↓ LDL ↓ TG ↑ HDL (pouco)	↓ LDL ↓ TG ↑ HDL (pouco)	↓ TG (ação variável sobre o LDL)	↓ LDL ↓ TG ↑ HDL	↓ LDL ↓ TG ↑ HDL (ou não)

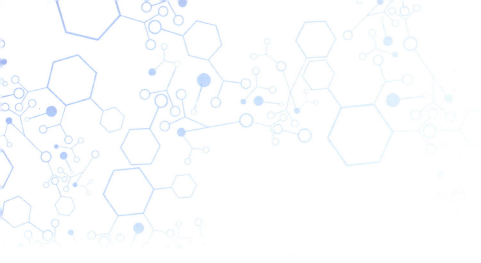

8

Medicamentos para o Controle do Diabetes

O diabetes é uma síndrome, ou seja, um grupo de doenças metabólicas, que se caracteriza por **hiperglicemia** – níveis elevados de açúcar no sangue – associada a danos em vários órgãos, especialmente olhos, rins, nervos, cérebro, coração e vasos sanguíneos. Ocorre devido a falhas na secreção e/ou ação da insulina, ou por destruição das células beta do pâncreas (produtoras da insulina).

Para entender esta definição, vamos relembrar conceitos – começando pelo pâncreas, glândula alongada que fica na parte superior do abdômen, atrás e pouco abaixo do estômago.

Estudamos no Capítulo 6 que o pâncreas produz enzimas que auxiliam no processo digestivo. No entanto, ele tem outra importante função, secretar os hormônios insulina e glucagon, que fazem o controle do nível de açúcar (glicose) na corrente sanguínea. É composto por grupos de células, que lembram ilhas – chamadas justamente ilhotas de Langerhans. Nessas ilhotas, as células alfa secretam o glucagon – e as células beta secretam a insulina.

Estão presentes no pâncreas as células delta (que produzem o hormônio somatostatina, inibidor do hormônio do crescimento, e que influencia a secreção de insulina e glucagon), e os ácidos pancreáticos, produtores das enzimas digestivas produzidas no pâncreas.

É justamente o descontrole dos níveis de glicose que resultará em todas as manifestações desta complexa patologia que é o diabetes.

8.1 VOLTANDO NA HISTÓRIA

O diabetes foi estudado desde a Antiguidade. O médico Aretaeus, que viveu na Capadócia (atual Turquia), descreveu, no ano 70 d.C., uma doença que chamou de *diabetes*, palavra grega que significa "passar através de um sifão".

E por que sifão?

Porque o doente apresentava muita sede – e urinava muito. Mas havia outros sintomas que o grande médico também observou: além da sede (polidipsia), e da grande quantidade de urina (poliúria), o doente tinha muita fome e comia muito (polifagia), mas ainda assim, emagrecia (perda involuntária de peso).

A seguir, um pequeno trecho da descrição clínica de Aretaeus sobre a doença contra a qual nada se podia fazer, os doentes morriam em um curto período: "*Diabetes é uma condição terrível, não muito frequente entre os homens, consistindo num derretimento da carne e dos membros em urina. O paciente nunca para de urinar, e o fluxo de urina é incessante, como a abertura de aquedutos. A vida é curta, desagradável, dolorosa e a sede, insaciável. Não se pode fazer com que os acometidos parem de beber ou urinar. Se por algum tempo eles se abstêm de beber água, suas bocas, vísceras e corpos secam.*"

Nesta doença misteriosa, a água que era ingerida (bem como a energia da alimentação) entrava e saía do organismo do doente – tal como em um sifão. O doente, então "morria de fome em meio à fartura". Embota o alimento necessário fosse fornecido ao organismo (com a principal fonte energética para sua manutenção, a glicose), suas células eram incapazes de aproveitar essa glicose.

Como isso acontecia?

Passaram-se cerca de 1.600 anos até que ocorresse outro progresso importante no estudo do diabetes. Em 1670, o médico inglês Thomas Willis descobriu que a urina desses doentes era doce – ele argumentou que a urina continha açúcar. Alguns anos mais tarde, foi constatado que o "doce" era realmente açúcar. Em 1815, outro médico inglês confirmou que o açúcar era a **glicose**, molécula essencial para o fornecimento de energia para o organismo. Provar a urina dos pacientes passou a fazer parte da confirmação do diagnóstico do diabetes.

Daí vem o nome *diabetes mellitus*. *Mellitus* vem do latim, e quer dizer doce (mel), ou adocicado.

Em 1921, cientistas canadenses estabelecem um marco na história do tratamento do diabetes: identificaram uma substância capaz de eliminar os sintomas da doença. Foi extraída do pâncreas de cães, sendo depois constatado que era secretada a partir das pequenas células da glândula – as ilhotas de Langerhans (em homenagem ao médico alemão Paul Langerhans, que descreveu as ilhotas pancreáticas, em 1869). Como "ilha" em latim é *insula*, essa substância foi chamada insulina (que vem das ilhas).

A **insulina** é o grande "facilitador" que permite que a glicose obtida pela alimentação (e depois de absorvida, presente na corrente sanguínea) seja aproveitada pelas células do corpo.

Glicose na corrente sanguínea ⟶ *insulina* ⟶ A glicose pode ser utilizada pelas células do organismo

A insulina daquela época, obtida a partir de pâncreas de bois e porcos, começou a ser utilizada em doentes de diabetes já na primeira metade dos anos 1920 e, embora fosse impura, significava a diferença entre a vida e a morte para os doentes.

Desde as primeiras preparações de insulina, extraídas de animais, a evolução foi enorme. Entre 1930 e 1940, Hagedorn, na Dinamarca, acrescentou uma proteína à insulina – a protamina – criando a neutral-protamine Hagedorn (NPH), com maior tempo de ação.

Em 1973 entra no mercado uma insulina extraída do porco (porcina) altamente purificada, livre de substâncias imunogênicas (que produzem resposta imunitária, com reações alérgicas e resistência do organismo à insulina). Chamada insulina monocomponente, foi uma grande inovação tecnológica na época.

A partir do início da década de 1980, começa a era das insulinas biossintéticas humanas – na qual micro-organismos (bactérias, como a *E. coli*) são preparados para "copiar" a insulina humana, de forma idêntica à insulina original.

Tais progressos vieram com o desenvolvimento da biologia molecular – através das técnicas de DNA-recombinante.

No final dos anos 1990 foram sintetizados os primeiros análogos de insulina – nestes, alguns aminoácidos da molécula de insulina são alterados, buscando um melhor controle metabólico para os pacientes, com início de ação mais rápido e redução dos episódios de hipoglicemia.

A primeira foi a insulina lispro, criada pela inversão dos aminoácidos prolina e lisina, em uma das cadeias da insulina humana (daí o nome lis-pro). Vieram a seguir outros análogos de insulina, que vamos comentar adiante ao descrever os tipos de insulinas.

O glucagon, que já explicamos ser secretado pelas células alfa do pâncreas, não tem parentesco químico com a insulina, e tem função "contrária". Promove o aumento da concentração de glicose plasmática (por tal motivo ele é chamado hormônio "contrarregulador" – atua quando é necessário aumentar a glicose no sangue).

8.2 O DIABETES EM UM CONTEXTO ATUAL

O *diabetes mellitus* (DM) configura-se hoje como uma epidemia mundial – um grande desafio para os sistemas de saúde em todo o mundo. Vários fatores contribuem para tanto: envelhecimento da população, aumento da urbanização e adoção de hábitos de vida pouco saudáveis, como sedentarismo, dieta inadequada, maior frequência de excesso de peso, bem como a maior sobrevida dos indivíduos com diabetes. Tais fatores podem ser considerados os principais responsáveis pelo aumento da incidência e da prevalência do diabetes em todo o mundo.

> Incidência e prevalência – a primeira informa o número de casos novos de uma doença, em uma determinada população e por certo período de tempo; a prevalência é a quantidade de casos da doença dentro da população estudada, também dentro de determinado período.

O grande impacto econômico que recai sobre os serviços de saúde é consequência dos crescentes custos do tratamento da doença e de suas complicações, como problemas cardiovasculares, diálise por insuficiência renal crônica e cirurgias para amputação dos membros inferiores.

O maior custo fica, no entanto, para os portadores, suas famílias, amigos e comunidade. Além da redução da expectativa e da qualidade de vida, devido às complicações decorrentes da doença, como doença cardiovascular e acidente vascular cerebral, amputações, cegueira irreversível e doença renal crônica.

Os portadores de *diabetes mellitus* são mais vulneráveis a infecções de pele (bacterianas, fúngicas e virais). Em mulheres, ela é responsável por maior número de partos prematuros e mortalidade materna.

Nesse contexto, é imprescindível que os serviços de saúde tenham em seus profissionais (e o farmacêutico integra essa cadeia) educadores, que orientem sobre os vários aspectos da doença, e para colaborar na adesão ao tratamento.

É importante que o profissional farmacêutico possa orientar o possível portador para procurar o serviço de saúde se perceber sinais que possam indicar o diabetes.

Nos casos já diagnosticados, a orientação e acompanhamento farmacêutico com relação à medicação prescrita auxiliará o paciente durante o tratamento, bem como poderá alertar para possíveis complicações que necessitem retorno ao médico.

Tabela 8.1 Critérios laboratoriais para diagnóstico de normoglicemia, pré-diabetes e DM, adotados pela SBD.

	Glicose em jejum (mg/dL)	Glicose 2 horas após sobrecarga com 75 g de glicose (mg/dL)	Glicose ao acaso (mg/dL)	HbA1c (%)	Observações
Normoglicemia	< 100	< 140	–	< 5,7	OMS emprega valor de corte de 110 mg/dL para normalidade da glicose em jejum.
Pré-diabetes ou risco aumentado para DM	≥ 100 e < 126*	≥ 140 e < 200#	–	≥ 5,7 e < 6,5	Positividade de qualquer dos parâmetros confirma diagnóstico de pré-diabetes.
Diabetes estabelecido	≥ 126	≥ 200	≥ 200 com sintomas inequívocos de hiperglicemia	≥ 6,5	Positividade de qualquer dos parâmetros confirma diagnóstico de DM. Método de HbA1c deve ser o padronizado. Na ausência de sintomas de hiperglicemia, é necessário confirmar o diagnóstico pela repetição de testes.

OMS = Organização Mundial da Saúde; HbA1c = hemoglobina glicada; DM = diabetes mellitus.
*Categoria também conhecida como glicemia de jejum alterada; # Categoria também conhecida como intolerancia oral a glicose.
Fonte: Sociedade Brasileira de Diabetes (SBD). Diretrizes 2019-2020.

8.3 TIPOS DE DIABETES

Há mais de uma maneira de classificar o diabetes – vamos utilizar a classificação etiológica, ou seja, a classificação de acordo com a causa de cada tipo da doença.

8.3.1 Diabetes tipo 1 (DM1)

Este tipo de diabetes indica destruição das células beta do pâncreas – pode chegar a um estágio de deficiência absoluta de insulina, e torna-se necessário a administração dessa substância para evitar o coma e a morte.

A destruição da célula beta é geralmente causada por processo autoimune (no qual, por "desorganização" do sistema imunológico, o organismo agride seus próprios componentes – no caso, as células beta do pâncreas) ou, menos frequentemente, por causas desconhecidas (idiopáticas).

Este tipo de diabetes pode se desenvolver de forma rápida e progressiva, principalmente em crianças e adolescentes; ou de forma lenta e progressiva (geralmente em adultos), quando poderá ser erroneamente classificado com o diabetes tipo 2.

8.3.2 Diabetes tipo 2 (DM2)

Neste caso, existe uma deficiência relativa de insulina – o pâncreas ainda pode produzir insulina, mas o faz de forma insuficiente; ou então, ocorre uma incapacidade de as células musculares ou adiposas aproveitarem a insulina (resistência insulínica).

Geralmente, o DM2 acomete indivíduos a partir da quarta década de vida, embora sua incidência em crianças e jovens venha aumentando. É uma doença com forte herança familiar, ainda não completamente esclarecida, cuja ocorrência tem contribuição significativa de fatores ambientais, como maus hábitos dietéticos e inatividade física, fatores que contribuem diretamente para a obesidade.

Na maioria das vezes, o DM2 não manifesta sintomas por um longo período, e seu diagnóstico é determinado por exames laboratoriais de rotina, ou manifestações das complicações crônicas. Com menor frequência, no entanto, podem ser percebidos sintomas clássicos de hiperglicemia: poliúria, polidipsia, polifagia (explicados à frente), e emagrecimento inexplicado.

Raramente se tem a cetoacidose diabética (também definida adiante) como manifestação inicial do DM2.

8.3.3 Diabetes gestacional (DMG)

Hiperglicemia durante a gravidez, de intensidade variável. Geralmente melhora após o parto, mas pode voltar anos depois, como ocorre em grande parte dos casos.

O DMG traz riscos tanto para a mãe quanto para o feto ou neonato, sendo geralmente diagnosticado no segundo ou terceiro trimestre da gestação. É um importante fator de risco independente para o desenvolvimento futuro de DM2.

8.4 CONHECIMENTO DOS DIVERSOS ASPECTOS QUE COMPÕEM O DIABETES

8.4.1 Rastreamento do DM2

Cerca de 50% da população com diabetes não sabe que está doente, até que se manifestem os sinais de complicações. Os fatores, a seguir, indicam maior risco para a doença:

- idade > 45 anos;
- sobrepeso ou obesidade;
- antecedente familiar (mãe ou pai) de diabetes;
- hipertensão arterial (PA > 140 / 90 mmHg – ou "14/9");
- níveis elevados de colesterol (HDL-colesterol < 35 mg/dL e/ou TG ≥ 250 mg/dL);
- histórico de diabetes gestacional;
- síndrome de ovários policísticos: mulheres com ovários policísticos têm risco aumentado para desenvolver o diabetes;
- doença cardiovascular, ou AVE (acidente vascular encefálico – "derrame"), ou doença vascular periférica (como as dificuldades circulatórias nos membros superiores ou inferiores, por obstrução por placas de colesterol).

8.4.2 Prevenção

Os indivíduos com risco aumentado podem prevenir ou retardar o aparecimento das complicações através da mudança no estilo de vida, com redução do peso corporal, cuidado na alimentação, manutenção de atividade física regular e, se necessário, uso de medicação (como a **metformina**).

Na verdade, tais cuidados deveriam fazer parte da vida de todas as pessoas, e não apenas daquelas preocupadas com diabetes.

Para os casos com maior risco (como descrito na subseção 8.4.1), deve ser feita a investigação através dos testes de glicemia capilar (utilizando os aparelhos de autoteste, devidamente calibrados), e avaliação laboratorial.

> Controle da glicemia, da pressão arterial e dos níveis de lipídeos sanguíneos são fatores essenciais para prevenir e reduzir as complicações do diabetes, tanto para o DM1 como para o DM2.

8.4.3 Principais sintomas do diabetes

São os quatro ps: **polidipsia** (sede intensa), **poliúria** (urina em excesso), **polifagia** (fome exagerada) e **perda involuntária de peso**. Tais sintomas são muito mais pronunciados no DM1 (onde aparecem rapidamente) do que no DM2, que pode, como visto, permanecer assintomático por muito tempo, apresentando como fatores de risco importantes a hereditariedade, o sobrepeso/obesidade e o sedentarismo.

Outros sintomas são: fadiga, fraqueza, prurido cutâneo e vulvar, e infecções de repetição.

> O diabetes pode, em uma grande quantidade de casos, não apresentar sintomas, o que retarda o diagnóstico – que será feito, então, apenas a partir das complicações (que vamos abordar adiante).

8.4.4 Exames laboratoriais mais comuns para a investigação do diabetes ou da glicemia alterada

- Glicemia de jejum: valor da glicose sanguínea (mg/dL) após jejum de 8-12 horas.
- Teste oral de tolerância à glicose (TTG-75 g): o paciente em jejum recebe, por via oral, 75 g de glicose diluída em água – a glicemia sanguínea é verificada antes da ingestão e 2 horas após a ingestão. Pelo menos nos 3 dias anteriores à realização do teste, deve ser mantida a dieta habitual e sem restrição de carboidratos. Esse exame permite a avaliação da glicemia após sobrecarga, que pode ser a única alteração detectável no inicio do DM.
- Hemoglobina glicada: teste conhecido também pelas siglas A1c e HbA1c.

A hemoglobina glicada é um teste importante para verificar os valores glicêmicos em médio prazo. A glicose circulante no sangue liga-se à hemoglobina das hemácias (glóbulos vermelhos), em um valor proporcional aos níveis da glicose sanguínea, quanto maior a glicemia, maior a quantidade de glicose ligada à hemoglobina.

A hemácia fica "marcada" pela glicose, o que permite visualizar a porcentagem de hemoglobina glicada (marcada) nos últimos 3-4 meses, que é o tempo de vida da hemácia.

Assim, mesmo que o paciente evite alimentos com glicose dias antes do exame laboratorial, é possível verificar sua glicemia por um período maior, e evitar um falso diagnóstico.

A avaliação da HbA1c é uma medida indireta da glicemia, que sofre interferência de algumas situações, como anemias, hemoglobinopatias (ex.: anemia falciforme) e uremia (elevação da ureia no sangue, decorrente do mau funcionamento dos rins), sendo, nesses casos, preferível diagnosticar a tolerância à glicose com base na dosagem glicêmica direta. Outros fatores, como idade e etnia, também podem interferir no resultado da HbA1c.

8.5 COMPLICAÇÕES AGUDAS DO DIABETES

8.5.1 Hipoglicemia

Queda do nível glicêmico para valores abaixo de 60 mg/dL a 70 mg/dL de sangue. Nesta situação, ocorrem sintomas como fome, tonturas, dor de cabeça, confusão, convulsões, coma.

O sistema nervoso simpático libera noradrenalina para quebra do glicogênio (forma de reserva da glicose) no fígado – é uma forma de disponibilizar glicose, quando os níveis estão baixos. Os sintomas dessa "mobilização" do simpático são a taquicardia, sudorese e tremores.

A seguir, as principais causas da hipoglicemia.

- Falta de alimentação ou intervalos muito grandes entre refeições.
- Pacientes com uso recente de insulina, ou troca de insulina.

- Exercícios em excesso.
- Insuficiência renal/neuropatias diabéticas.
- Consumo de álcool em excesso.
- Uso de sulfonilureias (antidiabéticos orais que podem levar à hipoglicemia).
- Uso de outros medicamentos que podem levar à hipoglicemia, especialmente em interações com antidiabéticos que o paciente já utilize (betabloqueadores, por exemplo).

Os pacientes com risco de hipoglicemia devem receber orientação sobre os sintomas e a conduta a ser seguida. A maior parte dos casos de hipoglicemia é leve, podendo se corrigida pelo próprio paciente. A hipoglicemia pode se tornar grave quando a pessoa a ignora, ou trata inadequadamente suas manifestações precoces, ou quando não reconhece ou não apresenta tais manifestações. Prevenir ou tratar prontamente a hipoglicemia é muito importante, para que não se chegue ao coma hipoglicêmico (visto a seguir). Algumas medidas simples podem auxiliar a corrigir a hipoglicemia:
- Ter sempre à mão carboidratos de rápida absorção (balas, bombons, tabletes de glicose).
- Treinar a automedição da glicemia capilar, com os aparelhos de autoteste.
- Portar uma informação em seus documentos, avisando tratar-se de pessoa com diabetes.

8.5.2 Coma diabético

Situação em que o doente entra em coma pelo desequilíbrio metabólico grave devido ao diabetes não controlado. Pode ser devido ao nível elevado da glicemia (coma hiperglicêmico), ou quando o nível glicêmico está muito baixo (coma hipoglicêmico).

8.5.3 Cetoacidose diabética

Uma das complicações mais graves do diabetes, ocorrendo geralmente no DM1, quando há deficiência profunda de insulina e impossibilidade de utilizar a glicose como fonte energética; o organismo passa a "quebrar" ácidos graxos (as gorduras, que podem ser uma fonte alternativa de produção de energia) – a quebra desses ácidos produzirá os corpos cetônicos (cetonas) e, se em excesso, acidose.

Os principais fatores que causam a cetoacidose são a não adesão ao tratamento (omissão da aplicação de insulina, abuso alimentar), infecções, uso de medicações que possam aumentar a glicemia e outras situações graves (acidente vascular cerebral, infarto agudo do miocárdio ou trauma). Diabéticos que já apresentam um mau controle da glicemia são mais vulneráveis a essa complicação.

Os corpos cetônicos aparecem na urina (**cetonúria**), e são percebidos no hálito do doente – hálito lembrando a acetona.

Esquematizando:

↓ Insulina ⟶ ↑ Lipólise (quebra de gorduras) ⟶ ↑ Ácidos graxos livres
⟶ ↑ Liberação hepática de corpos cetônico ⟶ **Cetoacidose**

O paciente apresenta muita sede, fadiga, hálito de frutas, ou que lembra a acetona (hálito cetônico), náuseas, vômitos, desidratação, respiração acelerada. Ocorre confusão mental e o quadro pode evoluir para o coma.

> A acetona formada na quebra dos ácidos graxos não é metabolizada e se volatiliza, causando o hálito cetônico característico do diabético não controlado.

8.5.4   Síndrome hiperosmolar não cetótica

Estado de hiperglicemia grave (> 600 a 800 mg/dL), que causa desidratação profunda, devido à diurese persistente – o organismo tenta "expulsar" a glicose em excesso usando a água corporal.

Hiperglicemia ⟶ ↑ Diurese para eliminar o excesso de glicose ⟶
Perda de água corporal ⟶ **Desidratação**

A complicação ocorre no DM2, pois neste tipo de diabetes ainda há alguma ação da insulina, que protege o doente de uma cetoacidose. Mesmo assim, é uma situação grave, porque um diabetes não diagnosticado pode levar à síndrome hiperosmolar, sem que o doente tenha conhecimento prévio do problema.

Os doentes que apresentam maior risco para essa condição são os idosos, os doentes crônicos e os institucionalizados, que possuam mecanismos de sede ou acesso à água prejudicados. Doenças agudas, uso de glicocorticoides ou diuréticos, cirurgia, ou doses elevadas de glicose (obtidas por meio de nutrição enteral ou parenteral) figuram como causas mais comuns para a síndrome hiperosmolar.

8.6   COMPLICAÇÕES CRÔNICAS DO DIABETES

Os dois tipos de diabetes (1 e 2) podem apresentar as complicações tardias, e elas dependem de como o portador conduziu o controle dos fatores que aumentam os riscos, especialmente o controle da glicemia, ao longo dos anos.

A **angiopatia diabética** (do grego *angio*, vaso, para identificar vaso sanguíneo, e *pathos*, doença) é um termo amplo que designa as complicações crônicas nos vasos sanguíneos por causa do diabetes. A hiperglicemia, as variações constantes do nível de glicose sanguínea, a deficiência de fluxo sanguíneo (isquemia) são fatores que provocam, ao longo do tempo, fragilidade e o não funcionamento adequado das artérias e capilares.

Microangiopatia é o termo usado quando as lesões atingem os pequenos vasos e capilares sanguíneos. São atingidos, em especial, os vasos da retina (retinopatia) e dos rins (nefropatia).

A **macroangiopatia** refere-se à arteriosclerose dos grandes vasos, como as artérias cerebrais, coronárias e dos membros inferiores. Sendo a arteriosclerose uma doença ligada ao envelhecimento, a macroangiopatia diabética é uma complicação mais comum no DM2.

> Aterosclerose e arteriosclerose não são sinônimos: a primeira se refere ao acúmulo de placas de colesterol nos vasos sanguíneos (em especial o LDL-colesterol); já a segunda se caracteriza pelo espessamento e perda da elasticidade das artérias por outros motivos, como o próprio envelhecimento – e como vemos aqui – o diabetes.

Voltando à macroangiopatia, as lesões nas artérias cerebrais e coronárias causam danos graves, como o acidente vascular encefálico (AVE) – anteriormente chamado de acidente vascular cerebral (AVC) ou popularmente "derrame", que gera lesões motoras ou sensitivas; também pode causar o infarto do miocárdio e morte.

As **doenças vasculares periféricas** são condições também ligadas ao dano coronário – a circulação nos vasos sanguíneos dos membros inferiores fica prejudicada porque placas de gordura causam seu estreitamento (ou bloqueio), com risco aumentado de infarto, AVE e amputações.

Na doença vascular periférica, a irrigação sanguínea é deficiente (isquemia), e o doente tem dores nas pernas ao caminhar (quando o esforço da marcha necessita de maior irrigação); ele precisa parar, para depois, retomar a caminhada – é a claudicação intermitente.

8.6.1 Retinopatia diabética

Principal causa de cegueira irreversível no Brasil, é assintomática na fase inicial.Pode ocorrer tanto no DM1 como no DM2, após longo tempo de doença e mau controle glicêmico. Ocorrem alterações circulatórias e danos nos pequenos vasos da região da retina (pela microangiopatia diabética), que podem evoluir para a perda da visão. Pessoas com qualquer tipo de diabetes devem realizar anualmente (ou com intervalo menor) o exame oftalmológico, para que as lesões sejam tratadas desde o início.

8.6.2 Nefropatia diabética

Complicação muito grave, que em sua fase inicial mostra o aumento da excreção de albumina pela urina (microalbuminúria), perda de proteína na urina. O aumento da pressão arterial também é comum, nessa fase.

Em condições normais, a excreção de albumina pela urina é insignificante, pois essa proteína tem elevado peso molecular e, por ser grande, não é filtrada pelos rins. A perda de proteína é percebida, no início, com a presença de espuma na urina.

A hipertensão arterial também contribui para a nefropatia diabética (como para todas as complicações crônicas). Os rins reduzem sua função (perda da capacidade de filtração) lenta e progressivamente, podendo chegar à paralisação total, e à necessidade de diálise.

8.6.3 Pé diabético

Pela má circulação, má "alimentação" dos vasos e nervos (também eles não têm o aproveitamento necessário da glicose) e por todas as disfunções metabólicas do diabetes não controlado, instala-se um quadro conhecido como pé diabético. Os pelos das pernas caem, a pele (pela fragilidade) torna-se muito fina, lisa e brilhante, e ao menor traumatismo ocorrem ferimentos. Na fase mais avançada, pode surgir a gangrena diabética, atingindo um ou mais dedos do pé, ou mesmo todo o pé. É um quadro muito grave – dependendo do estágio em que se encontra, exige amputação.

Devido à *neuropatia diabética* (funcionamento inadequado do sistema nervoso periférico, que vamos estudar a seguir), além da deficiência circulatória, a sensibilidade à dor e às variações de temperatura fica prejudicada. O doente pode se ferir ou queimar e não perceber. As infecções são mais frequentes.

Conforme ocorra, no pé diabético, isquemia (redução da irrigação sanguínea no local) ou neuropatia (geralmente, ambas estão presentes), os sintomas serão dor no repouso (que piora com o exercício ou elevação), palidez quando se eleva o membro inferior, e pé muito frio. A redução da sensibilidade é um fator importante: o paciente pode referir formigamento, pode perder o sapato e não perceber, ou apresentar lesões traumáticas que são assintomáticas, o que faz com que ocorra demora para o cuidado das mesmas, piorando o quadro.

O cuidado com os pés deve ser uma rotina para o diabético:

- cuidadoso exame visual diário: verificar a presença de ferimentos, rachaduras, frieiras; se necessário, utilizar um espelho;
- higiene com água morna (nunca quente);
- após o banho, secagem cuidadosa dos pés com toalha macia; usar um creme hidratante suave;
- utilizar calçados confortáveis, que não apertem, provoquem calos, feridas ou suor excessivo nos pés (como os de plástico);
- evitar meias de tecido sintético e com costuras grossas que possam ferir ou comprimir alguma região dos pés;
- cuidar das unhas (corte, lixamento) de forma adequada.

8.6.4 Neuropatia diabética

A neuropatia compromete o sistema nervoso periférico – nervos sensitivos e motores – e o sistema nervoso simpático, que faz a regulação interna dos órgãos do coração, pulmões, rins, fígado, parte gastrintestinal. Pode variar, de assintomática até fisicamente incapacitante, dependendo do tempo de acometimento e do grau de descontrole glicêmico.

A neuropatia é uma complicação comum no diabetes não controlado. Causada pela hiperglicemia persistente e consequente "falta de nutrição crônica" das células nervosas, o sistema nervoso passa a ter dificuldade de captar estímulos e emitir respostas, ou isso é feito de forma muito lenta, ocorrendo degeneração progressiva das fibras nervosas, e em consequência, redução da amplitude das respostas sensitivas e motoras.

As primeiras manifestações consistem em formigamento, **parestesias** (dormência) dor, queimação, "agulhadas", fraqueza. Essa situação é pior à noite, ao deitar. O incômodo chega a ser tanto que não se tolera sequer o peso das cobertas nos pés e pernas.

Entre as várias estruturas do organismo prejudicadas pela neuropatia está a **disfunção erétil**. Como a ereção peniana depende da integridade neurovascular (nervos e vasos sanguíneos preservados), o quadro de insuficiência arterial e neuropatia do paciente diabético prejudicam a manutenção da ereção e da atividade sexual.

Quanto às funções do aparelho digestivo, ocorre perda da motilidade gástrica, dificultando o esvaziamento do estômago e a produção ácida para a digestão. Os sintomas mais frequentes incluem náuseas e vômitos, distensão abdominal, saciedade precoce, eructação ("arrotos") e emagrecimento – é a **gastroparesia diabética**.

O funcionamento da bexiga também sofre alterações. Ela perde a capacidade de se esvaziar completamente, restando um resíduo de urina. Tal situação facilita o surgimento de infecções urinárias (**bexiga neurogênica**).

Todas estas situações explicadas na seção 8.6 – Complicações Crônicas do Diabetes, não ocorrem de forma isolada, mas estão interligadas, e o grau de evolução de todo o conjunto depende da detecção precoce, do controle e do tratamento adequado. Portanto, o controle intensivo da glicemia, da pressão arterial e das taxas de lipídeos no sangue (especialmente o LDL-colesterol), além da introdução da medicação oral (se for o caso), são essenciais para prevenir e/ou reduzir as complicações tardias da doença.

8.7 MEDICAMENTOS PARA O CONTROLE DO DIABETES

8.7.1 Insulinas

A insulina é um **hormônio polipeptídico** (molécula grande, formada por uma sequência de aminoácidos – unidades que compõem as proteínas) (Figura 8.1). É produzida e armazenada nas células beta das ilhotas de Langerhans, no pâncreas. Como é uma proteína, não pode ser administrada por via oral, pois seria "digerida" pelas enzimas gastrintestinais – assim, é utilizada como injeção.

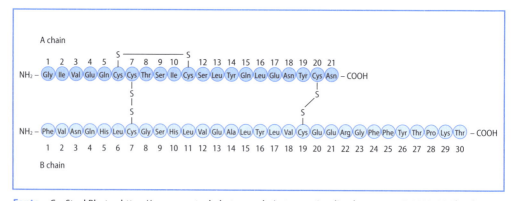

Fonte   CanStockPhoto - https://www.canstockphoto.com.br/estrutura-insulina-human-eps8-11194286.html

Figura 8.1   Molécula da insulina humana: 2 cadeias de aminoácidos (A chain e B chain), ligadas por pontes dissulfeto.

A insulina é liberada, conforme as necessidades do organismo, para muitas funções importantes:

- facilitar a entrada de açúcares (glicose) nos tecidos muscular e adiposo;
- aumentar a síntese de proteínas e facilitar a entrada dos aminoácidos específicos nos músculos;
- inibir a decomposição de gordura em ácidos graxos (a decomposição acontece quando falta insulina, na cetose e cetoacidose).

As indicações para uso da insulina são:

- tratamento do DM1;
- em algumas situações, também para o controle do DM2.

A utilização de insulina exige avaliação do risco/benefício se houver febre, infecções graves, insuficiência renal ou hepática, hiper ou hipotireoidismo, traumas ou cirurgia.

A mudança de insulina deve ser feita mediante acompanhamento cuidadoso, bem como sua utilização na gravidez, quando é mais difícil controlar o diabetes.

Dentre os efeitos adversos mais comuns associados ao uso da insulina está a **hipoglicemia** – situação que pode ser precipitada por fome, alterações emocionais, calor excessivo, cefaleias, dor forte. Reações alérgicas ou inflamatórias com eritema (vermelhidão na pele) também podem ocorrer, embora sejam mais raras hoje devido ao alto grau de purificação das insulinas.

Outro efeito adverso é a lipodistrofia – alteração do tecido subcutâneo, com perda da sensibilidade e prejuízo da absorção da insulina na região afetada – ocorre com a aplicação repetida das injeções em um mesmo local. Pode haver também a perda temporária da acomodação visual.

Quanto às interações da insulina com outros medicamentos:

- outros medicamentos com efeito hipoglicemiante, como as antidiabéticos orais, AINEs, salicilatos em doses altas, antidepressivos inibidores da MAO (antidepressivos que inibem a enzima monoamino-oxidase – MAO – hoje pouco utilizados devido aos seus efeitos adversos), androgênios (hormônios masculinos), esteroides anabolizantes, betabloqueadores, rifampicina, podem aumentar o risco de hipoglicemia.
- medicamentos hiperglicemiantes, corticoides, diuréticos tiazídicos, noradrenalina, estrogênios e anticoncepcionais contendo estrogênios, hormônios da tireoide, entre outros, podem elevar a concentração da glicose sanguínea, prejudicando o efeito esperado da insulina (e aumentando assim, a possibilidade de hiperglicemia);
- o álcool também aumenta o efeito hipoglicemiante da insulina.

Tipos de Insulinas

As insulinas disponíveis atualmente são insulinas humanas, elaboradas por técnicas de engenharia genética: o gene da insulina humana é inserido em um micro-organismo, como a bactéria *E. coli*, que passa a produzir a insulina humana (técnica do DNA recombinante: o DNA bacteriano está modificado para produzir um componente que não é seu).

As insulinas são classificadas de acordo com o tempo de ação, em ação curta, ação rápida, ação intermediária, ação longa e ação ultralonga; tem-se também as insulinas bifásicas (mistura de insulinas com diferentes tempos de ação) (Quadro 8.1).

A concentração mais utilizada é a U100 (100 unidades de insulina por mL).

Quadro 8.1 Insulinas e Análogos (*) de Insulinas disponíveis no Brasil, e seus tempos de ação (**)

Insulina	Início da ação	Pico	Duração da Ação	Nomes comerciais
Ação Curta				
Humana Regular	30 min a 1 hs	2 a 4 hs	6 a 8 hs	Humulin® R, Novolin®R
Ação Rápida (Análogos)				
Lispro	15 min	30 min a 2 hs	4 a 5 hs	Humalog®
Asparte	10 a 20 min	1 a 3 hs	3 a 5 hs	NovoRapid®
Glulisina	10 a 20 min	30 min a 2 hs	3 a 4 hs	Apidra®
Ação Intermediária				
Humana NPH	2 a 4 hs	4 a 10 hs	aprox. 18 hs	Humulin® N, Novolin®N
Ação Longa (Análogos)				
Glargina U100	2 a 4 hs	Não possui	20 a 24 hs	Lantus®
Detemir	1 a 3 hs	6 a 8 hs	até 24 hs	Levemir®
Ação Ultralonga (Análogos)				
Degludeca	2 hs	Não possui	> 40 hs	Tresiba®
Glargina U300	> que com a NPH	Não possui	até 36 hs	Toujeo®
Ação bifásica (rápida + intermediária)				
NPH/regular 70/30	30 min	Duplo	10 a 18 hs	Humulin® 70N/30R
NPL/lispro 75/25	15 min	Duplo	até 18 hs	Humalog® Mix 25
NPL/lispro 50/50	15 min até 18 hs	Duplo	até 18 hs	Humalog® Mix 50
NPA/asparte 70/30	15 min até 24 hs	Duplo	Até 18 hs	NovoMix® 30

(*) Análogos de insulina: preparações de insulina que sofreram modificações em sua cadeia de aminoácidos para alterar o tempo de ação (fazendo com que apresentem início de ação mais rápido e tempo de ação mais curto, ou atinjam um tempo de ação mais prolongado), em relação à insulina humana.

(**) Os tempos de ação descritos referem-se à administração subcutânea das insulinas e análogos; é necessário observar que o tempo de ação de qualquer insulina pode variar consideravelmente entre os indivíduos, ou em diferentes momentos no mesmo indivíduo - daí a necessidade de tratamento individualizado, com acompanhamento junto ao médico assistente.

Fonte: baseado em: SBD, Diretrizes 2019-2020; BD, O que é insulina e tipos de insulina, 2021.

Insulinas de ação rápida: sem adição de substâncias que retardam sua ação, para terapia em que seja necessária a resposta rápida – coma diabético por hiperglicemia, por exemplo.

São as insulinas do tipo regular (R) e análogos da insulina (mais recentes, com início da ação mais rápida e duração da ação mais curta: insulina lispro, insulina asparte e insulina glulisina).

As insulinas regulares, soluções transparentes, são as insulinas cristalinas, com pH neutro. Seu uso mais comum é por via subcutânea. As insulinas (R) são as únicas preparações que podem ser administradas por via venosa, em situações de emergência.

Insulinas de ação intermediária: chamadas protamina-neutra Hagedorn (NPH – neutral protamine Hagedorn) – insulina-zinco cristalina associada a um polipeptídeo, a protamina neutra. É administrada isolada ou associada à insulina regular.

As insulinas de ação intermediária estão disponíveis de forma isolada, associadas à insulina regular, e como associações de uma insulina rápida + suspensão dessa mesma insulina com protamina (ex. insulina lispro + suspensão de insulina lispro protamina – Humalog®Mix), conforme descrito no Quadro 8.1, em "Ação bifásica (rápida + intermediária)". Esse último tipo de associação confere às preparações de insulina um perfil farmacocinético condizente com os dois componentes: a insulina de ação rápida e a suspensão de insulina de ação intermediária.

Este tipo de insulina deve ser aplicado por via subcutânea (não pode ser administrado por via venosa). Por suas características (início de ação mais demorado para a NPH, e perfil duplo para as associações), não são indicadas na emergência hiperglicêmica).

Insulinas de ação longa e ultralonga: são análogos de insulinas com ação basal (ação prolongada, em pequenas doses), que visam fornecer ao organismo uma quantidade baixa e constante de insulina por períodos prolongados (24 horas ou mais). Tais análogos buscam reproduzir a secreção basal de insulina do próprio organismo. Esse efeito prolongado se deve à absorção mais lenta para a corrente sanguínea, após a aplicação: o fármaco vai sendo absorvido de forma gradual e contínua, possibilitando, geralmente, uma única administração diária. Tais insulinas não apresentam picos (o "pico da insulina" é o período em que a mesma atinge seu efeito máximo, quanto à redução da glicemia). Se ocorre pico, ele é bem atenuado.

No diabetes tipo 1 (e, dependendo do grau de perda de função das células beta, no diabetes tipo 2), as insulinas basais são combinadas com insulinas de ação curta ou rápida,, para prover a necessidade de insulina do organismo no período das refeições.

Análogos de Insulina

Os análogos de insulina são formas modificadas da molécula de insulina, elaboradas por biotecnologia.

O primeiro análogo a ser colocado no mercado foi a **insulina lispro** (Humalog®), de ação rápida, criada pela inversão dos aminoácidos prolina e lisina (daí o nome: "lis-pro"), em uma das cadeias da insulina humana (Figura 8.2). Tal modificação tornou a absorção desta insulina mais rápida e o período de ação mais curto (aproximadamente 5 horas), quando comparados à insulina regular/solúvel. A administração da insulina lispro é feita por via subcutânea. Em situações especiais, pode ser administrada por via venosa, sob supervisão médica.

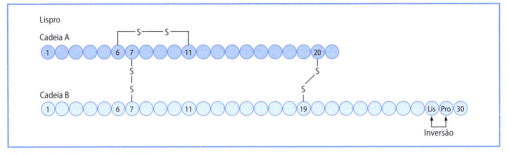

Fonte   Pires AC, Chacra AR, 2008.

Figura 8.2   Molécula da insulina lispro: é a molécula de insulina humana, mas os aminoácidos lisina e prolina (Cadeia B) tiveram sua posição invertida, como mostra a figura.

Na **insulina asparte** (Novorapid®) – outro análogo de ação rápida – o aminoácido prolina de uma das cadeias foi substituído pelo ácido aspártico (por isso insulina asparte).

Os dois análogos de ação rápida (lispro e asparte) possuem perfis de ação semelhantes, tanto em sua farmacocinética como na farmacodinâmica.

Outro análogo de ação rápida é a **insulina glulisina** (Apidra®), que possui, após administração subcutânea, início de ação mais rápido e duração no organismo mais curta que a insulina regular humana, com propriedades similares às insulinas lispro e asparte.

A **insulina glargina** (Lantus®), análogo recombinante da insulina humana, possui ação prolongada (é um análogo basal – para ser utilizada como insulina-base no dia, com efeito prolongado) (Figura 8.3). Não apresenta picos de ação pronunciados, podendo ser administrada uma vez ao dia, a qualquer hora (no entanto, sempre no mesmo horário). Seu uso é por via subcutânea.

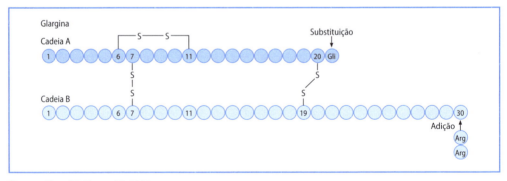

Fonte   Pires AC, Chacra AR, 2008.

Figura 8.3   Insulina glargina: sua estrutura química difere da insulina humana em três posições de aminoácidos: na cadeia A 21, a asparagina é substituída pela glicina, e duas moléculas de arginina são acrescentadas na posição B 31 e B 32, como se vê na figura.

A alteração de alguns aminoácidos na molécula desta insulina permitiu retardar sua absorção pela corrente sanguínea, proporcionando a ausência de pico e atividade farmacológica constante de 18 a 24 horas.

A **insulina detemir** (Levemir®) também é um análogo basal, com ação prolongada, de aproximadamente 24 horas. Liga-se (após administração subcutânea e absorção pela corrente sanguínea) à albumina do sangue, de forma reversível, e é distribuída de maneira mais lenta para os tecidos-alvo, se comparada à insulina NPH.

Outros análogos basais são a **insulina glargina** com 300 UI/mL (Toujeo®) e a insulina degludeca (Tresiba®), ambos de ação ultralonga.

Alternativas para a Aplicação da Insulina

Além das seringas próprias para a administração da insulina (de 30, 50 e 100 UI), existem opções de canetas previamente enchidas descartáveis, e canetas para a colocação de refis, ou carpules.

A maior facilidade de manuseio das canetas melhora a adesão do paciente ao tratamento, principalmente se forem necessárias várias aplicações ao dia.

Conservação e Transporte da Insulina

A insulina é um hormônio, e deve ser conservada de forma correta para preservar suas propriedades farmacológicas.

Cuidados a serem observados:

- nunca congelar a insulina (temperatura < 2°C);
- não expor a insulina à luz do sol e a locais muito quentes (como manter dentro do carro, perto do fogão etc.);
- a insulina em uso pode permanecer em temperatura ambiente (15°C a 30°C) por até um mês. Nesse período, manter o frasco no local mais fresco da casa (por exemplo, próximo ao filtro de água).
- não usar a insulina se for percebida turvação, mudança na cor ou formação de grânulos;
- para o transporte, colocar a insulina (que estava conservada em geladeira) em bolsa térmica ou caixa de isopor. Não é preciso colocar gelo. Não colocar gelo junto à insulina, o que pode congelar o frasco ou parte dele;
- caso não haja bolsa térmica ou isopor, transportar a insulina em bolsa comum, de forma que não receba luz do sol ou calor em excesso;
- em viagem aérea, não despachar a insulina junto com a bagagem, pois a baixa temperatura do compartimento de cargas pode congelá-la.

Sobre a Aplicação da Insulina

Os fabricantes recomendam que seringas e agulhas de insulina não sejam reaproveitadas, são produzidas para uso único e depois devem ser descartadas.

Na prática, a bibliografia internacional sobre o assunto coloca como segura a reutilização limitada do conjunto seringa/agulha, desde que respeitadas as orientações sobre o armazenamento. Elas devem ser armazenadas na parte inferior da geladeira ou em lugar adequado, com a capa protetora da agulha, e se possível, dentro da embalagem plástica original.

Observar a higiene das mãos e dos locais de aplicação também é fundamental para permitir o reaproveitamento.

O Ministério da Saúde, através do *Caderno de Atenção Básica sobre Diabetes Mellitus*, considera adequada a reutilização por até 8 aplicações, sempre pela mesma pessoa.

Se, no entanto, a aplicação causar dor (antes das 8 vezes), não repetir a utilização – a agulha já está rombuda.

Os locais mais indicados para a aplicação da insulina são:

- braços: parte superior externa;
- coxas: parte anterior e lateral (não aplicar perto das articulações ou na virilha);
- região abdominal: (não aplicar muito próximo ao umbigo, ou na linha média do abdômen);
- região glútea.

Deve ser feito o rodízio nas aplicações, para prevenir complicações como as lipodistrofias, nas quais a distribuição da gordura no local da aplicação repetida sofre alterações em sua distribuição. É importante lembrar que o cuidado em relação à aplicação incorreta de insulina deve ser preventivo, para que o problema não venha a se instalar.

8.7.2 Hiperglicemiantes

Fármacos que *aumentam* a glicemia (a insulina *diminui* o nível de glicose sanguínea), são empregados para corrigir reações de hipoglicemia, que podem ocorrer após a administração da insulina, de hipoglicemiantes orais (principalmente do grupo das sulfonilureias), de betabloqueadores ou do consumo excessivo do álcool.

O hiperglicemiante utilizado no Brasil é o **glucagon** (GlucaGen® HypoKit).

O glucagon aumenta o nível glicêmico por facilitar a liberação do glicogênio (forma de reserva da glicose, armazenado no fígado) para a circulação. Pode ser administrado por via subcutânea ou intramuscular. Pode aumentar o efeito dos anticoagulantes, se administrado em conjunto – assim, aumenta o risco de sangramentos.

> Os medicamentos betabloqueadores (propranolol, atenolol), por sua ação antiadrenérgica, também podem causar hipoglicemia. Eles antagonizam os efeitos da adrenalina, mediador químico que prepara o organismo para situações nas quais seja necessária uma resposta imediata – como em um perigo iminente, por exemplo – e para isso, a adrenalina libera glicose para a corrente sanguínea (possui ação hiperglicemiante).

8.7.3 Medicamentos hipoglicemiantes orais e análogos de incretinas (injetáveis)

Sulfonilureias

São aparentadas com as sulfonamidas (sulfas), mas não têm ação antimicrobiana. Este grupo de fármacos estimula a liberação da insulina das células beta do pâncreas, reduz o nível sanguíneo de glucagon (hormônio hiperglicemiante) e reduz a captação de insulina pelo fígado, preservando-a por mais tempo na corrente sanguínea.

A liberação de insulina ocorre devido à entrada de íons cálcio no interior da célula beta. O cálcio propicia a contração da célula e a liberação da insulina.

Fica:

Entrada de Ca+2 ⟶ Contração da célula beta do pâncreas ⟶ A insulina é liberada para a corrente sanguínea

As sulfonilureias são eficientes em cerca de 70% dos casos de DM2; no entanto, apresentam maior risco de causar hipoglicemia do que outros grupos de fármacos, especialmente em pacientes idosos.

Atravessam a placenta, e podem causar hipoglicemia fetal ou neonatal – não devem ser utilizadas por grávidas diabéticas.

Sua indicação é no DM2 tipo não obeso, que não possa ser controlado com dieta.

Além da hipoglicemia, outros efeitos adversos das sulfonilureias são: reações alérgicas na pele, alterações das células sanguíneas (leucopenia, agranulocitose, anemia aplástica – ver Capítulo 1), reações semelhantes às causadas pelo dissulfiram (medicamento para auxiliar o abandono do álcool, que causa náuseas, palpitações, sede, rubor, dores abdominais, vertigens). Também podem causar astenia (fraqueza), fadiga, parestesias – e levar ao aumento de peso.

As sulfonilureias são contraindicadas para pacientes com problemas hepáticos ou renais, infecções severas, história de alergia a sulfas ou às próprias sulfonilureias. Este grupo de fármacos interage com muitos outros medicamentos. Assim, se o paciente fizer uso de digoxina, diuréticos tiazídicos, corticoides, anticonvulsivos, anticoncepcionais, AINEs, anticoagulantes, medicamentos para arritmias cardíacas (betabloqueadores), entre outros, pode ter a resposta da sulfonilureia alterada, com hipoglicemia (no caso dos AINEs, betabloqueadores, anticoagulantes), hiperglicemia (caso dos corticoides, anticoncepcionais, anticonvulsivos, diuréticos tiazídicos) ou alteração das células sanguíneas, principalmente. Como apresentam alta taxa de ligação às proteínas plasmáticas, o uso conjunto com outros fármacos que também possuam taxa de ligação elevada irá deslocar as sulfonilureias dos seus sítios de ligação, fazendo com que a quantidade de fármaco livre (que é a porção ativa) aumente, aumentando, assim, a possibilidade de hipoglicemia.

Também devem ser evitadas as bebidas alcoólicas, com o uso de sulfonilureias, pelo risco aumentado da reação semelhante à do dissulfiram, bem como hipoglicemia.

As sulfonilureias devem ser administradas por via oral, sempre no mesmo horário, 30 minutos antes das refeições.

A sulfonilureia de 1ª geração é a **clorpropamida** (Diabinese®), e sua característica é a ação lenta, com meia-vida longa (aproximadamente 36 horas) – apresenta maior risco de hipoglicemia.

As sulfonilureias de 2ª geração são a **glibenclamida** (Daonil®), **gliclazida** (Diamicron® MR), **glimepirida** (Amaryl®), **glipizida** (Minidiab®).

A glimepirida, sulfonilureia mais recente, parece ter menos influência no aumento de peso. Revendo as características principais das sulfonilureias:

- estimulam a liberação da insulina pelo pâncreas;
- podem levar à hipoglicemia;
- não devem ser utilizadas por grávidas;
- interagem com muitos medicamentos;
- podem causar aumento de peso;
- possuem alta taxa de ligação a proteínas plasmáticas;
- podem causar danos hepáticos ou renais e alterações nas células do sangue.

Biguanida

A metformina (Glifage®, Glifage® XR) é a biguanida em uso, de forma isolada ou em associação com uma sulfonilureia ou gliptina (a seguir), ou ainda como complemento à insulinoterapia.

É provavelmente o hipoglicemiante mais utilizado na atualidade – e, além de suas características farmacológicas, sua relação custo/benefício também contribui para isso.

A metformina promove o aumento da sensibilidade à insulina nos tecidos periféricos (não aumenta a liberação, mas possibilita o melhor aproveitamento da insulina). Também atua reduzindo a absorção da glicose no intestino (diminui a "captação" da glicose pelo organismo) e reduz a produção de glicose no fígado (gliconeogênese). É um fármaco pouco associado a ganho de peso e hipoglicemia.

> A metformina reduz, além da glicemia, os níveis de triglicerídeos (TG), VLDL e LDL--colesterol (ver Capítulo 7). Os níveis de colesterol total também diminuem durante o tratamento.

A indicação da metformina é para o tratamento do DM2, não complicado por cetoacidose, de pacientes com sobrepeso ou obesos. A metformina pode ser utilizada no DM1 (dependente de insulina), buscando-se obter, na associação metformina + insulina, um melhor controle da glicemia. As doses de ambos são individualizadas, e ajustadas conforme a resposta do paciente.

A metformina deve ser administrada com as refeições (sempre no mesmo horário) para evitar intolerância gastrintestinal e o gosto metálico que pode ocorrer com o uso do medicamento.

A metformina é contraindicada quando houver insuficiência hepática ou renal, condições que possam levar à acidose lática (aumento dos níveis de ácido lático no sangue, com diminuição do pH sanguíneo e desequilíbrio eletrolítico), gravidez, lactação, insuficiência cardíaca, infarto agudo do miocárdio, alcoolismo, grandes cirurgias, traumas.

Os primeiros sintomas de acidose lática são náuseas, vômitos dor abdominal, mal--estar, muita sonolência; nessas situações, o médico deve ser avisado.

> As contraindicações da metformina relacionadas à gravidez e à elevação de ácido lático estão gradativamente sendo retiradas das diretrizes internacionais, à medida que seu maior tempo de utilização possibilite mais estudos que demonstrem a segurança do fármaco nessas condições.

Os efeitos adversos da metformina incluem dores abdominais, diarreia, flatulência, elevação das transaminases séricas (enzimas do fígado – a determinação dos seus valores permite avaliar se há prejuízo para o fígado do paciente), e redução da Vitamina B12 plasmática.

A diarreia, quando persistente, é indicativa da necessidade de suspender o medicamento.

Interações com outros medicamentos: como no caso de outros hipoglicemiantes, o uso conjunto com medicamentos hiperglicemiantes pode prejudicar o controle da glicemia; o uso com álcool potencializa a tendência para elevação dos níveis de ácido lático.

> A associação entre uma sulfonilureia e a metformina é racional, do ponto de vista de seus mecanismos de ação: a primeira estimula a liberação da insulina, e a metformina, facilita sua utilização – no entanto, a glicemia deve ser vigiada.

Podemos então, dizer que a metformina:
- tende ao hipoglicemiante mais usado atualmente;
- age aumentando a sensibilidade dos tecidos à insulina (não promove a secreção de insulina das células beta do pâncreas);
- tem menor possibilidade de causar hipoglicemia;
- pode auxiliar na perda de peso e redução dos triglicerídeos e do LDL-colesterol;
- pode causar diarreia e gosto metálico na boca;
- seu potencial para causar acidose está sendo reavaliado.

Inibidor da Glicosidase

Este grupo também é representado por um único fármaco, a **acarbose** (Glucobay®). Ela atua inibindo a alfaglicosidase, enzima que degrada ("quebra"), os açúcares no intestino delgado. Dessa forma, a digestão dos carboidratos da alimentação é retardada. Como consequência, a acarbose atenua a hiperglicemia pós-prandial (nível elevado da glicose após uma refeição).

Sua ação ocorre no próprio intestino delgado – não é absorvida, ou é muito pouco absorvida por via sistêmica.

Alfaglicosidase ⟶ Digestão de carboidratos é retardada
↑ *inibe*
Acarbose

A acarbose é indicada no DM2, como fármaco isolado ou associada a uma sulfonilureia ou metformina.

Para o controle adequado da glicemia, é necessário que o paciente siga uma dieta adequada, com controle da ingestão de carboidratos.

A acarbose, devido ao seu modo de ação (ela atua sobre os carboidratos da alimentação), é administrada imediatamente antes das refeições.

Como efeitos adversos, pode causar distensão abdominal, flatulência, diarreia.

Para diminuir esses desconfortos, devem-se ingerir menos carboidratos.

Quanto às interações com outros medicamentos, a acarbose pode ligar-se à colestiramina, outros adsorventes intestinais e produtos que contenham enzimas digestivas, tendo seu efeito reduzido ou alterado. Medicamentos que causam hiperglicemia: diuréticos tiazídicos, corticoides, simpatomiméticos (adrenérgicos), anticoncepcionais, entre outros, podem interferir no controle da glicemia.

Tiazolidinadionas

O fármaco que permanece neste grupo é a **pioglitazona** (Stanglit®), uma vez que a rosiglitazona, a outra componente do grupo, foi retirada do uso pelo risco de ocasionar ou agravar problemas cardiovasculares.

O mecanismo de ação da pioglitazona dá-se no sentido de aumentar a sensibilidade dos tecidos periféricos (especialmente muscular e adiposo) à insulina. Assim, melhora a "disponibilidade" da insulina para atuar sobre a glicose.

Tem indicação no DM2, como monoterapia ou associada a outros fármacos (sulfonilureia, metformina ou insulina).

Com o uso deste hipoglicemiante, deve haver cautela no caso de doença cardiovascular – pode inclusive causar aumento do volume plasmático, com edema e consequente aumento da pressão arterial (e também ganho de peso, devido ao edema).

Os efeitos adversos incluem hepatotoxicidade, parestesia (dormência), e também o retorno da ovulação em mulheres na pré-menopausa.

Análogos da Meglitinida (ou Estimulantes da Secreção de Insulina não Sulfonilureia)

São a **repaglinida** (Posprand®) e a **nateglinida** (Starlix®).

Atuam estimulando a liberação da insulina (por isso são "estimulantes da secreção de insulina não sulfonilureia"). A liberação ocorre pela entrada de íons cálcio nas células pancreáticas – e a entrada do Ca+2 faz com que a insulina seja liberada (em um mecanismo similar ao que estudamos na subseção Sulfonilureias):

$$Ca+2 \longrightarrow \text{Célula beta do pâncreas} \longrightarrow \text{Contração}$$
$$\downarrow$$
$$\text{A insulina é liberada}$$

A indicação destes fármacos é para o DM2, como monoterapia ou associados a outros hipoglicemiantes orais.

São contraindicados na gravidez, lactação e situações em que possa ocorrer cetoacidose diabética. Podem levar à hipoglicemia e, também, alterar as enzimas hepáticas ou as células do sangue.

Deve haver cautela para sua utilização na presença de problemas cardíacos.

Gliptinas

Grupo composto pela **alogliptina** (Nesina®), **linagliptina** (Trayenta®), **saxagliptina** (Onglyza®), **sitagliptina** (Januvia®), **vildagliptina** (Galvus®). Algumas destas gliptinas estão disponíveis em associação com a metformina.

Este grupo, por mecanismos complexos, permite o aumento de atividade das incretinas, hormônios gastrintestinais que estimulam a secreção da insulina em resposta à ingestão de alimentos.

As gliptinas agem inibindo a enzima dipeptidil peptidase (DPP-4) – a inibição desta enzima permite uma maior ação das incretinas, o que faz cair o nível glicêmico. As incretinas são explicadas a seguir, em "Análogos das Incretinas".

As gliptinas reduzem também a secreção do glucagon (que aumenta a glicose sanguínea). Esquematizando:

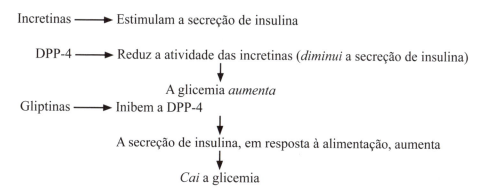

As gliptinas têm indicação no DM2, como monoterapia ou associadas à metformina. As contraindicações são o DM1, gravidez e lactação. Também não devem ser usados em situação de cetoacidose.

Como ocorre com outros grupos de hipoglicemiantes, a função renal deve ser avaliada antes de iniciar o tratamento. A administração em idosos precisa de acompanhamento cuidadoso. Este grupo pode levar à hipoglicemia.

Os inibidores da DPP-4 não estão isentos de causar, em alguns pacientes, dor articular, que pode ser severa. Nesses casos, o paciente deve ser orientado a não suspender a medicação e entrar em contato com seu medico, para avaliação. A saxagliptina e a alogliptina foram associadas a um maior risco de insuficiência cardíaca, principalmente nos indivíduos já predispostos, ou com disfunção renal. Também não está descartado o risco de pancreatite com o uso deste grupo, o que requer atenção nos casos de suspeita ou histórico de pancreatite.

Análogos de incretinas (injetáveis)

As incretinas são hormônios liberados pelo intestino em resposta à ingestão de alimentos, aumentando a secreção de insulina.

Observou-se que, após a administração de glicose por via oral, a liberação de insulina aumenta mais, em relação à administração por via intravenosa – é o chamado **efeito incretina**, que é atenuado em pacientes com DM2: isto quer dizer que os indivíduos com DM2 têm maior dificuldade em responder à ação das incretinas. Dos dois homônios-incretinas estudados, um deles, o GLP-1(da denominação em inglês *glucagon-like peptide-1*) demonstrou ter um papel importante no estímulo da secreção de insulina após ingestão de glicose. O GLP-1 possui como principais ações, o aumento da secreção de insulina, a redução da secreção de glucagon (apenas quando a glicemia está elevada), a melhora da função das células beta do pâncreas e o retardo do esvaziamento gástrico, causando sensação de saciedade. O GLP-1 endógeno (produzido pelo intestino) tem, no entanto, uma limitação: possui meia-vida plasmática (tempo necessário para que sua concentração caia pela metade, no plasma) muito curta, de aproximadamente 1,5 minuto, pois é rapidamente degradado pela enzima DPP-4. Assim, buscou-se o desenvolvimento de análogos de GLP-1 (análogos de incretina) com duração de ação mais longa, para serem utilizados como medicamentos.

Esquematizando:

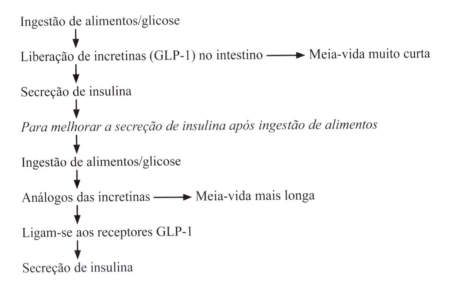

Os análogos de incretina são a **exenatida** (Byetta®), **liraglutida** (Victoza®), **lixisenatida** (Lyxumia®), **dulaglutida** (Trulicity®), **semaglutida** (Ozempic®). São medicamentos injetáveis, para administração subcutânea.

A exenatida é administrada duas vezes ao dia; a liraglutida e a lixisenatida, uma vez ao dia, sempre no mesmo horário. A dulaglutida e a semaglutida são análogos do GLP-1 de longa duração, com aplicação uma vez por semana. Não devem ser utilizados no DM1, pois não são substitutos da insulina; também não devem ser usados para o tratamento da cetoacidose diabética.

Esses fármacos podem ser administrados com outros medicamentos para diabetes, como metformina ou uma sulfonilureia. Se administrados com sulfonilureia (como a glimepirida), deve ser considerada a redução da dose, pela possibilidade de hipoglicemia. Seus efeitos adversos são náuseas, diarreia ou constipação, dor abdominal, azia, redução do apetite. O uso de análogos do GLP-1 foi relacionado com o risco de pancreatite.

Os análogos das incretinas (GLP-1) podem afetar a absorção de outros medicamentos orais administrados ao paciente, pelo prolongamento do esvaziamento gástrico que causam. O uso de análogos de incretinas em conjunto com anticoagulantes (varfarina), digoxina, paracetamol, anticoncepcionais orais, lisinopril, deve ser acompanhado com cuidado.

Tabela 8.2 Mecanismo de ação e características principais dos antidiabéticos orais e análogos de incretinas (injetáveis).

Grupos	Fármacos	Mecanismo de ação	Características
Sulfonilureias	1ª Geração Clorpropamida (ação lenta) 2ª Geração Glibenclamida Gliclazida Glimepirida Glipizida	• ↑ a liberação da insulina pelo pâncreas • ↓ a captação da insulina pelo fígado (tornando-a "mais disponível" para ser utilizada)	• Uso no DM2 em não obesos • Maior risco de hipoglicemia • Maior possibilidade de interações com outros fármacos de alta taxa de ligação a proteínas (risco de hipoglicemia)
Biguanida	Metformina	• ↑ a sensibilidade à insulina nos tecidos • ↓ a absorção da glicose no intestino • ↓ glicose no sangue	• No DM2, para obesos e pacientes com sobrepeso • No ↑ de LDL-colesterol e triglicerídeos • Menor risco de hipoglicemia
Inibidor da glicosidase	Acarbose	• Inibe a enzima alfaglicosidase, que degrada os carboidratos • ↓ a glicemia após as refeições	• No DM2, assoc. às sulfonilureias ou metformina – controle da glicemia pós-prandial • Produz flatulência e distensão abdominal
Tiazolidinadiona	Pioglitazona	• ↑ a captação da glicose nos tecidos • ↓ a glicogenólise hepática • ↓ glicose no sangue	• No DM2, como monoterapia ou associação • Risco de hipoglicemia • Risco de retorno da ovulação em mulheres na pré-menopausa
Análogos da meglitinida	• Repaglinida • Nateglinida	• ↑ a liberação da insulina pelas células beta do pâncreas	• No DM2, como monoterapia ou associação • Risco de hipoglicemia • Risco para cardiopatas

continua >>

>> *continuação*

Tabela 8.2 Mecanismo de ação e características principais dos antidiabéticos orais e análogos de incretinas (injetáveis).

Grupos	Fármacos	Mecanismo de ação	Características
Gliptinas	• Alogliptina • Linagliptina • Saxagliptina • Sitagliptina • Vildagliptina	• ↑ a atividade das incretinas (hormônios que estimulam a secreção de insulina após alimentação)	• No DM2, como monoterapia ou associação • Vigiar função renal e uso em gestantes e idosos • Risco de hipoglicemia • Risco de pancreatite e dores articulares, e cuidado em relação a pacientes com cardiopatias
Análogos de incretinas	• Dulaglutida • Exenatida • Liraglutida • Lixisenatida • Semaglutida	• ↑ a liberação de insulina em resposta à ingestão de alimentos, pela ligação aos receptores GLP-1 (hormônio incretina endógeno)	• No DM2, como monoterapia ou associação • Podem alterar a ação de outros medicamentos usados em conjunto, por tornarem mais lento o esvaziamento gástrico • Entre os efeitos adversos: risco de pancreatite
Inibidores de cotransportadores da reabsorção da glicose nos rins (inibidores de SGLT-2, vistos a seguir, no item 8.7.4)	• Canagliflozina • Dapagliflozina • Empagliflozina	Inibição da reabsorção da glicose nos rins, pela inibição dos receptores de SGLT 2: aumento da excreção de glicose na urina	• No DM2 • Podem levar à perda de peso e queda da PA • Podem aumentar infecções urinárias e genitais, e levar à perda excessiva de água • Cautela e monitoramento continuado se houver risco de cetoacidose, doenças agudas e doença pancreática, (como a pancreatite).

8.7.4 Fármacos recentes: inibidores da reabsorção da glicose pelos rins

Outra nova classe de fármacos de uso oral introduz um mecanismo de ação diferente, em relação aos fármacos em uso. Reduz a glicemia independentemente da secreção ou ação da insulina – age impedindo a reabsorção da glicose nos rins.

No indivíduo saudável, a maior parte da glicose filtrada é reabsorvida pelos rins, e volta para a circulação; apenas a mínima parte é excretada na urina, sendo essa reabsorção controlada pelos transportadores SGLT tipo 1 (SGLT1) e SGLT2, sigla em inglês para "cotransportadores de sódio-glicose tipo 1 e 2", respectivamente. Sua ação (principalmente do SGLT2, foco dessa nova classe de fármacos) é "devolver" a glicose para a corrente sanguínea.

Os novos fármacos inibem os cotransportadores – a glicose não é reabsorvida, sendo eliminada pela urina (glicosúria), aumentando a excreção de água (efeito diurético, que ocorre para auxiliar a eliminação da glicose). Pode haver redução da pressão arterial e discreta perda de peso, pela redução de calorias devida à glicose eliminada.

Esquematizando:

Inibição dos receptores de SGLT2 nos rins ———► Glicosúria ———►
———► A glicose no sangue é reduzida ———► **Queda da glicemia**

Estes fármacos – canagliflozina (Invokana®), dapagliflozina (Forxiga®) e empagliflozina (Jardiance®) – destinam-se ao tratamento do DM2, têm baixa possibilidade de causar hipoglicemia e não induzem ganho de peso (podem até causar perda). Apresentam ação diurética (para a expulsão da glicose é necessária a água, daí o maior volume eliminado) e podem levar à queda de volume intravascular e queda da PA (no caso de paciente com risco de depleção de volume, deve-se reduzir a dose ou não usar esse tipo de fármaco).

Os inibidores SGLT-2 podem ser utilizados, no DM2, em conjunto com outros fármacos e com insulina. Aumentam, no entanto, o risco para infecções genitais e do trato urinário. Como seu mecanismo de ação é dependente da função renal, não devem ser utilizados na insuficiência renal moderada a grave. Seu uso por pacientes com risco de doença pancreática (como a cetoacidose) requerem monitoramento cuidadoso ou interrupção do tratamento com fármacos deste grupo.

9

Fármacos Cardiovasculares – na Hipertensão, Insuficiência Cardíaca, Arritmias

9.1 O QUE É PRESSÃO ARTERIAL (PA)?

A pressão arterial (PA) é a pressão que o sangue exerce na parede interna dos vasos sanguíneos. Graças a essa força, o sangue pode continuar circulando, para alimentar órgãos e tecidos.

O desenho a seguir esquematiza um segmento de artéria. A pressão exercida pelo sangue (mostrada pela seta) contra as paredes das artérias é a pressão arterial (PA), essencial para a manutenção da vida, mas que deve ser mantida dentro de certos limites.

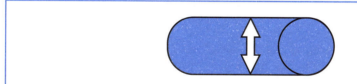

E por que, quando avaliamos uma medida de PA, relatamos dois números (p. ex., "12 por 8")? Por que também vemos a medida da pressão ligada a "milímetros de mercúrio" – ou Hg, que é o símbolo desse metal?

Comecemos pelo coração: o coração é uma bomba muscular responsável por enviar o sangue para os pulmões (onde recebe oxigênio) e para todo o corpo (para fornecer nutrientes e oxigênio ao organismo, e retirar os resíduos do metabolismo). A cada batimento cardíaco, um determinado volume de sangue é enviado para os vasos sanguíneos, exercendo uma força contra as paredes desses vasos, que são elásticos, e "empurram" o sangue para que ele siga em frente e possa alcançar locais distantes, como as pontas dos pés (Figura 9.1).

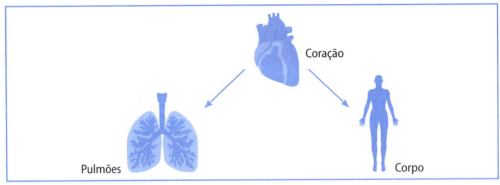

Figura 9.1 O coração bombeia o sangue para os pulmões e para todo o corpo.

A força (ou pressão exercida) é máxima nas artérias no momento em que o coração se contrai para bombear o sangue – é chamada de *pressão sistólica* (ou *pressão de contração)*, e corresponde ao número mais alto (p. ex., 12). O valor menor corresponde à pressão existente quando o coração está relaxado, após a contração – é a *pressão diastólica*, ou de *relaxamento* (p. ex., 8). Daí a medida da pressão possuir dois valores. O valor 12 (ou 120) decorre de tal pressão ser equivalente à força exercida por uma coluna padrão de mercúrio com altura de 12 cm, ou 120 mm. Continuando com o nosso exemplo, o valor 8 equivale à força exercida por essa coluna padrão de mercúrio de 8 cm, ou 80 mm.

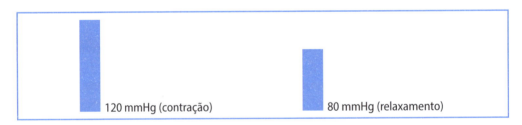

A pressão arterial possui, então, dois valores, que equivalem à força exercida por uma coluna padrão de mercúrio para cada um deles: no exemplo, a maior força (de contração) corresponde à coluna de 120 mm de mercúrio, e a menor (de relaxamento) à coluna de 80 mm de mercúrio. Daí os valores, ditos de modo simplificado "12 por 8".

Em termos de cálculo, a PA é o produto do *débito cardíaco* (DC) pela resistência vascular periférica (RVP). Fica:

$$PA = DC \times RVP$$

Explicando os conceitos:
- Débito cardíaco – quantidade de sangue bombeado pelo coração, por minuto (ou por outro intervalo de tempo) – esse sangue, obviamente, exerce uma *pressão* sobre as paredes dos vasos.
- Resistência vascular periférica – é a dificuldade que o sangue encontra para passar através dos vasos – por sua viscosidade, pela resistência que as paredes dos vasos oferecem e pela *volemia*, que é a quantidade de sangue circulante (se a volemia cai (como no caso de uma hemorragia), a pressão, é claro, também cai).

9.1.1 Por que é necessário o controle da pressão arterial?

A manutenção da pressão arterial é de extrema importância, e para isso, o organismo dispõe de vários sistemas fisiológicos de controle, ou seja, meios próprios para garantir que a pressão se mantenha dentro de valores adequados, e a alimentação e oxigenação dos tecidos possam ser asseguradas.

A elevação da PA, acima dos níveis considerados normais (*hipertensão arterial sistêmica – HAS*), levará a danos cardiovasculares e outras doenças, como acidente vascular cerebral, diabetes, doença renal, dano à retina.

As autoridades em saúde estabeleceram valores da PA e sua classificação, segundo o nível de gravidade. A Tabela 9.1 relata os valores e sua classificação, de acordo com o Departamento de Hipertensão Arterial da Sociedade Brasileira de Cardiologia (DHA-SBC), Sociedade Brasileira de Hipertensão (SBH) e Sociedade Brasileira de Nefrologia (SBN).

Tabela 9.1   Classificação da pressão arterial (medida casual, maiores de 18 anos)

Classificação	PAS (mmHg)	PAD (mmHg)
Ótima	< 120	< 80
Normal	120-129	80-84
Pré-hipertensão	130-139	85-89
HA (Estágio 1)	140-159	90-99
HA (Estágio 2)	160-179	100-109
Hipertensão (Estágio 3)	≥ 180	≥ 110

HA: hipertensão arterial; PA: pressão arterial; PAS: pressão arterial sistólica; PAD: pressão arterial diastólica. *A classificação é definida de acordo com a PA no consultório e pelo nível mais elevado de PA, sistólica ou diastólica. **A HA sistólica isolada, caracterizada pela PAS ≥ 140 mmHg e PAD < 90 mmHg, é classificada em 1, 2 ou 3, de acordo com os valores da PAS nos intervalos indicados. ***A HA diastólica isolada, caracterizada pela PAS < 140 mmHg e PAD ≥ 90 mmHg, é classificada em 1, 2 ou 3, de acordo com os valores da PAD nos intervalos indicados.

Fonte   Diretrizes Brasileiras de Hipertensão Arterial – 2020.

9.1.2 Principais causas da hipertensão arterial e fatores de risco

A HA é caracterizada por elevação persistente da pressão arterial (PA), ou seja, PA sistólica (PAS) maior ou igual a 140 mmHg e/ou PA diastólica (PAD) maior ou igual a 90 mmHg, medida com a técnica correta, em pelo menos duas ocasiões diferentes, na ausência de medicação anti-hipertensiva.

Em certos casos, existe uma causa identificada para a HAS, que pode ser revertida com o manejo adequado (medicamentoso ou cirúrgico). Dentre essas causas, o aldosteronismo primário (excesso de produção de aldosterona pelo córtex da suprarrenal), síndrome de Cushing (presença de altos níveis de corticoides no organismo, seja por medicamentos ou pela produção excessiva de cortisol), feocromocitoma (tumor que ocorre, geralmente, nas glândulas adrenais, e causa produção excessiva de catecolaminas – como a adrenalina – levando ao aumento da PA), lesões renovasculares (nas artérias renais), ou problemas induzidos por fármacos.

No entanto, maior parte dos casos, a HAS não apresenta uma causa facilmente identificável, sendo conhecida como *hipertensão essencial, ou hipertensão primária*; nessa condição, torna-se mais difícil descobrir quais mecanismos de regulação estão contribuindo para a elevação da PA. Esse tipo de hipertensão não tem cura, e deve manter-se controlada.

> A hipertensão é mais comum em pessoas de meia-idade e idosas, mas também é encontrada em crianças e adultos jovens.

Os principais fatores que trazem risco de elevação da PA são os seguintes:

- Fatores genéticos – a prevalência da HA é maior em indivíduos de cor não branca. No Brasil, a miscigenação é muito grande, mas não se conhece com exatidão o seu impacto sobre a pressão arterial. A predisposição genética à hipertensão se torna mais evidente se os fatores que estão relacionados a seguir não estiverem controlados.
- Idade – com o aumento da idade, a hipertensão torna-se mais frequente, devido ao enrijecimento progressivo e à perda de complacência das grandes artérias (perda da quantidade de sangue que pode ser acomodado em cada região do vaso).
- Obesidade – muitos estudos clínicos já demonstraram a normalização da PA, após a perda de peso.
- Dislipidemias – aumento de *lipoproteínas* (gorduras) no sangue, em especial as *lipoproteínas de baixa densidade* (*LDL*), ricas em colesterol, contribuem para a HA.
- Dieta inadequada – gorduras de origem animal, consumo exagerado de cloreto de sódio (sal de cozinha) e bebidas alcoólicas; ingestão calórica maior do que o gasto do organismo; cabe destacar que o consumo excessivo de sódio é um dos principais fatores de risco modificáveis (fator de risco que pode ser reduzido) para a prevenção e o controle da HA e das doenças cardiovasculares.
- Sedentarismo – indivíduos sedentários possuem, de acordo com estudos em diferentes populações, aumento no débito cardíaco e na resistência vascular periférica (justamente os dois fatores que concorrem para o aumento da PA).
- Tabagismo – mais de 4 mil componentes já foram identificados na fumaça do cigarro: no entanto, a *nicotina* e o *monóxido de carbono* (CO) são considerados os dois maiores responsáveis pelos acidentes cardiovasculares em fumantes hipertensos.
- Apneia obstrutiva do sono (AOS) – existem fortes evidências de que a AOS leva ao aumento da HA, e ao aumento do risco para HA resistente. Essa relação parece se acentuar para os indivíduos do sexo masculino e caucasianos (de cor branca).
- Menopausa – após a menopausa aumenta o risco de hipertensão arterial, já que o estrogênio, hormônio feminino, decresce nessa fase. O estrogênio é importante para a proteção cardiovascular.

> O aumento da PA, em geral, não apresenta sintomas, mas pode lesar órgãos-alvo, especialmente o coração. Não pode ser considerada normal a situação em que o indivíduo, com PA de 18/10, por exemplo, diga que "sua pressão é assim mesmo".

9.2   O TRATAMENTO DA HIPERTENSÃO ARTERIAL

A maioria dos pacientes hipertensos necessitará de fármacos, além das modificações do estilo de vida, para o controle da PA.

Para o tratamento inicial da hipertensão, pode ser introduzido um único fármaco (monoterapia). No entanto, a maioria dos pacientes necessita de mais de um fármaco para obter o controle adequado. Se forem utilizados dois ou mais, cada um deve atuar por um mecanismo diferente. Por exemplo, se for usado um diurético, o segundo (e terceiro, se necessário) fármaco deverá atuar por outros mecanismos de ação. Na maioria dos casos, o diurético, que aumenta a excreção de sais – principalmente sódio – e em consequência, de água, deve ser incluído em qualquer tratamento que empregue mais de um anti-hipertensivo. O uso de mais de um medicamento permite, em geral, a redução das doses e dos efeitos adversos dos mesmos.

Para garantir a adesão ao tratamento, espera-se que o medicamento anti-hipertensivo seja eficaz por via oral, necessite de poucas administrações diárias (preferivelmente uma), seja iniciado na menor dose efetiva possível (que pode ser aumentada gradativamente – quanto maior a dose, maior a possibilidade de efeitos adversos), e seja seguro, em conformidade com a legislação sanitária vigente.

Os fármacos anti-hipertensivos são divididos em grupos, conforme seu local e seu mecanismo de ação.

As principais classes de fármacos para o controle da hipertensão incluem: diuréticos (DIU), bloqueadores dos canais de cálcio (BCC), inibidores da enzima conversora de angiotensina (IECA), bloqueadores dos receptores da angiotensina II (BRA) e betabloqueadores (BB). Existem outras classes de fármacos, como os alfabloqueadores, simpatolíticos de ação central, antagonistas da aldosterona e vasodilatadores diretos, mas tais grupos estão mais associados a eventos adversos, e são utilizadas quando não há um controle efetivo da PA com as classes principais anteriormente citadas.

O tratamento da hipertensão sempre será individualizado, e a terapia inicial considera as características gerais dos fármacos, as condições individuais do paciente (doenças pre-existentes, lesões em órgãos-alvo), bem como as condições socioeconômicas do paciente, para que seja possível o seguimento do tratamento.

Na monoterapia inicial, as classes de anti-hipertensivos mais utilizadas são os DIU tiazídicos, BCC, IECA e BRA. Os BB podem ser utilizados em monoterapia em certos casos, mas é mais comum sua utilização em associação.

A seguir, vamos abordar o modo de ação e as características principais de cada grupo.

9.3   FÁRMACOS QUE AGEM NO SISTEMA RENINA-ANGIOTENSINA--ALDOSTERONA (SRAA)

Esse primeiro grupo de fármacos a ser estudado age pelo relaxamento da musculatura lisa vascular: com os vasos mais "relaxados", a pressão exercida sobre eles pelo sangue é menor. Os fármacos que agem sobre o SRAA também diminuem o volume sanguíneo, pela queda da retenção de sódio e água, com consequente queda do débito cardíaco e da resistência vascular periférica: eles são os *inibidores da enzima conversora de angiotensina (IECA)*, os *inibidores dos receptores da angiotensina II (BRA)*, e os *inibidores da renina.*

Para explicá-los, vamos abordar brevemente o *Sistema Renina-Angiotensina-Aldosterona* (*SRAA*) que, atuando em conjunto com o *sistema nervoso simpático*, é responsável pelo controle, a longo prazo, da pressão arterial.

9.3.1 O Sistema Renina-Angiotensina-Aldosterona (SRAA) e o sistema nervoso simpático na regulação da pressão arterial

Os rins secretam no sangue a *renina*, enzima que atua em resposta a vários estímulos fisiológicos, quando há necessidade de aumento da PA. A renina atua sobre o *angiotensinogênio* (proteína produzida principalmente no fígado) e o converte a *angiotensina I*, que é transformada, pela *ECA* em *angiotensina II*, vasoconstritora potente.

Além da vasoconstrição, a angiotensina II aumenta a liberação de noradrenalina pelo sistema nervoso simpático, reforçando a vasoconstrição e aumentando a força de contração do coração. Também ocorre reabsorção de sódio e água, pelo aumento da secreção do hormônio *aldosterona (ver a seguir)* – e com maior volume plasmático tem-se, em consequência, elevação da PA.

Voltando à ECA, ela é encontrada nos vasos sanguíneos, coração, pulmões, cérebro, rins e músculo estriado. A ECA degrada (decompõe) também as *cininas* (polipeptídeos vasodilatadores), inclusive a *bradicinina* (*Capítulo V, Anti-inflamatórios*). As cininas são responsáveis por alguns efeitos adversos dos fármacos anti-hipertensivos inibidores da ECA

A *aldosterona*, um hormônio corticoide (mineralocorticoide), é produzida no *córtex das suprarrenais* e liberada pelo estímulo da angiotensina II (Figura 9.2). Esse hormônio promove a reabsorção do sódio e água, e a excreção de potássio.

A finalidade dessa reabsorção é a manutenção do volume de líquido circulante (volemia), com aumento da pressão arterial.

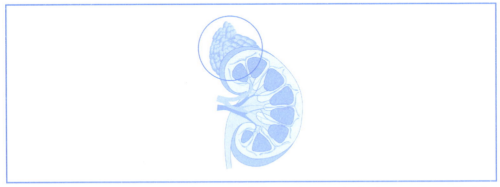

Figura 9.2 As suprarrenais (uma delas assinalada na figura acima) são pequenas glândulas situadas acima dos rins, onde são sintetizados hormônios como a aldosterona e o cortisol (no córtex, parte externa) e adrenalina, na medula, parte interna das glândulas.

O *sistema nervoso simpático* (SNS) também é importante para a regulação da pressão arterial: se houver queda da PA, é ativado o *sistema barorreceptor*, responsável pelo ajuste rápido e momentâneo da pressão – por exemplo, quando se passa da posição deitada para a postura em pé. Esse sistema aumenta a atividade simpática (com a liberação de noradrenalina), levando a uma *vasoconstrição*, que aumenta a resistência vascular periférica, aumentando assim, a PA. O SNS também colabora para a liberação de *renina* pelo rim (como vimos, a renina é diretamente responsável pela produção da *angiotensina II*, potente vasoconstritora).

Todos esses mecanismos concorrem para manter a pressão arterial (e com ela, os mecanismos necessários à manutenção da vida)**;** mas quando a pressão está aumentada além dos valores considerado normais, busca-se inibir tais mecanismos, para que ela seja reduzida, permanecendo dentro dos valores aceitáveis.

O esquema a seguir mostra como atua o SRAA e sua relação com o SN simpático, na regulação da PA (Figura 9.3).

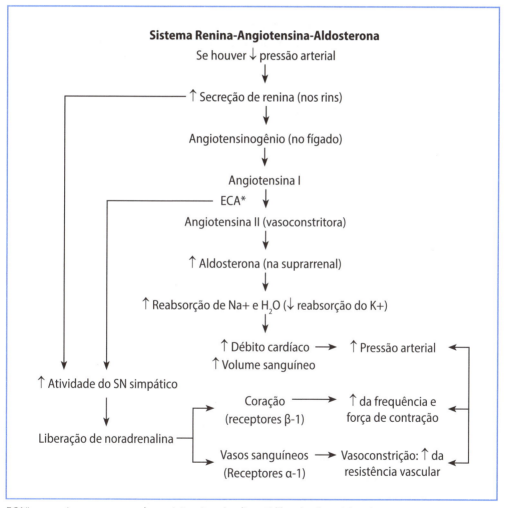

ECA*, ou enzima conversora da angiotensina, é a dipeptidil carboxipeptidase I
Fonte   Baseada em Korolkovas, A., 2014-2015.

Figura 9.3   Regulação da PA pelo SRAA, e a relação desse com o SN simpático.

9.3.2 Inibidores da ECA (IECA)

Os fármacos que inibem a ação da ECA reduzem, com a inibição da enzima, a conversão da angiotensina I para angiotensina II (vasoconstritora, como foi visto). Como é possível visualizar na Figura 9.4, reduzem também a aldosterona na circulação (pois a liberação da aldosterona é estimulada pela angiotensina II). Ocorre, com a inibição da ECA, o aumento da renina e da angiotensina I. Os Inibidores da ECA promovem, portanto, *vasodilatação* (e com ela, a queda da PA), devido:

- À redução da angiotensina II, vasoconstritora.
- À redução da aldosterona e maior excreção de sódio e água.
- À redução da atividade do SN simpático.
- Ao acúmulo de *cininas vasodilatadoras* (como a *bradicinina*), que seriam degradadas pela ECA, inibida pelo uso desse grupo de fármacos.

O acúmulo de cininas, ao mesmo tempo em que contribui para a ação vasodilatadora (e queda da PA), também provoca muitos dos efeitos adversos desses fármacos, que serão comentados adiante.

A excreção dos inibidores da ECA é feita principalmente pela urina, e em menor porcentagem, pela via fecal.

Esquematizando a ação dos inibidores da ECA (IECA) (Figura 9.4).

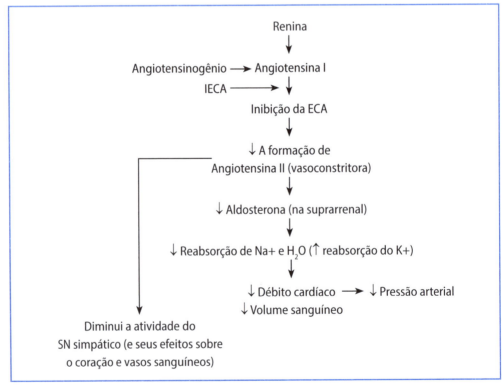

Fonte Baseada em Korolkovas, A., 2014-2015.

Figura 9.4 Ação dos IECA no SRAA.

A maioria dos IECA são *pró-fármacos*, que liberam o composto ativo no organismo (Tabela 9.2). Apenas o *captopril* e o *lisinopril* não são pró-fármacos – são administrados já como fármacos ativos. Os nomes genéricos dos pró-fármacos terminam com *pril*; os dos fármacos ativos terminam por *prilate*. Exemplo:

Tabela 9.2 Inibidores da ECA (IECA) – pró-fármaco e fármaco na sua forma ativa

Pró-fármaco	Fármaco ativo
Enalapril	Enala*prilate*
Perindopril	Perindo*prilate*
Ramipril	Rami*prilate*

Os IECA podem ser utilizados como fármacos únicos no controle da PA, e também são frequentemente usados em conjunto com diuréticos.

Os representantes mais utilizados dos IECA são: captopril (Captosen®), enalapril (Renitec®), benazepril (Lotensin®), cilazapril (Vascase®), lisinopril (Zestril®), perindopril (Coversyl®), ramipril (Naprix®).

IECA e proteção renal

Os IECA são úteis no controle da hipertensão nos pacientes diabéticos, devido ao seu papel nefroprotetor (pois auxiliam na redução da pressão no interior dos glomérulos renais – e o diabetes é uma condição que favorece a hipertensão glomerular). A pressão aumentada no glomérulo pode levar à deterioração da função renal, daí a necessidade de manter o controle.

No DM1 os IECA reduzem a velocidade de progressão da insuficiência renal e diminuem a excreção renal de proteínas (sinal de lesão renal), mesmo se não houver redução dos níveis da PA. O efeito protetor dos IECA mostrou-se eficaz também na prevenção de danos renais e na proteção cardiovascular de indivíduos com DM2. A queda da pressão no rim ajuda a reduzir o avanço da insuficiência renal, tornando-os importantes para os pacientes hipertensos, especialmente para aqueles que apresentam nefropatia diabética.

> Recordando: os glomérulos renais são as unidades filtrantes dos rins – são estruturas formadas por capilares, envoltos por uma membrana, a cápsula de Bowman – no interior dessas estruturas ocorre a filtração do sangue e a excreção dos resíduos, que serão retirados do organismo por meio da urina.

Os inibidores da ECA são bem tolerados; a seguir, são descritos os principais efeitos adversos que podem ocorrer com seu uso:

Efeitos adversos

- Hipotensão (queda acentuada da pressão arterial).

- Hiperpotassemia (excesso de potássio), ao mesmo tempo em que causam maior excreção de sódio, pela inibição da secreção da aldosterona.
- Acúmulo de cininas (mediadores da inflamação, especialmente a bradicinina); se isso ocorrer, manifestam-se sintomas irritativos ou alérgicos, já que a ECA, que degrada as cininas, está inibida. Assim, tosse seca é um dos efeitos adversos mais comuns; já angioedema (inchaço) das extremidades, face, língua, laringe, bem como exantema (erupções na pele), febre e dores nas articulações, são bem menos comuns.
- Redução de glóbulos brancos do sangue (neutropenia ou agranulocitose).
- Alterações da *libido* (desejo sexual), da frequência urinária, e priapismo (ereção persistente e dolorosa).
- Astenia (fraqueza), boca seca, tonturas, náuseas.

Interações medicamentosas mais comuns dos IECA

- Com outros fármacos que possam causar hipotensão (álcool, diuréticos outros anti--hipertensivos), pode haver queda adicional na pressão arterial.
- Anti-inflamatórios não esteroidais e corticoides podem reduzir sua ação anti-hipertensiva, bem como os estrogênios (esses últimos, pela retenção de líquido que podem causar).

> Os anti-inflamatórios inibem as COX (cicloxigenases), enzimas que promovem a síntese de prostaglandinas vasodilatadoras a partir do ácido araquidônico – a vasodilatação auxilia no controle da PA, e sua inibição pelos anti-inflamatórios pode causar o aumento da mesma, especialmente em pacientes já hipertensos.

- Simpatomiméticos (fármacos que imitam a ação do sistema nervoso simpático, como a efedrina e o salbutamol) podem reduzir o efeito anti-hipertensivo dos IECA.
- Antiácidos podem diminuir sua biodisponibilidade, reduzindo sua resposta.
- Diuréticos poupadores de potássio, ciclosporina, medicamentos contendo potássio, substitutos do sal, podem causar hipercalemia (hiperpotassemia).
- Os IECA podem causar aumento na concentração e na toxicidade do lítio.

Contraindicações – esse grupo não deve ser utilizado na gravidez (pelo risco de complicações para o feto) e lactação.

Algumas características dos principais IECA

Captopril (Captosen®) – foi o primeiro IECA introduzido no mercado, sendo considerado um inibidor da ECA de primeira geração. Não é pró-fármaco. Sua absorção é reduzida na presença de alimentos, por isso deve ser administrado uma hora antes das refeições.

A duração da ação do captopril é menor do que a de outros IECA – daí a necessidade de administração de duas a três vezes ao dia.

É o único desse grupo que possui um átomo de enxofre (S) na molécula, e talvez o enxofre contribua para a maior incidência de tosse com o uso do captopril, em comparação aos IECA de segunda geração.

O captopril foi desenvolvido a partir das pesquisas de um cientista brasileiro, Dr. Sérgio Henrique Ferreira, a partir do veneno da cobra *Bothrops jararaca* (sim, a cobra jararaca!). Tal descoberta deu início a um novo grupo de fármacos anti-hipertensivos, e o merecido reconhecimento ao Dr. Ferreira (Figura 9.5).

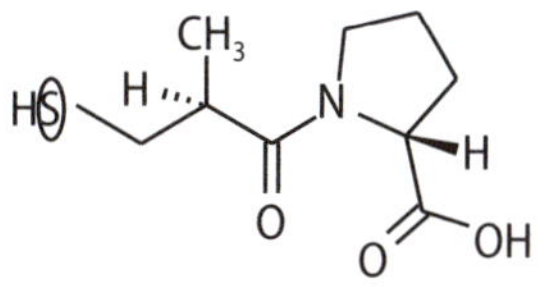

Fonte   Adaptada de Larini, L., 2008.

Figura 9.5   Estrutura molecular do captopril: assinalado o átomo de enxofre presente na molécula, em parte responsável pela maior incidência de tosse, em relação aos IECA de segunda geração.

Enalapril (Renitec®) – foi o segundo fármaco inibidor da ECA a ser introduzido no mercado. É um pró-fármaco, e após sua absorção, converte-se na forma ativa no fígado, o *enalaprilate* (Figura 9.6), mais ativo e com ação mais duradoura que o captopril.

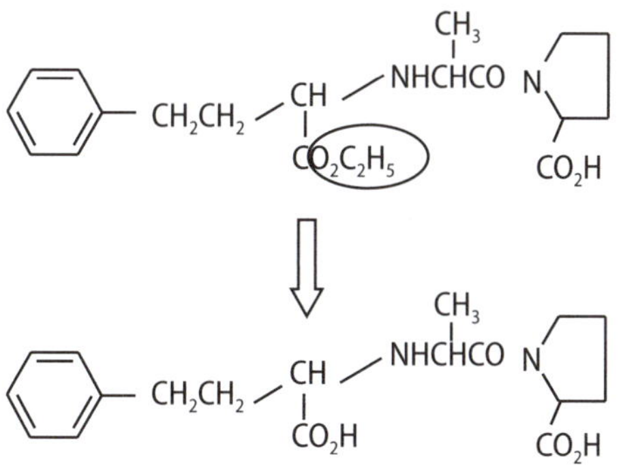

Fonte   Adaptada de Larini, L., 2008.

Figura 9.6   Fórmulas estruturais do enalapril (acima) e do enalaprilate, forma ativa do fármaco. Após hidrólise, o pró-fármaco converte-se na forma diácida ativa. Assinalado o local onde ocorre a hidrólise, para conversão à forma ativa.

O enalapril/enalaprilate é excretado principalmente pela urina. Pode ser administrado em uma única tomada diária, sua absorção é pouco alterada pela ingestão de alimentos. Idosos e diabéticos poderão ter a concentração do enalaprilate aumentada, sendo necessário o acompanhamento cuidadoso desses pacientes. É excretado principalmente pela urina, e necessita de redução de dose na insuficiência renal.

Cilazapril (Vascase®) – um dos mais potentes inibidores da ECA, dentre os de segunda geração (dez vezes mais potente que o captopril e cinco vezes mais que o enalaprilate); a forma ativa é o *cilazaprilate*. Possui alta afinidade pela ECA, e dissocia-se lentamente do receptor: em consequência, tem duração mais prolongada. Sua excreção ocorre pela urina; na insuficiência renal, pode ser necessária redução da dose.

Lisinopril (Zestril®) – não é pró-fármaco (como o captopril, já é o fármaco ativo). Bem tolerado por pacientes diabéticos. Sua excreção ocorre pela urina, de maneira inalterada. Administrado uma vez ao dia, as doses devem ser reduzidas no caso de insuficiência renal.

Perindopril (Coversyl®) – o fármaco ativo (*perindoprilate*) é lipossolúvel e possui ação prolongada, sendo um potente inibidor da ECA. É eliminado exclusivamente por excreção urinária, sendo necessário o ajuste de dose na insuficiência renal. É capaz de produzir efeito anti-hipertensivo adequado durante 24 horas, com uma única dose diária.

Ramipril (Naprix®) – derivado do enalapril, é um pró-fármaco: a forma ativa é o *ramiprilate*. É um anti-hipertensivo potente, com ação por 24 horas (uma dose diária). Inibe o Sistema Renina-Angiotensina-Aldosterona tanto nos vasos sanguíneos como nos tecidos, o que permite efeito protetor aos órgãos de risco na síndrome hipertensiva (coração, parede vascular, rins e cérebro). Em pacientes com doença renal, deve haver acompanhamento cuidadoso da utilização.

9.3.3 Bloqueadores de receptores da angiotensina II (BRA)

A angiotensina II exerce sua ação por meio de dois tipos de receptores: os *receptores AT1* e os *AT2*. Os receptores AT1 são do tipo RAPG (*receptores acoplados à proteína G*), e estão amplamente distribuídos no organismo: tecidos vascular e cardíaco, rins, fígado, trato gastrintestinal, pulmões, SNC e no córtex das glândulas suprarrenais, ou adrenais – onde ocorre a síntese da aldosterona.

Os receptores AT2 não são encontrados em grande número no indivíduo adulto, e não parecem ter relação significativa com a redução da pressão arterial.

A atividade da angiotensina II ocorre pela interação com os receptores AT1 promovendo o aumento da aldosterona e reabsorção de sódio, e também o aumento da atividade simpática, com liberação de noradrenalina – esses eventos contribuem para o aumento da PA, conforme esquema a seguir:

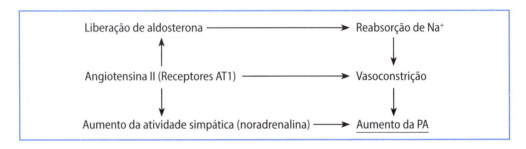

Os bloqueadores, ou inibidores de receptores da angiotensina II (ou simplesmente bloqueadores da angiotensina II) ligam-se aos receptores AT1 da angiotensina, não interferindo com a ECA. O bloqueio dos receptores AT1 reduz o efeito fisiológico da angiotensina II, com a vantagem de não interferir na degradação normal da bradicinina (por não haver a inibição da ECA, já que os BRA atuam diretamente na angiotensina II). Dessa maneira, os BRA reduzem a incidência de tosse e outros efeitos adversos causados pela inibição dessa enzima (ECA).

> Os fármacos bloqueadores da angiotensina II podem ser utilizados em uma única tomada diária, para o controle da pressão arterial. São também indicados como alternativa aos pacientes que não toleram os efeitos adversos dos inibidores da ECA, especialmente tosse e manifestações alérgicas.

Com alta afinidade pelos receptores AT1, os fármacos do grupo possuem comportamento semelhante. As apresentações comerciais podem estar associadas com um diurético (*hidroclorotiazida*), ou outro fármaco anti-hipertensivo (mas com mecanismo diferente – por exemplo, *um inibidor de canais de cálcio, o anlodipino*).

Os BRA, como os IECA, são nefroprotetores (protetores dos rins) no paciente com DM2, portador de doença renal já estabelecida ou no início.

Todos os bloqueadores de angiotensina II possuem alta taxa de ligação às proteínas plasmáticas, e são excretados em parte pelas fezes e em parte, pela urina.

Os componentes desse grupo são losartana (Cozaar®), candesartana (Atacand®), irbesartana (Aprovel®), olmesartana (Benicar®), telmisartana (Micardis®), valsartana (Diovan®).

Efeitos adversos e interações dos BRA

- Os fármacos desse grupo são bem tolerados: os efeitos adversos mais comuns são cefaleia, tontura e fadiga (além da possível hipersensibilidade, que nunca pode ser descartada).
- Como todos os fármacos que atuam sobre o Sistema Renina-Angiotensina-Aldosterona, não devem ser utilizados durante a gravidez.
- Da mesma maneira que os IECA, os BRA podem causar hipercalemia, especialmente na presença de insuficiência renal.
- Assim como para os IECA, deve haver cautela com a administração conjunta com *diuréticos poupadores de potássio* (que conservam o potássio no organismo), e alimentos ricos em potássio, pelo risco, já citado, de *hipercalemia* (aumento do potássio no sangue). Isso porque, com a inibição da angiotensina II, a secreção da aldosterona é reduzida, com consequente redução da reabsorção do Na^+: a eliminação do sódio *aumenta* e a do potássio, *diminui* (Ver Item 9.3.1, esquema Sistema Renina-Angiotensina-Aldosterona).
- Outros medicamentos anti-hipertensivos podem aumentar seus efeitos, causando hipotensão; medicamentos adrenérgicos (simpatomiméticos) e AINEs podem reduzir o efeito anti-hipertensivo.

Algumas características dos inibidores de receptores da angiotensina II

Losartana (Cozaar®) – foi o primeiro do grupo a ser comercializado, e hoje o de custo mais acessível. Sua ação pode durar 24 horas, sendo utilizado em dose única diária. Sofre extenso efeito de primeira passagem pelo sistema citocromo P450, no fígado. A concentração plasmática da losartana desaparece após 10 horas, enquanto seu metabólito ativo (10 a 40 vezes mais potente que o fármaco inicial, e responsável pela maior parte de sua atividade farmacológica) pode estar presente durante 24 horas. É excretado principalmente pelas fezes (60%) e urina (cerca de 30%).

Candesartana (Atacand®) – administrado na forma de pró-fármaco inativo, a *candesartana cilexetila*, é rapidamente convertido por hidrólise (durante a absorção intestinal) no composto ativo candesartana. Esse se liga fortemente ao receptor AT1 e se desprende lentamente do mesmo, o que proporciona ação anti-hipertensiva prolongada. Pode causar aumento da ureia e creatinina no sangue, nos pacientes com estenose (estreitamento) da artéria renal, com risco de dano ao rim.

Irbesartana (Aprovel®) – possui elevada potência, seletividade para os receptores AT1 e duração de ação prolongada; é utilizado em dose única diária. Sofre biotransformação hepática. É eliminado pelas vias hepática e renal, e não é necessário o ajuste de dose em pacientes idosos ou com insuficiência hepática ou renal (leve ou moderada).

Olmesartana (Benicar®) – administrado como pró-fármaco, a *olmesartana medoxomila*, é hidrolisado para olmesartana (composto biologicamente ativo) durante a absorção pelo trato gastrintestinal. Possui efeito anti-hipertensivo cerca de trinta vezes superior ao obtido com a losartana. É utilizado em dose única diária, e se a resposta clínica não for adequada, a dose inicial de 20 mg poderá ser aumentada até 40 mg ao dia, também em única tomada. Doses maiores não fornecem uma melhor resposta anti-hipertensiva.

Do mesmo modo que outros fármacos que afetam o Sistema Renina-Angiotensina--Aldosterona (SRAA), pacientes com estenose (estreitamento) da artéria renal têm risco aumentado de dano aos rins.

Telmisartana (Micardis®) – seu uso é especialmente indicado para pacientes com hipersensibilidade aos inibidores da ECA (quando há presença de tosse, erupções cutâneas, alteração do paladar e redução do apetite). É administrado uma vez ao dia, e a presença de alimentos diminui levemente sua biodisponibilidade.

A telmisartana aumenta os níveis plasmáticos de digoxina, exigindo acompanhamento cuidadoso, no uso simultâneo. Também aumenta a concentração e toxicidade do lítio (antidepressivo). Reduz a concentração da varfarina (anticoagulante), mas esse efeito é pequeno, e não chega a causar alteração nos parâmetros da coagulação.

Valsartana (Diovan®) – estruturalmente semelhante à losartana. Possui absorção rápida, e sua biotransformação é pequena. O efeito anti-hipertensivo manifesta-se até duas semanas após o início da administração, e se a resposta for inadequada, a dose pode ser aumentada até 320 mg (em dose única diária), ou pode ser associado a um diurético.

164 FARMACOLOGIA – COMO AGEM OS MEDICAMENTOS

9.3.4 Inibidores da renina

Esse é o último grupo (composto por apenas um fármaco, o *alisquireno*) com ação no sistema renina angiotensina aldosterona (SRAA). A renina promove a conversão do angiotensinogênio a angiotensina I, como visto no Item 9.3.1.

Com a administração do alisquireno, reduz-se a conversão do angiotensinogênio em angiotensina I, e os níveis da angiotensina II também são reduzidos, não havendo a vasoconstrição devida a essa última. Assim, há queda da PA.

O alisquireno (Rasilez®), inibidor potente e direto da renina, tem como vantagem sobre os IECA e Inibidores da Angiotensina II, não promover o aumento da renina produzido por esses dois grupos (já que a própria renina é inibida). É bem tolerado: edema cutâneo, erupções na pele, diarreia, aumento da enzima renal *creatinofosfoquinase (CPK)*, tonturas, tosse, são as reações adversas mais frequentes, porém com incidência geralmente menor que 1%. Seu uso é contraindicado na gravidez.

O cetoconazol e a cimetidina (inibidores enzimáticos) causam aumento da concentração plasmática do alisquireno. A administração com atorvastatina também aumenta sua concentração plasmática, mas a farmacocinética da atorvastatina não é alterada de modo significativo.

O esquema a seguir mostra os locais onde agem os fármacos que agem no Sistema Renina-Angiotensina-Aldosterona (SRAA).

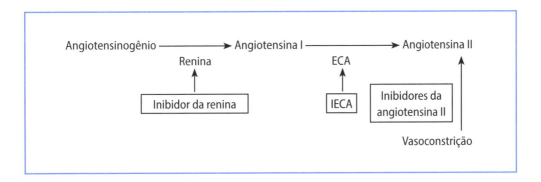

9.4 FÁRMACOS BLOQUEADORES SELETIVOS DOS CANAIS DE CÁLCIO (BCC)

O cálcio é um elemento essencial para diversas atividades celulares. Atua no processo de contração e relaxamento dos músculos lisos, na contração do coração e em vários outros mecanismos para o funcionamento normal do organismo. O cálcio e o fosfato são, além disso, os principais minerais que formam o osso.

No sistema cardiovascular, o cálcio tem papel de destaque no controle do processo *vasoconstrição/vasodilatação*. O influxo (entrada) de Ca^{+2} nas células musculares é considerado o primeiro e mais importante mecanismo responsável pela contração muscular (Figura 9.7). Com o bloqueio dos canais de cálcio, há *inibição do processo de contração*, no músculo liso arterial e no miocárdio (músculo cardíaco).

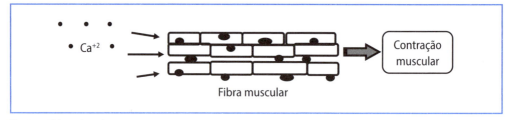

Fonte Elaborada pela autora.

Figura 9.7 O desenho representa o cálcio (como bolinhas pretas) entrando nas células musculares cardíacas ou vasculares pelos canais de Ca^{+2}, e após uma série de eventos no interior das mesmas, ocorre a contração muscular.

O bloqueio do influxo de cálcio pelos fármacos BCC ocasiona redução na concentração de cálcio intracelular: o Ca^{+2} é bombeado para fora das células, e a contração é revertida. As fibras musculares relaxam, com redução da contratilidade do miocárdio, redução da frequência cardíaca, e dilatação das artérias e arteríolas periféricas.

Há diferentes tipos de canais de cálcio que são dependentes de voltagem, mas apenas os canais do tipo L (canais grandes, de longa duração), abundantes no músculo cardíaco e vascular, são afetados pelos BCC, o que contribui para a baixa toxicidade geral desses fármacos.

No coração, o relaxamento do músculo cardíaco pelos BCC pode levar à redução da geração dos sinais do *nódulo sinoatrial* (*SA*, o "marca-passo" do coração) e perda de velocidade da condução no *nódulo atrioventricular (AV)*. Assim, é reduzida a *contratilidade* e o *débito cardíaco* (Figura 9.8).

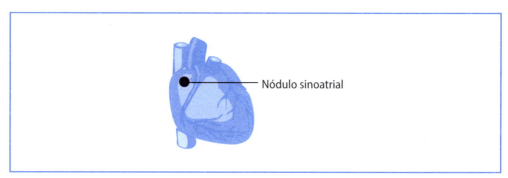

Figura 9.8 Nódulo (nó) sinoatrial (SA) ou sinusal (esquematizado no ponto preto), região do coração que gera sinais elétricos para o controle dos batimentos cardíacos. É o marca-passo natural do coração. Outras estruturas (feixe de His e nódulo atrioventricular – AV) também fazem parte da condução de impulsos elétricos do coração.

Os BCC são utilizados para o tratamento da hipertensão, *angina pectoris*, arritmias cardíacas e outras doenças não cardíacas (doença pulmonar obstrutiva, enxaqueca). A ação antianginosa deve-se à dilatação dos vasos periféricos, e provavelmente, também à dilatação das artérias e arteríolas do coração, o que aumenta o fornecimento de oxigênio para os tecidos cardíacos.

A angina *pectoris* ou angina do peito é um quadro clínico que se manifesta quando o músculo cardíaco não recebe oxigênio suficiente para suprir sua necessidade (isquemia). Alguns dos fatores desencadeantes são: exercício ou emoção intensa, exposição ao ar frio, atividade sexual. Causa dor intensa e sensação de aperto ("estrangulamento") no peito, atingindo também o ombro, pescoço, braço, mão e pode chegar até o estômago. Esses sintomas podem ser confundidos com outros problemas, o que aumenta o perigo de não haver socorro em tempo adequado.

9.4.1 Características dos primeiros bloqueadores de canais de cálcio

Os primeiros fármacos com atividade inibidora dos canais de Ca^{+2} – *verapamil* (Dilacoron®) e *diltiazem* (Cardizem®) – bloqueiam preferencialmente os canais de cálcio *no miocárdio*. Por suas características químicas, são chamados *não diidropiridínicos* (porque não possuem o anel diidropiridínico, que é mostrado na Figura 9.9). São utilizados na hipertensão, angina, isquemia miocárdica (redução da quantidade de sangue nas artérias coronárias), e também como antiarrítmicos.

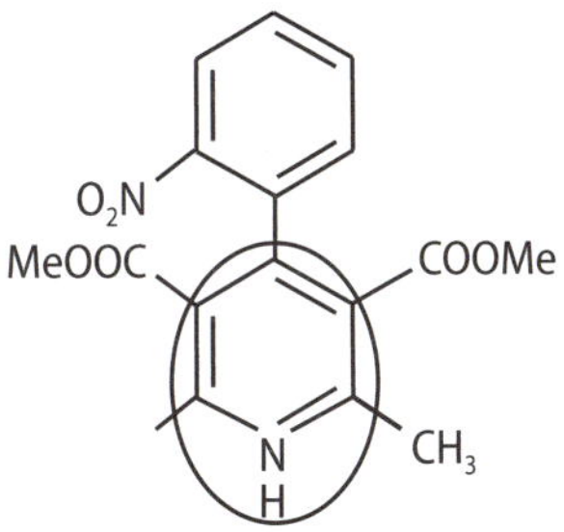

Fonte   Adaptada de Larini, L., 2008.

Figura 9.9   Molécula do nifedipino, bloqueador de canais de Ca^{+2} diidropiridínico. Está assinalado o núcleo diidropiridínico.

O verapamil reduz a *força de* contração do coração (possui *efeito inotrópico negativo*) e a frequência cardíaca (*efeito cronotrópico negativo*). Pode causar bradicardia e hipotensão (que pode ser grave), sendo normalmente contraindicado para pacientes com insuficiência cardíaca.

O diltiazem também exerce efeito inotrópico negativo, mas com menos intensidade que o verapamil.

O verapamil e o diltiazem possuem, como principais *efeitos adversos*, fraqueza, visão borrada, bradicardia (redução da frequência cardíaca), hipotensão grave (queda acentuada da pressão arterial), distúrbios gastrintestinais, e reações dermatológicas.

As doses para ambos os fármacos devem ser individualizadas. As formas de liberação controlada são administradas em uma a duas doses diárias e as tradicionais, mais vezes ao dia.

9.4.2 Bloqueadores de canais de cálcio diidropiridínicos

Os principais bloqueadores que vieram depois são: nifedipino (Adalat®), anlodipino (Norvasc®), lacidipino (Lacipil®), lercanidipino (Zanidip®), manidipino (Manivasc®), nitrendipino (Caltren®).

Esses fármacos são predominantemente *vasodilatadores*: bloqueiam os canais de Ca^{+2} na *musculatura lisa vascular (como vimos, os não diidropiridínicos bloqueiam canais de cálcio no miocárdio)*. Assim, são chamados *diidropiridínicos* devido à sua estrutura química, que apresenta o anel diidropiridínico.

O nifedipino foi o primeiro bloqueador de canais de Ca^{+2} com ação seletiva nos vasos sanguíneos; a partir dele, foram desenvolvidos os outros fármacos *diidropiridínicos*.

A maioria dos BCC possui biodisponibilidade bastante variável: deve haver muita cautela no seu uso, se houver disfunção hepática ou renal.

9.4.3 Efeitos adversos e interações dos bloqueadores dos canais de Ca^{+2}

Os *efeitos adversos* BCC diidropiridínicos (como o anlodipino) incluem taquicardia ou bradicardia, insuficiência cardíaca, hipotensão excessiva, tonturas, cefaleia, fraqueza, confusão, reações dermatológicas, hiperplasia gengival (aumento do volume gengival).

Como Interações, os inibidores de canais de Ca^{+2} interagem com outros anti-hipertensivos, bem como com outros medicamentos normalmente utilizados para pacientes hipertensos:

- Outros fármacos anti-hipertensivos podem potencializar seus efeitos, causando hipotensão.
- Podem aumentar o nível sérico de digoxina (quantidade desse fármaco no sangue), causando intoxicação.
- A cimetidina e a ranitidina podem causar acúmulo dos inibidores de canais de Ca^{+2}, pois causam inibição enzimática de sua biotransformação.
- O fenobarbital e a rifampicina (bem como outros fármacos indutores enzimáticos) podem acelerar a biotransformação dos inibidores de canais de Ca^{+2}, reduzindo sua biodisponibilidade e portanto, seu efeito.
- Anti-inflamatórios não esteroidais (AINEs) podem reduzir o efeito anti-hipertensivo dos BCC; a propósito, os AINEs, pelo seu mecanismo de ação, podem reduzir o efeito de outros anti-hipertensivos, e prejudicar o controle da PA.
- Estrogênios (por causarem retenção de líquido) podem reduzir o poder anti-hipertensivo dos inibidores de canais de Ca^{+2}.
- Fármacos simpatomiméticos (que imitam as ações do sistema nervoso simpático) podem reduzir seus efeitos anti-hipertensivos, com aumento da PA.
- Os inibidores de canais de Ca^{+2} podem aumentar o efeito de fármacos antiarrítmicos, como a *procainamida* e a *quinidina*.
- Juntamente com lítio, pode haver toxicidade.

9.5 FÁRMACOS ANTI-HIPERTENSIVOS COM AÇÃO NO SISTEMA NERVOSO SIMPÁTICO

9.5.1 O sistema nervoso simpático

O sistema nervoso (SN) é o mais sofisticado e complexo sistema do organismo humano: como um todo, está perfeitamente interconectado, e funciona de modo cooperativo, interligado. O SN é responsável pelo processamento e transmissão de todo tipo de informação para todo o organismo, bem como pelas respostas por ele fornecidas.

Para fins didáticos (para o seu estudo), o sistema nervoso é dividido como mostrado na Figura 9.10.

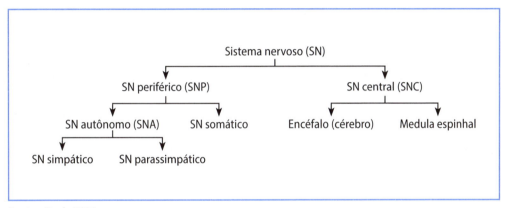

Fonte Brody, 2006.
Figura 9.10 Divisões do sistema nervoso.

O Sistema Nervoso Central (SNC) integra e controla todas as funções orgânicas, e os processos do pensamento.

O sistema nervoso somático envia informações para o SNC e para a musculatura esquelética, proporcionando o controle voluntário (comandado por nossa vontade) aos músculos esqueléticos.

O *sistema nervoso simpático* faz parte do sistema nervoso autônomo (SNA), o qual tem a função de ajustar certas atividades do organismo para manter seu equilíbrio interno (*homeostase*). As atividades do SNA *não são controladas de forma voluntária*: ritmo cardíaco, fluxo sanguíneo, secreções digestivas, secreções de glândulas, por exemplo, não são ações comandadas pela vontade do indivíduo.

O termo "sistema nervoso autônomo" é assim chamado apenas para fins didáticos, já que essa parte do SN está perfeitamente integrada ao sistema nervoso como um todo – ao termo "autônomo" pode dar a ideia de um sistema à parte, mas como vimos, não é assim.

O *SN simpático* e o *parassimpático*, componentes do sistema nervoso autônomo (SNA) trabalham para produzir respostas coordenadas, adequando o funcionamento de cada órgão, glândula, vasos sanguíneos, às necessidades do organismo.

Portanto, na maioria das estruturas, a inervação do SN autônomo é *mista* (simpática e parassimpática), e de maneira geral, as ações de ambos são *antagônicas* (se um deles estimula, o outro inibe determinada função). Porém, isso não é válido para todos os casos: por exemplo, nas glândulas salivares os dois sistemas aumentam a secreção, embora a produzida pelo parassimpático seja mais fluida e muito mais abundante.

Em outras situações, um dos componentes (simpático ou parassimpático) possui ação, e o outro é inexistente.

> E por que estaremos estudando fármacos com ação no SN simpático, especificamente?

O SN simpático desempenha um papel muito importante para o sistema cardiovascular, por meio dos fármacos com ação estimuladora – agonista; ou ação inibidora – antagonista.

O estímulo do sistema nervoso simpático conduz a uma resposta de "*alerta, luta ou fuga*": prepara o organismo para responder a situações de estresse, mobilizando energia para que as respostas a tais situações ocorram. É um sistema que *gasta energia* (ao contrário do parassimpático, que *conserva energia*).

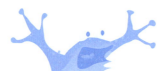
SN simpático: luta, fuga, alerta

SN parassimpático: repouso e digestão

O estímulo do SN simpático causa:
- Aceleração dos batimentos cardíacos.
- Aumento da pressão arterial.
- Aceleração da respiração.
- Dilatação dos brônquios.
- Aumento da concentração de açúcar no sangue.
- Aumento do fluxo sanguíneo para os músculos esqueléticos.
- Midríase (dilatação da pupila).

As substâncias simpáticas endógenas (neurotransmissores do próprio organismo, como a noradrenalina e a adrenalina), ou, os fármacos que agem nos receptores do SN simpático, determinam diferentes respostas, pela estimulação ou inibição desses receptores. Algumas delas constam na Tabela 9.3.

Tabela 9.3 Algumas respostas devidas à estimulação simpática (com os receptores adrenérgicos predominantes) e parassimpática

Locais	Resposta simpática/receptor	Resposta parassimpática
Diversos		
• Olho (íris)	Dilatação da pupila (midríase)/α1	Contração da pupila (miose)
• Glândula lacrimal	Pouco efeito	Secreção abundante
• Glândulas salivares	↑ secreção/α1	Aumento da secreção
• Glândulas sudoríparas	↑ secreção/α1	Aumento da secreção
• Folículos capilares	Contração (piloereção)/α1	—
• Secreção nasal	Redução/α1 (α2)	Aumento
Cardiovascular/pulmonar		
• Coração (frequência)	↑ frequência (taquicardia)/β1	↓ da frequência (bradicardia)
• Coração (força contr.)	↑ força de contração/β1	↓ força de contração
Vasos sanguíneos		
• Artérias (maioria)	Vasoconstrição/α1	—
• Artérias (musculat. esquelét.)	Vasodilatação/β2	—
• Veias	Vasoconstrição α2 (α1)	—
• Brônquios	Broncodilatação/β2	Broncoconstrição
Controle energético		
• Pâncreas endócrino	↓ liberação de insulina/α2	—
• Fígado	↑ glicogenólise/β2	—
Controle energético		
• Células adiposas	↑ lipólise/β1 (β3)	—
• Trato gastrintestinal	Relaxamento/α2	Contração
• Secreção gástrica	—	Aumento
Geniturinário		
• Rim	Secreção de renina/β1	—
• Bexiga		
Músculo detrusor (parede)	Relaxamento/β2	Contração
Esfíncter	Contração (fechamento)/α1	Relaxamento (abertura)
• Útero	Variável/β2	Variável
• Pênis	Ejaculação/α1	Ereção
• Pênis	Ereção/bloqueio α2	

Fonte   Adaptada de Larini, 2008; Brody, 2006.

A estimulação do SN simpático causa, como visto, vasoconstrição e aumento da PA – assim, os fármacos que reduzem a ação simpática nos vasos sanguíneos são usados no tratamento da hipertensão; os que reduzem a ação simpática no músculo cardíaco têm uso no tratamento das arritmias, angina e outros problemas cardíacos.

A *noradrenalina* é o principal mensageiro do SN simpático. É sintetizada a partir do aminoácido *tirosina*, proveniente da dieta. A *dopamina*, precursor da noradrenalina, é também um composto adrenérgico, com ação estimulante cardíaca e vasopressora (reduz o calibre dos vasos, proporcionando aumento da PA). A síntese da noradrenalina é esquematizada na Figura 9.11.

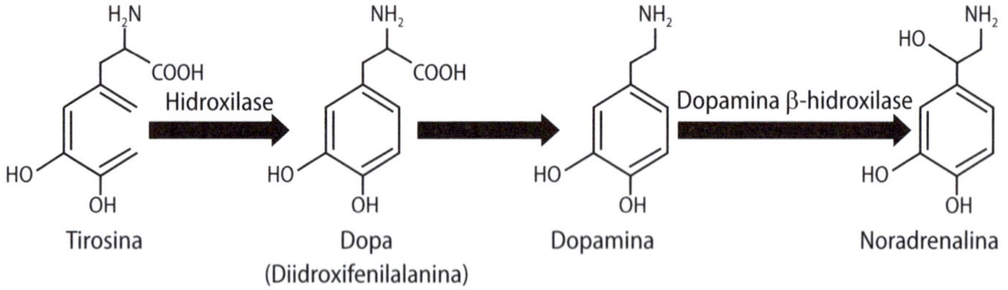

Fonte   Adaptada de Larini L, 2008.

Figura 9.11 Síntese da noradrenalina a partir da tirosina.

A dopamina e a noradrenalina (bem como a adrenalina, não esquematizada aqui) são chamadas de *catecolaminas*, pela presença do núcleo *catecol* em suas moléculas (Figura 9.12).

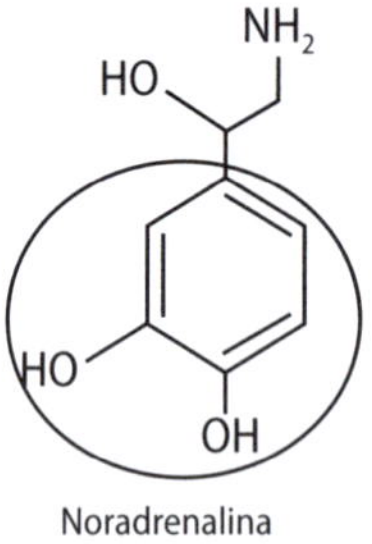

Fonte   Adaptada de Larini L, 2008.

Figura 9.12 Molécula de noradrenalina – assinalado o núcleo catecol (anel benzênico ligado a duas hidroxilas).

Existem dois tipos principais de receptores para a noradrenalina, denominados α (alfa) e β (beta) em diferentes tecidos.

Esses receptores possuem vários subtipos, mas para explicar as ações terapêuticas dos fármacos de interesse nesse capítulo, podem ser considerados apenas os subtipos α e β, como mostrado a seguir.

172 FARMACOLOGIA – COMO AGEM OS MEDICAMENTOS

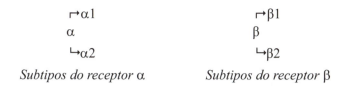

Subtipos do receptor α   *Subtipos do receptor β*

Ação nos receptores α e β

Com relação aos receptores α, subtipo α1: a ação mais importante da noradrenalina (e das substâncias que agem como ela) sobre os receptores α1 *ocorre nos vasos sanguíneos, que sofrem constrição* (contração, estreitamento do seu diâmetro).

Os receptores α1 atuam principalmente sobre a musculatura lisa dos vasos sanguíneos. Sua ativação (ação agonista) produz *vasoconstrição* (redução do calibre dos vasos), e a pressão arterial (PA) sobe (Figura 9.13).

Então: ativação dos receptores α1 → Vasoconstrição → Aumento da PA.

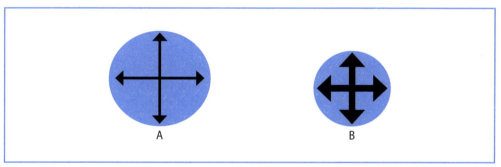

Fonte Elaborada pela autora.

Figura 9.13 Imaginando que as figuras acima representam um vaso sanguíneo cortado transversalmente, na figura **A** *não houve aumento da vasoconstrição* pela ação das catecolaminas em receptores α1, e o sangue exerce uma determinada pressão contra as paredes desse vaso (indicada pelas setas). Na figura **B** houve vasoconstrição pela ação em α1, e o sangue exerce pressão maior sobre as paredes do vaso, que está com o calibre reduzido – lembrando, a quantidade de sangue é a mesma, mas o diâmetro está diminuído e, portanto, a pressão nas paredes desse segundo vaso aumenta (as setas são mais largas, representando a pressão maior).

Se a ação agonista em α1 (semelhante à da noradrenalina) *promove a vasoconstrição*, a ação antagonista (que bloqueia as ações da noradrenalina) sobre esses receptores *inibe a vasoconstrição*, ocorrendo *vasodilatação,* com queda da PA.

Com relação aos receptores α2, a ativação desses receptores produz efeito diferente: ela *reduz* a liberação de noradrenalina, e parece estar envolvida na regulação normal da liberação desse neurotransmissor. Assim:

Ativação dos receptores α2 → Redução da liberação de noradrenalina.

Com relação aos receptores β, seu *estímulo* produzirá outras ações, conforme a seletividade do fármaco para determinado subtipo do receptor β (principais: β1, β2, β3).

O estímulo dos *receptores β1* produz:

- Aumento do débito cardíaco.
- Liberação de renina, das células renais.
- Lipólise (quebra de gorduras, disponibilizando-as para a circulação).

O estímulo dos receptores β2 leva a:

- Relaxamento da musculatura lisa dos brônquios e trato gastrintestinal.
- Dilatação das artérias do musculoesquelético.
- Lipólise, glicogenólise e gliconeogênese.

O estímulo em β3 tem efeitos metabólicos, com estímulo da lipólise (quebra de gorduras), e estudos nesse sentido apontam para o desenvolvimento de fármacos que poderão ser úteis no tratamento da obesidade.

Sintetizando, os *agonistas de receptores β1* possuem ação predominante no coração, aumentando sua frequência e força de contração, e os *agonistas dos receptores β2* dilatam a musculatura lisa dos brônquios, facilitando o processo respiratório. Os fármacos agonistas de receptores β2 são utilizados, principalmente, para o tratamento da asma, aliviando o broncoespasmo *(Capítulo 4)*.

No assunto "cardiovascular", há vários usos para os agonistas dos receptores adrenérgicos, como no tratamento da insuficiência cardíaca e na hipotensão aguda. No assunto "respiratório", agonistas adrenérgicos são utilizados na asma e bronquite crônica como broncodilatadores, e como descongestionantes nasais, para aliviar a sensação de nariz "tampado".

Para o assunto "controle da hipertensão", é necessária uma *ação antagonista* (inibidora) sobre os receptores α1 e β – já que a ação agonista faz *aumentar a PA*. Assim, serão descritos os inibidores *de receptores adrenérgicos*: inibidores α-adrenérgicos e β-adrenérgicos.

9.5.2 Inibidores dos receptores α1-adrenérgicos (α1-bloqueadores)

O bloqueio de tais receptores nas arteríolas e veias inibe a vasoconstrição mediada pelas catecolaminas do organismo (endógenas), causando redução da resistência vascular periférica, como já visto: os vasos "relaxam", e o resultado é a queda da PA

Os inibidores *de receptores α1-adrenérgicos* possuem outras aplicações terapêuticas, além da ação anti-hipertensiva – como o alívio dos sintomas da *hiperplasia prostática benigna (HPB)*, que é o aumento benigno do volume da próstata, e atinge homens, geralmente a partir dos quarenta anos. Esse problema pode dificultar a micção, pela compressão da uretra. Os receptores α1 adrenérgicos são encontrados em grande quantidade na região da próstata, e os bloqueadores α1 também relaxam a musculatura lisa da próstata e bexiga, aliviando a retenção urinária na HPB. A tansulosina (Omnic Ocas®), alfuzosina (Xatral OD®) e doxazosina (Carduran XL®) são prescritas para essa finalidade.

Para o controle da hipertensão, o bloqueador α1 utilizado é a ***prazosina*** (Minipress SR®), um bloqueador α1 seletivo muito potente (sua afinidade pelos receptores α1 é cerca de 1.000 vezes superior à afinidade pelos receptores α2).

174 FARMACOLOGIA – COMO AGEM OS MEDICAMENTOS

Com relação à prazosina, o bloqueio dos receptores α1, com queda da resistência vascular periférica (com relaxamento tanto arteríolas como veias), causa a queda da PA. Seu efeito hipotensor é mais acentuado quando o paciente muda da posição deitada ou sentada para a posição em pé (é a *hipotensão ortostática,* que pode ocorrer principalmente no início do tratamento, ou quando a dose é aumentada). O paciente deve levantar-se devagar, evitando a mudança rápida de posição. A prazosina é preferida para tratar pacientes hipertensos que sejam portadores de *insuficiência cardíaca congestiva*, em associação com digoxina e diuréticos (vistos adiante). Ela necessita de duas a três tomadas diárias.

Efeitos adversos da prazosina – seus *efeitos adversos* estão relacionados com a redução da atividade simpática: tontura, sonolência, problemas no sono, dor de cabeça, náuseas, confusão, visão borrada, congestão nasal, inibição da ejaculação. A curta duração da ação faz com que sejam preferidos compostos de duração maior (meia-vida plasmática mais longa, para apenas uma dose diária). A dose inicial da prazosina geralmente é administrada ao deitar, para prevenir a *síncope* (perda de consciência) devido à hipotensão, com queda brusca da PA.

Interações medicamentosas

- Com outros anti-hipertensivos, diuréticos ou anestésicos, pode potencializar a queda da PA.
- Com anti-inflamatórios não esteroidais (AINEs), ou *agonistas* de receptores adrenérgicos (que reforçam a ação adrenérgica, como a dopamina, a própria noradrenalina ou vasoconstritores nasais, se utilizados de forma seguida), pode haver redução do efeito anti-hipertensivo.

9.5.3 Inibidores dos receptores β-adrenérgicos (β-bloqueadores)

Dentre os fármacos com ação no SN simpático, são os mais utilizados no tratamento da hipertensão, além de sua aplicação em muitas outras situações: angina, arritmias cardíacas, infarto do miocárdio, glaucoma, como adjuvantes no tratamento da ansiedade, controle da palpitação e do tremor (situações que podem estar associadas a uma hiperatividade simpática).

Os β-bloqueadores possuem ações diferentes, conforme sua seletividade por determinado receptor; assim, temos:

- Os β-bloqueadores *não seletivos,* que atuam tanto sobre os receptores β1 (cardíacos) como sobre os β2 (que possuem ação importante nos brônquios).
- Os β-bloqueadores *seletivos, com* ação principalmente sobre os *receptores β1 do coração* (não afetando tanto os brônquios, embora, em doses maiores, possam agir sobre eles, também) – daí serem chamados de *cardiosseletivos.*
- Destaca-se ainda um tipo de agente β-bloqueador com *ação vasodilatadora,* e essa ação acontece pelo antagonismo em receptores α1 periféricos – vimos que o bloqueio em α1 causa *vasodilatação* (é o caso do carvedilol).

Os β-bloqueadores estão disponíveis comercialmente como monofármacos ou associados a *diuréticos tiazídicos,* como a hidroclorotiazida e a clortalidona.

Revendo:

  ↳ *bloqueio β1 – seletivos (cardiosseletivos)*
β-bloqueadores
  ↳ *bloqueio β1 e β2 –* não *seletivos (ação no cardíaco e brônquios)*

Os principais β-bloqueadores não seletivos são: propranolol (Amprax®), carvedilol (Cardilol®), pindolol (Visken®) sotalol (Sotacor®), timolol (Timoptol®), esse último disponibilizado no mercado como colírio, para tratamento do glaucoma.

Os β-bloqueadores seletivos (bloqueio em β1) são: atenolol (Ablok®), betaxolol (Betoptic®), colírio para tratamento do glaucoma, bisoprolol (Concor®), esmolol (Brevibloc®), metoprolol (Seloken®), nebivolol (Nebilet®).

O bloqueio dos receptores β diminui o ritmo do coração, a força de contração do músculo cardíaco e o débito cardíaco. Dessa maneira, tem-se a redução da força de trabalho do coração e a redução da pressão arterial.

Nos brônquios, o bloqueio de receptores β provoca *constrição* (estreitamento do calibre dos mesmos). Sendo assim, deve haver cautela para seu uso em pacientes que sofrem de bronquite ou asma brônquica, pois para esses pacientes, podem causar broncoespasmo e dificultar ainda mais a passagem do ar pelas vias respiratórias (mesmo os seletivos para receptores β1 cardíacos, se utilizados em doses maiores)

No tratamento do glaucoma, diminuem o volume de humor aquoso e reduzem a pressão intraocular, a fim de evitar a lesão do nervo óptico e a perda da visão.

Efeitos devidos aos β-bloqueadores

- *Bradicardia (ritmo cardíaco lento)* – pode ocorrer em pacientes com doença coronária, e pode evoluir até o bloqueio cardíaco potencialmente fatal, principalmente se esses pacientes estão sendo tratados com agentes antiarrítmicos que comprometem a condução cardíaca.
- *Insuficiência cardíaca* – indivíduos cardiopatas podem depender de certo grau de estímulo simpático (= adrenérgico) no coração para manter o débito cardíaco adequado: assim, o bloqueio dos receptores β-adrenérgicos pode provocar insuficiência cardíaca.
- *Hipoglicemia e inibição da taquicardia* – em resposta à adrenalina (estímulo simpático) ocorre liberação de glicose a partir do glicogênio, reserva de glicose localizada no fígado, como um dispositivo de segurança para garantir a ação "luta ou fuga". A liberação de glicose é importante nos diabéticos e outros indivíduos sujeitos à hipoglicemia. O SN simpático "avisa" o organismo se houver hipoglicemia, e um dos sintomas é a taquicardia – que alerta o paciente sobre a necessidade urgente de ingerir um carboidrato de liberação rápida, como uma bebida açucarada, por exemplo. O uso de β-bloqueadores diminui os sintomas de hipoglicemia (como a taquicardia), mascarando o problema.
- *Fadiga* – a queixa de fadiga é comum, entre pacientes que utilizam β-bloqueadores; esse cansaço se deve, possivelmente, à redução do débito cardíaco devida ao fármaco, principalmente durante o exercício.

- *Extremidades frias* – mãos e pés frios são comuns em pacientes que utilizam β-bloqueadores. Tal efeito resulta, provavelmente, de uma perda da vasodilatação nos vasos sanguíneos cutâneos, mediada pelos receptores β. Também nessa situação, a utilização de fármacos β1-seletivos pode ter uma probabilidade menor de causar esse sintoma.
- *Efeitos,* não *associados ao bloqueio dos receptores β* – há outros efeitos associados aos β-bloqueadores que não resultam do bloqueio β: um deles é a ocorrência de pesadelos, observados principalmente com o uso dos fármacos muito lipossolúveis, como o propranolol (detalhado na descrição do fármaco, a seguir).
- *Atividade simpatomimética intrínseca* – atividade semelhante à de um agente simpatomimético (adrenérgico) – então, o bloqueador adrenérgico que possui essa propriedade se destaca por ter *alguma resposta agonista* em receptores adrenérgicos, o que confere a esse fármaco um menor potencial para bradicardia e broncoconstrição; veja, essa atividade simpatomimética intrínseca contraria as propriedades *bloqueadoras* do grupo. Um exemplo é o pindolol.

Efeitos adversos dos bloqueadores β-adrenérgicos

Os principais efeitos adversos do bloqueio β-adrenérgico são consequência de seu modo de ação, discutido acima – vamos lembrar os seguintes:

- Insuficiência cardíaca (em pacientes com doença cardíaca).
- Infarto do miocárdio – *efeito rebote*, pela retirada brusca do medicamento.
- Bradicardia (redução da frequência cardíaca – *efeito cronotrópico negativo*).
- Broncoconstrição (principalmente com os fármacos não seletivos: perigosa para pacientes com bronquite e asma).
- Hipoglicemia, ou aumento do quadro de hipoglicemia.
- Fadiga, depressão, disfunção sexual.

Sobre a ação na glicemia, em geral, deve-se evitar o uso desses fármacos em pacientes com diabetes sem controle adequado. Como a liberação de glicose do fígado (*glicogenólise*) é controlada por receptores β2, seria mais adequado para esses pacientes o uso de fármacos β1-seletivos (cardiosseletivos), procurando preservar a liberação da glicose.

Os β-bloqueadores de terceira geração, como o carvedilol e o nebivolol, possuem pouca influência sobre a glicose, ou podem até melhorar o metabolismo da mesma, possivelmente pelo efeito vasodilatador, com diminuição da resistência à insulina e melhora da captação de glicose pelos tecidos periféricos.

Principais interações medicamentosas dos bloqueadores β-adrenérgicos

- Outros anti-hipertensivos, diuréticos, medicamentos pré-anestésicos e anestésicos usados em cirurgia podem aumentar seus efeitos anti-hipertensivos.
- A cimetidina (inibidor enzimático), por inibir sua biotransformação, pode aumentar o efeito β-bloqueador.

- Com *fenotiazínicos* (ex. clorpromazina), ocorre aumento da concentração plasmática de ambos (tanto do β-bloqueador como do fenotiazínico).
- Com *digitálicos* (digoxina, vista adiante), podem causar bradicardia excessiva, com possível bloqueio cardíaco.
- Insulina ou agentes hipoglicemiantes podem aumentar o risco de hipoglicemia.
- Os anti-inflamatórios não esteroidais (AINEs) e os estrogênios (hormônios femininos) podem reduzir o efeito anti-hipertensivo dos β-bloqueadores.
- Fármacos com atividade β-adrenérgica podem inibir o efeito do β-bloqueador (e vice-versa).
- Com fármacos do grupo das *xantinas* (ex. *aminofilina, teofilina*) pode haver inibição mútua dos efeitos (tanto da xantina como do β-bloqueador).

Bloqueadores β-adrenérgicos não seletivos

Propranolol (Amprax®) – é o protótipo dos bloqueadores β-adrenérgicos. Interage tanto com os receptores β1 como β2, e não bloqueia os receptores α-adrenérgicos. Tem ação antiarrítmica, anti-hipertensiva, antianginosa, e na prevenção do reinfarto do miocárdio. Não possui atividade simpatomimética intrínseca. Também é utilizado na profilaxia da enxaqueca, e como auxiliar no tratamento de tremores, ansiedade e sintomas da menopausa A potência β-bloqueadora do propranolol é considerada como unidade (valor = 1), para a comparação com outros fármacos β-bloqueadores.

A ação anti-hipertensiva do propranolol ocorre por várias ações: redução do débito cardíaco, redução da liberação de renina pelo rim (mediada pela ativação de receptores β1) e, possivelmente, e por ações no SNC.

Pode precipitar insuficiência aguda no coração descompensado: exerce poucos efeitos adversos sérios em pessoas saudáveis, mas pode causá-los nos pacientes que possuem outras doenças, principalmente a insuficiência cardíaca.

O propranolol pode, por reflexo compensatório, provocar um leve aumento na resistência dos vasos sanguíneos periféricos. Daí a possibilidade de extremidades (pés e mãos) frias, comuns nos pacientes que o utilizam.

Suspensão do fármaco: em pacientes que fazem uso regular do propranolol, a suspensão repentina causa sintomas de "abstinência", como taquicardia, arritmias e hipertensão de rebote. Esses sintomas podem ser evitados com a retirada gradual do mesmo.

Pacientes asmáticos: como antagonista adrenérgico em β1 e β2, seu efeito nos brônquios é de *constrição* (estreitamento, pela inibição dos receptores β2): esse efeito pode ter pequena importância em pessoas saudáveis, mas pode ser muito perigoso em pessoas com asma ou doença pulmonar obstrutiva.

O propranolol pode necessitar de até quatro tomadas ao dia. As doses variam bastante, conforme a patologia. Altamente lipofílico, penetra facilmente na barreira hematoencefálica, chegando ao cérebro, o que pode causar pesadelos.

Carvedilol (Cardilol®) – β-bloqueador não seletivo (possui ação *antagonista nos receptores β1 e β2)*. Também possui ação *antagonista nos receptores* α1-*adrenérgicos*: o

178 FARMACOLOGIA – COMO AGEM OS MEDICAMENTOS

bloqueio em α1 confere ao carvedilol sua ação vasodilatadora. Seus efeitos são similares aos do propranolol (bloqueio em β1 e β2) combinados com os da prazosina (bloqueio do receptor α1). Infelizmente, os efeitos adversos também são semelhantes aos desses fármacos (ex. hipotensão, congestão nasal, bradicardia, broncoespasmo). No entanto, é um potente anti-hipertensivo, *sem atividade simpatomimética intrínseca* – ou seja, não produz taquicardia reflexa.

Suas indicações são as já citadas para o propranolol, e na insuficiência cardíaca congestiva. É contraindicado na insuficiência cardíaca descompensada. Sua administração deve ser feita, geralmente, duas vezes ao dia.

Pindolol (Visken®) – β-bloqueador não seletivo, com as mesmas indicações do propranolol, sendo sua potência β-bloqueadora 5 a 10 vezes maior do que daquele. Possui atividade simpatomimética intrínseca moderada. É utilizado usualmente entre 2 e 3 vezes ao dia.

Sotalol (Sotacor®) – não seletivo (atua em β1 e β2), não possui atividade simpatomimética intrínseca. Pouco lipossolúvel, não penetra no SNC. Além das ações já citadas para os β-bloqueadores, pode ser um auxiliar no tratamento da ansiedade. A dose diária poderá ser aumentada gradativamente (ex. a cada três dias), sob supervisão médica, sendo administrado em duas tomadas diárias.

Bloqueadores β-adrenérgicos seletivos (cardiosseletivos)

Bloqueiam principalmente os receptores β1-adrenérgicos, presentes em maior parte no coração e nos rins, sem os efeitos do bloqueio nos vasos. No entanto, em doses altas, podem ter ação também nos receptores β2.

Atenolol (Ablok®) – antagonista seletivo para os receptores β1-adrenérgicos (*cardiosseletivo*). Não possui atividade simpatomimética intrínseca, sendo sua solubilidade em lipídeos, baixa.

Doses altas podem bloquear também os receptores β2, principalmente os localizados nos brônquios e musculatura vascular. Sua potência β-bloqueadora é igual à do propranolol.

Na maioria das vezes, o atenolol é administrado uma vez ao dia (seu efeito persiste por 24 horas). É excretado principalmente pela urina, e requer ajuste de dose no caso de insuficiência renal.

Bisoprolol (Concor®) – é um β-bloqueador cardiosseletivo. É administrado em dose única diária, e contraindicado na insuficiência renal grave.

Esmolol (Brevibloc®) – bloqueador *cardiosseletivo*, bastante específico para os receptores β1 (em doses elevadas, bloqueia também os receptores β2). Não possui atividade simpatomimética intrínseca, nas doses terapêuticas. Apresenta duração de ação muito curta, de alguns minutos.

A utilização do esmolol dá-se por via intravenosa (diluído – a administração do medicamento nunca deverá ser feita sem a diluição adequada), em situações de urgência, que exijam um bloqueio rápido dos receptores β-adrenérgicos com um agente de curta duração (por ex., controle da taquicardia na fase pós-operatória).

Metoprolol (Seloken®) – cardiosseletivo, não possui atividade simpatomimética intrínseca. É moderadamente lipossolúvel, e em doses altas, inibe também os receptores β2, principalmente os localizados nos brônquios e vasos sanguíneos, que pode agravar a insuficiência vascular periférica. Pode ser administrado por via oral (em dose única pela manhã, ou em doses divididas), ou intravenosa, para tratamento precoce do infarto agudo do miocárdio.

As indicações são as mesmas dos outros bloqueadores β-adrenérgicos (incluindo a profilaxia da enxaqueca).

Nebivolol (Nebilet®) – é um β-bloqueador de 3ª geração, com grande seletividade pelos receptores β-1. Não possui atividade simpatomimética intrínseca, e sua possibilidade de causar broncoconstrição é muito pequena. Possui ação vasodilatadora rápida. Permite o controle da PA em dose única para 24 horas.

Alguns comentários sobre os β-bloqueadores

Os β-bloqueadores não são, habitualmente, a primeira escolha para a prescrição de anti-hipertensivos, mas são importantes coadjuvantes no tratamento da hipertensão. São utilizados em conjunto com outros fármacos (como inibidores da ECA, inibidores da angiotensina II, diuréticos), e o tratamento deve ser iniciado lentamente, ao longo de várias semanas, com acompanhamento rigoroso.

Os β-bloqueadores, embora tenham em comum o bloqueio dos receptores beta, apresentam perfis farmacológicos diferentes, devido:

- À seletividade dos receptores – para β1 e β2, somente para β1, ou com ação também em α1.
- À maior ou menor lipossolubilidade – se mais lipossolúvel, pode penetrar mais facilmente no SNC, causando pesadelos, confusão, letargia, depressão.
- Aos efeitos vasodilatadores associados – como é o caso do carvedilol, que possui atividade bloqueadora nos receptores α1-adrenérgicos, e relaxa a musculatura dos vasos.

Tabela 9.4   Algumas características dos bloqueadores β-adrenérgicos utilizados no controle da hipertensão

Fármaco	Bloqueio em	Cardiosseletivo	Frequência diária	Ação vasodilatadora	Observações
Atenolol	β1	Sim	1-2 ×	Não	Potência β-bloqueadora igual à do propranolol

continua >>

180 FARMACOLOGIA – COMO AGEM OS MEDICAMENTOS

>> continuação

Tabela 9.4 Algumas características dos bloqueadores β-adrenérgicos utilizados no controle da hipertensão

Fármaco	Bloqueio em	Cardiosseletivo	Frequência diária	Ação vasodilatadora	Observações
Carvedilol	β1, β2, α1	Não	2 ×	Sim	Efeito como propranolol + prazosina
Esmolol	β1	Sim	Individualizada	Não	Em situações de urgência
Metoprolol	β1	Sim	2 × (oral)	Não	Semelhante a outros β-bloqueadores
Nebivolol	β1	Sim	1 ×	Sim	Lipofílico
Pindolol	β1, β2	Não	2-3 ×	Não	Possui atividade simpatomimética intrínseca
Propranolol	β1, β2	Não	2-4 ×	Não	Protótipo dos β-bloqueadores. Pode causar mãos e pés frios, lipofílico (pode causar pesadelos)
Sotalol	β1, β2	Não	2 ×	Não	Aumentar a dose diária aos poucos

Fonte: Elaborada pela autora.

9.5.4 Anti-hipertensivos com ação no Sistema Nervoso Central

Esses fármacos têm *ação central* – inibem a atividade do SN simpático *no cérebro, não atuando primordialmente em receptores do coração e vasos*. Estimulam receptores α2, *e* o estímulo (ativação) desses receptores *reduz* a liberação de noradrenalina, inibindo a resposta simpática. A redução da atividade simpática causa a redução da PA, bradicardia e redução do débito cardíaco.

Pela semelhança de mecanismos de ação, os fármacos clonidina, metildopa, e rilmenidina serão estudados como dois subgrupos:

• Agonistas α2-adrenérgicos de ação central (clonidina e metildopa).

• Agonistas dos receptores imidazolínicos (rilmenidina).

A ação desses dois grupos de anti-hipertensivos ocorre na região do *bulbo*, que fica entre a medula espinhal e o cérebro. O bulbo controla funções vitais, como respiração e atividade cardíaca (Figura 9.14).

FÁRMACOS CARDIOVASCULARES – NA HIPERTENSÃO, INSUFICIÊNCIA CARDÍACA, ARRITMIAS **181**

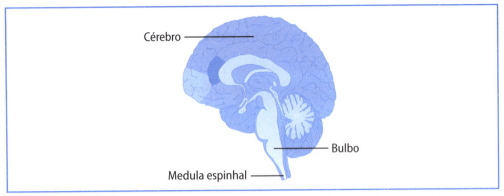

Figura 9.14 Os anti-hipertensivos de ação central atuam na região do bulbo, ou medula oblonga.

Agonistas α2-adrenérgicos de ação central

Mais antigos: apesar de eficazes no controle da PA, apresentam vários efeitos adversos, e são pouco utilizados.

Clonidina (Atensina®) – ativa os receptores α2-adrenérgicos *no SNC* (região do bulbo). Essa ativação *reduz* a liberação de noradrenalina (explicado em "*Ação nos receptores α e β*") e diminui a ação simpática, como a vasoconstrição e a frequência cardíaca, que sofre pequena redução, como mostrado a seguir:

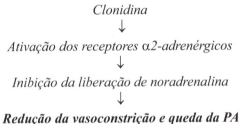

A clonidina também é utilizada para acalmar ou controlar a atividade simpática aumentada devido à retirada de drogas opioides.

O tratamento com a clonidina não deve ser interrompido de maneira repentina, pois pode ocorrer *hipertensão-rebote* (*síndrome de retirada*), com sintomas relacionados à hiperatividade do sistema nervoso simpático: hipertensão, taquicardia, secura da boca, dor de cabeça, agitação, depressão, aumento de peso, constipação, alterações na libido (desejo sexual).

Metildopa (Aldomet®) – é um pró-fármaco, que nos neurônios noradrenérgicos, é convertido em *α-metilnoradrenalina, que* atua como um "falso neurotransmissor" sobre os receptores α1-adrenérgicos, "enganando" os receptores α1, e promovendo vasoconstrição menor que a causada pela noradrenalina. Atua também sobre os receptores α2 no SNC que, ao serem ativados, diminuem a liberação da noradrenalina.

A metildopa possui muitos efeitos adversos: sonolência, boca seca, congestão nasal (pela vasodilatação na região nasal, devido à inibição dos receptores α1), hepatotoxicidade (tóxica para o fígado), alterações das células sanguíneas, diminuição da libido e da ejaculação. Assim, é pouco utilizada, sendo uma alternativa para a hipertensão na gravidez (atravessa a barreira placentária, mas sem provocar efeitos adversos importantes no feto).

A hepatite causada pelo fármaco é, geralmente, reversível, mas a reintrodução do mesmo pode causar necrose hepática grave.

Efeitos adversos e interações com outros medicamentos

Os agonistas α2-adrenérgicos de ação central apresentam reações adversas decorrentes da própria ação no SN central, como sonolência, boca seca, fadiga, hipotensão postural e disfunção erétil

- Podem potencializar o efeito de outros anti-hipertensivos, diuréticos ou anestésicos usados em cirurgia.
- O álcool e outros depressores do SNC (como analgésicos e calmantes) podem potencializar o efeito anti-hipertensivo e depressor dos agonistas α2 centrais.
- Os anti-inflamatórios não esteroidais (AINEs) e os fármacos simpatomiméticos (que estimulam o SN simpático) podem reduzir o efeito anti-hipertensivo dos agonistas α2-adrenérgicos.

> Os AINEs podem elevar a pressão arterial, especialmente nos indivíduos já hipertensos, por inibirem a produção de prostaglandinas vasodilatadoras produzidas pelo organismo, que auxiliam no controle da PA.

Agonista de receptores imidazolínicos

A rilmenidina age de maneira mais seletiva em determinados locais no cérebro, e causa menos efeitos adversos, como sonolência e *xerostomia* (boca seca).

Rilmenidina (Hyperium®) – é agonista para os receptores imidazolínicos em certas áreas cerebrais, e sua estimulação causa inibição do sistema simpático periférico (com queda da PA pela redução da vasoconstrição). Apresenta alguma ação agonista aos receptores α2 centrais, mas possui maior afinidade pelos receptores imidazolínicos do subtipo I1. Daí resulta seu efeito anti-hipertensivo, com menor incidência de efeitos adversos do que a clonidina. A menor ocorrência de sonolência com o uso da rilmenidina, em relação aos anti-hipertensivos centrais agonistas em α2 é devida ao fato de esse fármaco não causar (como aqueles) inibição do *lócus ceruleus*, região cerebral envolvida na regulação do ciclo sono-vigília. Assim:

Rilmenidina → alta seletividade para os sítios de ligação imidazolínicos (bulbo) → queda da PA, com menos efeitos adversos que os agonistas α2.

9.6 VASODILATADORES

O uso dos vasodilatadores é importante no tratamento da hipertensão, da doença arterial coronariana e da insuficiência cardíaca congestiva, que será vista adiante.

O tratamento da disfunção erétil também inclui o uso de vasodilatadores.

No item a seguir são descritos: hidralazina, minoxidil e vasodilatadores diretos. Os nitratos orgânicos, também vasodilatadores diretos, estão descritos como "*Vasodilatadores na insuficiência cardíaca*", em "*Fármacos para a insuficiência cardíaca*", adiante.

9.6.1 Vasodilatadores diretos

Sua ação anti-hipertensiva resulta da *ação direta sobre os vasos da musculatura lisa de artérias e veias*. Como vasodilatadores diretos, são citados inicialmente, a hidralazina (Apresolina®) e o minoxidil (Loniten®). São fármacos com estruturas muito diferentes, que são colocados no mesmo grupo pela ação direta que possuem sobre os vasos.

A ação vasodilatadora da hidralazina e do minoxidil ocorre principalmente sobre artérias de pequeno calibre, daí serem chamados de *vasodilatadores arteriais*.

Pela vasodilatação direta e acentuada queda da pressão que podem causar, esses fármacos promovem retenção de sódio e água, bem como causam taquicardia reflexa – isso acontece devido a *mecanismos compensatórios* que o organismo utiliza, buscando corrigir uma possível vasodilatação excessiva. Por isso, quando os vasodilatadores diretos são utilizados, são associados a outras classes de fármacos.

É muito importante que a pressão arterial seja mantida, e se houver uma queda brusca ou acentuada da mesma por qualquer motivo (inclusive o uso de medicamentos anti-hipertensivos), serão utilizados um ou mais mecanismos de compensação do organismo para preservá-la.

A hidralazina é utilizada no tratamento a curto prazo da hipertensão grave (em associação com outros anti-hipertensivos) e como adjuvante na insuficiência cardíaca congestiva. Seu mecanismo de ação parece estar relacionado à inibição da liberação do Ca^{+2} dentro das células, promovendo o relaxamento da musculatura arterial e vasodilatação (lembrando: quando o cálcio entra na célula muscular lisa, promove a contração muscular).

O minoxidil é alternativa na hipertensão resistente, por ser um anti-hipertensivo muito potente disponível por via oral. Seu modo de ação consiste na ligação a canais de K^+, promovendo sua abertura e hiperpolarização da membrana; tem-se o "desligamento" dos canais de cálcio voltagem-dependentes, inibindo a geração de um potencial de ação, e a contração da musculatura lisa arterial.

Efeitos adversos dos vasodilatadores diretores

Para a hidralazina, os principais efeitos adversos da são cefaleia, rubor facial, taquicardia reflexa, alterações das células sanguíneas, hepatotoxicidade e também (principalmente se usada em doses elevadas) sintomas semelhantes ao lúpus (dores nas articulações, dores musculares, erupções cutâneas e febre), o que restringe sua utilização a curtos períodos.

Para o minoxidil, tem-se os efeitos relacionados à vasodilatação (como retenção de sódio e água e taquicardia reflexa), e *hipertricose* (crescimento aumentado de pelos).

Os vasodilatadores diretos *não são fármacos de primeira escolha* para o tratamento crônico da hipertensão arterial

9.6.2 Outros fármacos com ação vasodilatadora

Fármacos já citados são usados no tratamento da insuficiência cardíaca e angina: β-bloqueadores (anti-hipertensivos e antiarrítmicos), bloqueadores dos canais de Ca^{+2} (vasodilatadores, anti-hipertensivos), hidralazina (vasodilatador, anti-hipertensivo), prazosina (vasodilatador, anti-hipertensivo) (Quadro 9.1).

Quadro 9.1 Resumo dos principais fármacos anti-hipertensivos

Grupo de fármacos	Fármacos estudados	Mecanismo(s) principal(is)
Ação no Sistema Renina-Angiotensina-Aldosterona (SRAA)	Inibidores da ECA: captopril, enalapril, benazepril, cilazapril, lisinopril, perindopril, ramipril	Com inibição da ECA: reduz-se a conversão da angiotensina I a angiotensina II (vasoconstritora); a liberação da aldosterona também é reduzida
	Inibidores de receptores da angiotensina II: losartana, candesartana, irbesartana, telmisartana, valsartana	Esse grupo de fármacos liga-se aos receptores AT1 da angiotensina II, reduzindo seu efeito vasoconstritor, sem interferir com a ECA
	Inibidor da renina: alisquireno.	Pela inibição da renina, tem-se redução da conversão do angiotensinogênio a angiotensina I: os níveis de angiotensina II (vasoconstritora) também são reduzidos
Bloqueadores de canais de cálcio	Verapamil, diltiazem nifedipino, anlodipino, lacidipino, lercanidipino, manidipino, nitrendipino.	Redução do cálcio intracelular, com redução da contratilidade do miocárdio (músculo cardíaco), da frequência cardíaca, e dilatação das artérias e arteríolas periféricas.
Ação no sistema nervoso simpático	α1-bloqueadores: prazosina (controle da hipertensão)	Bloqueio dos receptores α1: inibição da vasoconstrição causada pelas catecolaminas endógenas (como a noradrenalina) – há vasodilatação e queda da PA
	β-bloqueadores: atenolol, bisoprolol carvedilol, esmolol, metoprolol nebivolol, pindolol, propranolol, sotalol	O bloqueio dos receptores β reduz o ritmo do coração, a força de contração e o débito cardíaco, com redução da força de trabalho do coração e da pressão arterial

continua >>

FÁRMACOS CARDIOVASCULARES – NA HIPERTENSÃO, INSUFICIÊNCIA CARDÍACA, ARRITMIAS **185**

>> *continuação*

Quadro 9.1 Resumo dos principais fármacos anti-hipertensivos

Grupo de fármacos	Fármacos estudados	Mecanismo(s) principal(is)
Ação no Sistema Nervoso Central	Agonistas α2-adrenérgicos de ação central: clonidina, metildopa	A ativação dos receptores α2 reduz a liberação de noradrenalina e diminui as ações do SN simpático, como a vasoconstrição
	Agonistas de receptores imidazolínicos: rilmenidina	A estimulação, pelos agonistas dos receptores imidazolínicos, em certas áreas cerebrais, inibe ações do SN simpático, com queda da PA
Vasodilatadores diretos	Hidralazina, minoxidil	Ação direta (vasodilatadora) sobre a musculatura lisa de artérias e veias.

Fonte: Elaborada pela autora.

9.7 FÁRMACOS PARA A INSUFICIÊNCIA CARDÍACA

9.7.1 Insuficiência cardíaca (IC)

O coração é um órgão muscular, funcionando como uma "bomba propulsora": envia o sangue para os pulmões (para receber oxigênio) e depois para todo o corpo, para suprir suas necessidades de oxigênio e nutrientes.

Quando há insuficiência cardíaca, o coração não consegue suprir a necessidade de sangue e oxigênio para o corpo.

O coração é composto por quatro câmaras internas – os átrios (direito e esquerdo) e os *ventrículos* (direito e esquerdo). A maneira como o coração funciona fez com que átrio e ventrículo direitos do coração ficassem conhecidos como "coração direito", e átrio e ventrículo esquerdos, como "coração esquerdo" (Figura 9.15). Não há comunicação entre o coração esquerdo e o direito, em condições normais.

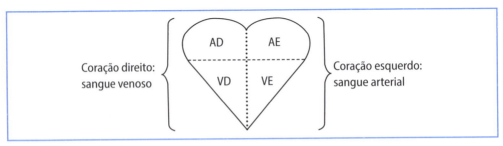

Fonte Elaborada pela autora.

Figura 9.15 O desenho acima localiza as quatro câmaras internas do coração: átrios direito e esquerdo (superiores) e ventrículos direito e esquerdo (inferiores). No lado direito há sangue venoso (não oxigenado) a caminho dos pulmões, e no lado esquerdo existe sangue arterial (oxigenado), vindo dos pulmões, para ser enviado a todo o corpo.

Para entender a insuficiência cardíaca, vamos explicar brevemente o caminho do sangue no processo da circulação:

O sangue chega ao coração pelo átrio direito, vindo de todo o corpo → passa para o ventrículo direito → é bombeado até os pulmões, onde recebe oxigênio → o sangue rico em oxigênio volta ao coração (agora, para o coração esquerdo) → vai para átrio esquerdo → é enviado ao ventrículo esquerdo → o ventrículo esquerdo bombeia o sangue oxigenado para todo o corpo, e assim o ciclo se repete (Figura 9.16).

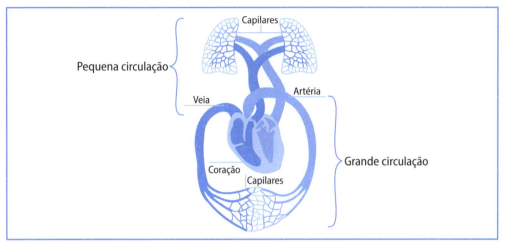

Fonte   Imagem de https://afh.bio.br/sistemas/cardiovascular/3.php

Figura 9.16 O sangue não oxigenado (sangue venoso, representado em azul mais escuro), é trazido pelas veias, e chega ao coração (primeiro, ao átrio direito e depois é transferido para o ventrículo direito). Do coração, o sangue é bombeado para os pulmões: essa é a pequena circulação. Dos pulmões, o sangue volta, oxigenado (sangue arterial, representado azul mais claro) para o coração, chegando ao átrio esquerdo e daí para o ventrículo esquerdo. Do ventrículo esquerdo o sangue é bombeado, pelos ramos da artéria aorta, para todo o corpo: é o trajeto da grande circulação.

A *insuficiência cardíaca (IC)* dá-se quando o coração não consegue mais desempenhar a função de bombeamento de modo eficiente. É a via final comum da maioria das doenças que acometem o coração.

Para atender as necessidades dos tecidos do corpo, o coração saudável contrai e relaxa, proporcionando o débito cardíaco adequado para promover o enchimento do ventrículo esquerdo, que enviará o sangue para todo o corpo. Quando isso não ocorre, tem-se a insuficiência cardíaca, que pode estar no coração direito, no coração esquerdo, ou em ambos.

Na insuficiência cardíaca ocorre redução do suprimento de sangue para os tecidos, especialmente os rins, fígado e trato gastrintestinal. Nos pulmões, há *congestão* do sangue (pelo débito cardíaco prejudicado), e o doente tem *dispneia* (dificuldade para respirar) e cansaço.

O *edema* (inchaço), principalmente nas pernas e nos pés, é outro sintoma da insuficiência cardíaca (Figura 9.17). Acontece pela retenção de sódio e água, recurso que o organismo usa para aumentar o volume de líquido na circulação, buscando melhorar o rendimento cardíaco. Com a evolução do problema, esse líquido extravasa, acumulando-se em vários locais do corpo.

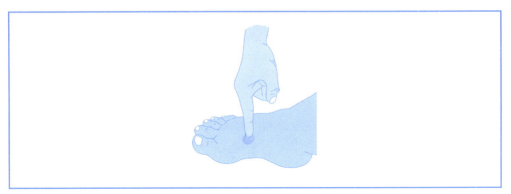

Fonte   https://opas.org.br/o-que-e-edema-tipos-cerebral-pulmonar-etc-e-tratamento/)

Figura 9.17 Edema nas pernas e pés: a pressão com o dedo causa pequeno "afundamento" no local.

A redução do fornecimento de sangue para os tecidos resulta em *ativação do SN simpático e do Sistema Renina-Angiotensina-Aldosterona (SRAA)*. Como já visto, a ativação simpática causa vasoconstrição, favorecendo a resistência para a distribuição do sangue para o organismo, e aumentando a necessidade do consumo de oxigênio para o músculo cardíaco.

Ocorre *hipertrofia* (aumento) do coração, em um esforço que ele faz para desempenhar suas funções (Figura 9.18). O órgão se torna grande e insuficiente, não conseguindo bombear o sangue adequadamente.

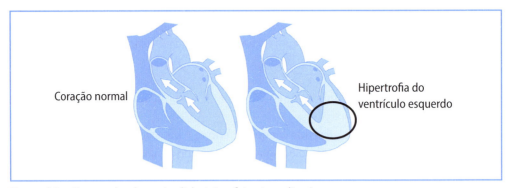

Fonte   https://www.mdsaude.com/cardiologia/insuficiencia-cardiaca/

Figura 9.18 Coração: parede espessada do ventrículo esquerdo (assinalada na figura à direita). A parede do ventrículo esquerdo torna-se espessa, com menos espaço para o ventrículo se encher de sangue. Assim, ele bombeia menos sangue a cada batimento. O ventrículo esquerdo, responsável pelo envio do sangue para todo o corpo, é o que mais sofre com o aumento da resistência vascular (p. ex., devido à hipertensão; no entanto, a hipertensão não é a única causa da insuficiência cardíaca).

Dentre as causas mais comuns da insuficiência cardíaca, estão:
- *Isquemias*, quando não há o aporte (suprimento) de sangue necessário para o coração: tal situação pode ocorrer, por exemplo, devido a um trombo (coágulo) ou placa de gordura, pode haver angina (vista a seguir) e infarto do miocárdio.
- *Hipertensão arterial*, por exigir mais esforço do coração para vencer a resistência vascular e poder bombear o sangue adequadamente para todo o corpo.

Muitas outras situações podem levar à insuficiência cardíaca, e todas acabam por resultar no suprimento de oxigênio insuficiente, sobrecarga do coração, sofrimento e lesão do músculo cardíaco. Algumas delas são: cardiopatias valvares (doenças nas válvulas do coração), diabetes, doença renal crônica, uso de álcool, tabaco e outras drogas (como a cocaína), determinados medicamentos, doença de Chagas.

Angina e infarto do miocárdio

A ocorrência de placas de ateroma (placas de gordura – lipoproteínas, dentre elas o LDL ou mau colesterol, e outros componentes) nas artérias coronárias determina a presença da aterosclerose coronariana, que apesar de não mostrar sintomas na maior parte de sua da evolução, leva a consequências importantes e graves, como angina (dor torácica isquêmica), e infarto do miocárdio.

Angina

Ocorre quando o suprimento de sangue para o miocárdio (músculo cardíaco) não é suficiente para atender às necessidades do coração. Por isso, a manifestação da angina é mais comum após um esforço. A *isquemia* (deficiência da circulação do sangue no local) causa dor, ou forte sensação de pressão, que se estende do tórax para o braço e pescoço, e pode começar devido a um esforço (como foi dito), alteração emocional, frio.

A angina que ocorre no repouso, ou com esforço mínimo, é menos comum.

A dor da angina geralmente melhora após alguns minutos de repouso – é um sinal importante para impedir um infarto.

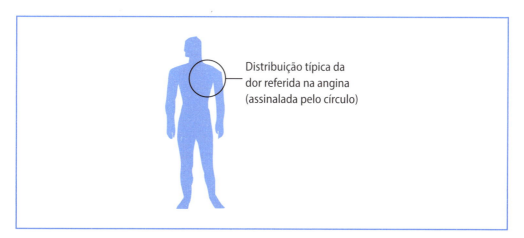

Distribuição típica da dor referida na angina (assinalada pelo círculo)

Infarto do miocárdio

No infarto, a região do coração que deveria estar sendo irrigada pela artéria obstruída, morre (necrose), pois a falta de sangue (e consequentemente, de oxigênio) se tornou grave, ou demorada demais. A dor anginosa no infarto não é aliviada com o repouso. Nessa condição, ocorre dor ou pressão no peito, palidez, sudorese, tonturas, ansiedade, desfalecimento. O infarto pode ser fatal.

O principal objetivo do tratamento da insuficiência cardíaca é a melhoria da qualidade de vida do doente, que é obtida, em parte, pelo alívio dos sintomas. Isso é alcançado pelo uso de vários fármacos (*polifarmacoterapia*).

Os grupos de fármacos utilizados são os *antagonistas dos receptores β-adrenérgicos* (β-bloqueadores), *bloqueadores dos canais de cálcio*, e *inibidores do Sistema Renina-Angiotensina-Aldosterona (SRAA)*, já vistos neste Capítulo. Eles colaboram para auxiliar o trabalho cardíaco, reduzindo a pressão no músculo do ventrículo e diminuindo o consumo de oxigênio pelo miocárdio Todos os agentes anti-hipertensivos podem promover a regressão da hipertrofia (aumento de tamanho) do ventrículo esquerdo.

Os *diuréticos* também são utilizados, para reduzir o volume de líquido extracelular.

Os fármacos que veremos a seguir, para o controle da insuficiência cardíaca, são os:

- Agentes inotrópicos.
- Vasodilatadores.
- Antiarrítmicos.

9.7.2 Fármacos inotrópicos

São fármacos que alteram a força de contração do coração. No caso da insuficiência cardíaca, são utilizados os fármacos *inotrópicos positivos* – que *aumentam a força de contração* do coração. São eles os *glicosídeos digitálicos* e *outros fármacos com ação inotrópica positiva*.

> Em tempo, alguns conceitos muito citados quando se estuda fármacos cardiovasculares:
> • Inotropismo positivo – aumento da força de contração do coração.
> • Inotropismo negativo – redução da força de contração do coração.
> • Cronotropismo positivo – aumento da frequência do coração (ritmo cardíaco).
> • Cronotropismo negativo – redução da frequência do coração.

Glicosídeos digitálicos

Destaca-se, nesse grupo, a digoxina. Os digitálicos aumentam a força de contração do coração (inotropismo positivo), promovendo o aumento do volume de sangue ejetado. Assim, melhoram o aporte de oxigênio e nutrientes para os tecidos.

Séculos antes da era cristã, vários povos já conheciam diversas plantas das quais obtinham extratos contendo glicosídeos cardiotônicos.

190 FARMACOLOGIA – COMO AGEM OS MEDICAMENTOS

Os glicosídeos digitálicos são isolados da *Digitalis púrpura*, *Digitalis lanata* e plantas relacionadas (digitais), ou produzidos por síntese, em laboratório.

Na insuficiência cardíaca congestiva (ICC: insuficiência cardíaca que se desenvolve de modo gradual, como uma condição crônica), suas respostas benéficas são:

- **Aumento** do débito cardíaco e da diurese.
- **Redução** da pressão venosa, volume cardíaco, tamanho do coração, e edema.

Os glicosídeos digitálicos inibem a bomba de sódio/potássio ($Na^+K^+ATPase$) na membrana do miocárdio. Esse é o sistema enzimático que fornece energia, pela ação do ATP, para a *bomba Na^+K^+* (a "bomba de sódio/potássio"). Ocorre inativação da bomba, há aumento da concentração de Na^+ e redução da concentração de K^+ dentro das células do miocárdio. A entrada do íon Ca^{+2} nas células fica favorecida, e vimos que o cálcio é essencial para a contratilidade muscular (no caso, a contração do miocárdio, o músculo cardíaco).

Esse mecanismo de ação é responsável tanto pelo efeito inotrópico positivo (terapêutico) dos digitálicos, como pelos seus efeitos tóxicos: uma inibição moderada tem efeito terapêutico, e uma inibição maior é tóxica.

> O índice terapêutico (relação entre a dose tóxica e dose terapêutica) dos digitálicos é estreito – é necessário o acompanhamento cuidadoso para sinais e sintomas de intoxicação.

Efeitos adversos dos digitálicos

Os principais efeitos adversos são observados sobre o coração, mas há vários que não se relacionam com sintomas cardíacos, como:

- Problemas gastrintestinais: náuseas, vômitos, dor abdominal.
- Problemas neurológicos: fadiga, depressão, fraqueza, confusão, pesadelos.
- Alterações visuais: na percepção das cores, fotofobia (intolerância à luz), aparecimento de halos em volta das luzes.
- Distúrbios sexuais, ginecomastia (crescimento de mamas em homens), sudorese, reações alérgicas.

Os efeitos cardíacos são, principalmente, as arritmias (inclusive, semelhantes às arritmias para as quais a digoxina é indicada), taquicardia, bradicardia. A inativação da bomba de sódio causa *aumento da concentração intracelular de Na^+ e redução da concentração intracelular de K^+.* Assim, tanto os efeitos farmacológicos como os efeitos tóxicos são maiores nos pacientes com hipocalemia (ou hipopotassemia, que é a queda do potássio).

> A hipopotassemia (queda de potássio) pode aumentar a toxicidade dos digitálicos, pela redução da concentração de K^+ que causam, ao inibirem a $Na^+K^+ATPase$ no interior das células do miocárdio: pacientes que utilizam diuréticos depletores de potássio (que também reduzem o potássio), ou outros medicamentos com o mesmo efeito sobre o potássio, aumentam a possibilidade de intoxicação.

Interações medicamentosas dos digitálicos

São muitas, e são descritas aqui as mais comuns. Quando houver indicação de digitálicos, deve haver avaliação cuidadosa com relação a todos os outros medicamentos que o paciente utiliza:

- Antiácidos, colestiramina, fibras dietéticas, laxantes, neomicina oral ou sulfassalazina podem inibir sua absorção e assim, reduzir sua biodisponibilidade.
- Sais de potássio podem causar hiperpotassemia.
- Diuréticos depletores de potássio (diuréticos de alça e tiazídicos) aumentam o risco de toxicidade dos digitálicos devido à hipopotassemia.
- Anti-inflamatórios corticosteroides também podem aumentar a toxicidade dos digitálicos, devida à hipopotassemia.
- β-bloqueadores e bloqueadores dos canais de Ca^{+2} (diltiazem e verapamil) podem causar bradicardia.
- Antiarrítmicos, sais de cálcio por via parenteral, ou estimulantes simpáticos podem aumentar o risco de arritmias.
- Anticolinérgicos muscarínicos (p. ex. atropina, escopolamina, homatropina, de uso comum como antiespasmódicos) podem aumentar as concentrações de digoxina no sangue.
- Sulfato de magnésio pode causar alterações na condução cardíaca.
- Indutores enzimáticos (p. ex. fenitoína, rifampicina) podem requerer ajuste (aumento) de dose, pela aceleração da biotransformação do digitálico.

Digitoxina – principal glicosídeo ativo da digital, é muito pouco utilizada hoje, em função de sua duração prolongada, e por acumular-se lentamente no organismo, com maior possibilidade de intoxicação.

Digoxina – é o digitálico mais utilizado, por suas características farmacocinéticas – em relação à digitoxina, possui duração menor no organismo (½ vida de eliminação: 30-40 horas); já para pacientes com insuficiência renal, a duração da ação será mais longa, com necessidade de redução das doses.

O início do tratamento pode ser feito com uma *dose de ataque* (*dose digitalizante*: quantidades maiores no início); ou são administradas as doses de manutenção sem o aumento de dose inicial.

A digoxina é útil nos pacientes com insuficiência cardíaca congestiva (ICC) e *fibrilação atrial*. Possibilita a redução do tamanho do ventrículo do coração insuficiente, reduzindo a tensão na parede do mesmo, o que é um fator importante para reduzir o consumo de oxigênio.

> A fibrilação atrial é uma alteração no ritmo do coração; nela ocorre, comumente, batimentos rápidos e irregulares, devido à geração "desorganizada" de sinais nas paredes dos átrios. Os batimentos irregulares prejudicam o fornecimento de sangue para todo o corpo.

A dose terapêutica da digoxina, como já comentado, é próxima da dose tóxica, e a intoxicação digitálica pode ser comum. Seus efeitos tóxicos podem ocorrer com qualquer nível de concentração sanguínea do fármaco, devido ao seu baixo índice terapêutico.

Outros fármacos com ação inotrópica positiva

Dopamina (Dopacris®) – catecolamina simpatomimética endógena (encontrada no organismo), precursora da noradrenalina, como descrito no item *9.5.1 "o sistema nervoso simpático"*. O efeito inotrópico positivo da dopamina decorre de sua ação direta sobre os receptores β1-adrenérgicos no coração, e indiretamente, pela liberação de noradrenalina. Relaxa a musculatura lisa vascular, especialmente nos rins, melhorando o fluxo renal, a diurese e a excreção de sódio (o que não acontece com a adrenalina e a noradrenalina, que aumentam a PA e as resistências periféricas, reduzindo ainda mais o fluxo renal e a diurese, já prejudicados no doente com insuficiência cardíaca).

É utilizada apenas por via injetável (intravenosa) em ambiente hospitalar, como estimulante cardíaco, na insuficiência cardíaca, na hipotensão devida ao choque *hipovolêmico (grande perda de volume sanguíneo)* causado por infarto do miocárdio, trauma, septicemia, pós-cirúrgico (especialmente de cirurgias cardíacas) ou insuficiência renal.

Dobutamina (Dobutrex®) – catecolamina sintética; tem ação preferencial nos receptores β1-adrenérgicos do miocárdio (estímulo), com aumento de sua contratilidade e do volume de ejeção, e em consequência, do débito cardíaco. Produz menos taquicardia que outros agonistas β1. Exerce menor ação sobre os receptores α e β2.

Utilizada por via intravenosa em administração de curto período, para aumentar o débito cardíaco em pacientes com insuficiência cardíaca crônica grave.

Outros fármacos inotrópicos positivos (também de uso injetável) são a levosimendana (Simdax®) e a milrinona (Primacor®), ambos injetáveis de uso venoso) utilizados na insuficiência cardíaca grave. A primeira aumenta a contratilidade cardíaca por intensificar a sensibilidade do coração ao cálcio, produzindo uma ação inotrópica positiva. A milrinona é um fármaco com ação inotrópica positiva e é também vasodilatadora; inibe seletivamente a enzima fosfodiesterase III no músculo cardíaco e musculatura vascular. Essa inibição confere um aumento do Ca^{+2} intracelular, com consequente aumento da força de contração do miocárdio. A milrinona não atua sobre os receptores β-adrenérgicos, nem sobre a bomba sódio/potássio (como os digitálicos).

9.7.3 Vasodilatadores na insuficiência cardíaca

Nitratos orgânicos

Os nitratos são conhecidos na indústria dos explosivos desde a metade do século XIX, pelo uso da *trinitroglicerina* (TNG). Esse composto também era conhecido, já naquela época, por suas propriedades vasodilatadoras, pois causava dores de cabeça nos operadores que o manuseavam (as dores eram devidas à vasodilatação).

Alfred Nobel tornou a trinitroglicerina (ou nitroglicerina, muito instável), mais estável e segura, para utilização como explosivo – era inventada a dinamite! A mesma nitroglicerina originou o uso dos nitratos como medicamentos vasodilatadores.

Os nitratos causam vasodilatação por meio da liberação de óxido nítrico (NO) que, por meio de várias reações mediadas por enzimas, relaxa o músculo liso vascular. Assim, reduz a pressão arterial e o débito cardíaco, e pode causar palidez, tonturas, fraqueza – efeitos que ativam mecanismos de compensação no SN simpático (que procuram "reverter" a queda da pressão arterial).

Óxido nítrico

As células do endotélio (camada interna dos vasos sanguíneos) revestem todos os vasos do corpo, e liberam fatores que alteram sua capacidade de contração. Um desses fatores, com ação vasodilatadora, é o óxido nítrico (NO), radical de vida curta, formado a partir do aminoácido *L-arginina* e do oxigênio, pela ação das enzimas óxido nítrico sintases (NO sintases). O NO produzido na célula endotelial difunde-se rapidamente para a célula lisa muscular. Como o endotélio se situa entre o sangue e a musculatura lisa vascular, torna-se alvo importante para a ação de fármacos vasodilatadores.

Alguns agentes endógenos que causam vasodilatação devem sua ação (inteiramente ou em parte) à liberação de NO pelas células endoteliais. Dentre eles estão a bradicinina, a histamina e a acetilcolina.

O óxido nítrico possui ações benéficas no organismo (como a vasodilatação) mas também pode ser tóxico, quando atua como agente oxidante (pode agir como um dos vários *radicais livres* que causam danos às células). O NO derivado do endotélio provoca vasodilatação praticamente da mesma maneira que os nitratos vasodilatadores, fármacos que agem *doando* NO ou uma molécula muito parecida com ele.

Os nitratos orgânicos são indicados na profilaxia e tratamento da angina e da insuficiência cardíaca (aguda e crônica).

Vasodilatação pelos nitratos

Os nitratos atuam como vasodilatadores de *ação direta*, assim chamada por não ser mediada por nenhum receptor, ocorrendo diretamente nas células da musculatura lisa do vaso. O NO liberado pelos nitratos estimula a formação do *monofosfato de guanosina cíclico* (*GMPc*).

O aumento do GMPc na célula muscular do vaso faz com que haja diminuição da entrada de Ca^{+2} na célula. Com a redução do Ca^{+2} intracelular (que é o responsável pela contração muscular) ocorre relaxamento das células musculares, e queda da PA. O mecanismo está representado na Figura 9.19 (alguns agentes endógenos que causam vasodilatação também são representados).

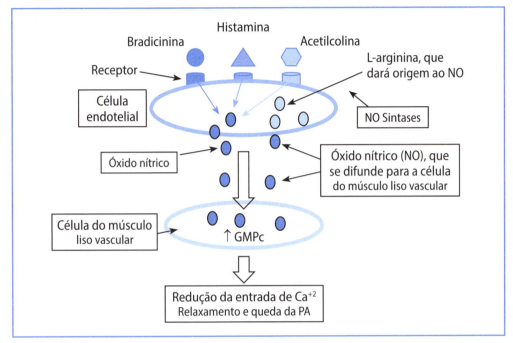

Fonte Baseada em Minneman KP, Wecker L 2006.

Figura 9.19 Relaxamento das células musculares dos vasos sanguíneos, produzido pelos vasodilatadores: os mediadores endógenos (como a bradicinina, histamina, acetilcolina) agem nas células endoteliais, após ligarem-se a seus respectivos receptores (representados da mesma cor que o mediador) para liberar óxido nítrico (NO). O NO também é formado no organismo a partir da L-arginina e oxigênio, pela ação das enzimas NO sintases. O NO difunde-se para as células musculares lisas, onde após uma cascata de eventos, faz aumentarem os níveis de GMPc, produzindo relaxamento dos vasos.

Uso de vasodilatadores na disfunção erétil

Durante a estimulação sexual há liberação de óxido nítrico e aumento dos níveis de GMPc no músculo liso do corpo cavernoso do pênis, com relaxamento e influxo de sangue no local, possibilitando a ereção.

Dessa maneira, os vasodilatadores diretos tornam-se uma possibilidade de controle da disfunção erétil nos homens. Fármacos como o sildenafila (Viagra®), tadalafila (Cialis®) e vardenafila (Levitra®) são inibidores seletivos de enzimas chamadas *fosfodiesterases* (PDEs).

E como eles atuam para facilitar a ereção?

As fosfodiesterases, em especial a enzima *fosfodiesterase tipo 5* (*PDE5*) é responsável pela degradação do GMPc no corpo cavernoso do pênis. Já vimos que o GMPc possibilita o relaxamento e a ereção, e pela ação da PDE5, os efeitos do GMPc são interrompidos. A inibição da PDE5 permite a ação do GMPc, com o relaxamento e dilatação mais prolongada dos corpos cavernosos, reforçando dessa maneira, a ereção. Esses fármacos não têm efeito na ausência de estimulação sexual.

Efeitos adversos dos nitratos

O uso repetido de nitratos pode levar à tolerância (redução do efeito farmacológico). Os efeitos adversos dos nitratos são consequência direta de suas ações, como hipotensão postural e cefaleia (pela vasodilatação). Assim, a hipotensão pode ser controlada com o ajuste cuidadoso da dose, e evitando que o paciente adote a posição ereta enquanto usa preparações de ação rápida.

A tolerância desaparece com um breve período sem o nitrato (situação que foi observada entre os trabalhadores de fábricas de explosivos, que tinham muita dor de cabeça nos finais de semana, por estarem sem contato com o composto químico).

Outros efeitos adversos são bradicardia ou taquicardia reflexa.

Um efeito que não ocorre no tratamento normal com nitratos, mas pode acontecer na superdosagem ou envenenamento acidental é a formação de *metemoglobina* (ou *meta-hemoglobina*): os nitratos oxidam o ferro da hemoglobina, convertendo-a em *metemoglobina* – que não consegue fazer o transporte de oxigênio para os tecidos, e se ocorrer em nível elevado, pode ser fatal.

Precauções

Os nitratos devem ser utilizados com cautela se houver:
- Anemia grave.
- Glaucoma.
- Hipertireoidismo.
- Infarto agudo do miocárdio.
- Traumatismo craniano recente.
- Hemorragia grave.
- Os nitratos devem ser retirados de modo gradual, reduzindo a dose aos poucos.

Principais interações medicamentosas dos nitratos

Como vasodilatadores, podem:
- Reduzir o efeito vasoconstritor de fármacos simpatomiméticos, que pode causar hipotensão.
- Da mesma maneira, os simpatomiméticos podem reduzir o efeito antianginoso dos nitratos.
- Álcool, anti-hipertensivos, bloqueadores β-adrenérgicos, bloqueadores de canais de cálcio, outros vasodilatadores (inclusive os inibidores de fosfodiesterase utilizados na disfunção erétil), antidepressivos tricíclicos (p. ex., amitriptilina), hipno-

analgésicos (como a morfina) podem intensificar o efeito de hipotensão ortostática (postural) dos nitratos.

A seguir, os fármacos desse grupo disponíveis em nosso meio:

Nitroglicerina (Nitroderm TTS®) – disponível como sistemas terapêuticos transdérmicos (TTS).

Produz relaxamento da musculatura lisa vascular e consequente dilatação de artérias e veias, bem como um efeito direto sobre os vasos coronarianos.

O relaxamento arteriolar e venoso tem como principal benefício a redução do consumo de oxigênio pelo miocárdio.

Possui início de ação muito rápido (1 a 3 minutos) e duração no organismo de alguns minutos apenas.

Como para outros nitratos, a mudança de terapia com nitroglicerina para outro modo de medicação deve ser gradual, e da mesma maneira deve ser introduzido o novo tratamento. A forma de liberação transdérmica possui uma camada de alumínio, e deve ser retirada antes de o paciente se submeter a campos magnéticos ou elétricos, como exames de ressonância magnética ou desfibrilação elétrica.

$$H_2C \; - \; HC \; - \; CH_2$$
$$| \qquad\quad | \qquad\quad |$$
$$NO_2 \quad\; NO_2 \quad\; NO_2$$

Molécula da trinitroglicerina (nitroglicerina)

Fonte Elaborada pela autora.

Mononitrato de isossorbida (Monocordi®) – é o metabólito ativo do dinitrato de isossorbida, com propriedades semelhantes às da nitroglicerina. É apresentado como comprimido tradicional, comprimido sublingual, apresentação de liberação prolongada (Retard) e injetável. O mononitrato de isossorbida é eliminado mais lentamente que o dinitrato.

Dinitrato de isossorbida (Isordil®) – antianginoso com propriedades semelhantes às da nitroglicerina, disponível como comprimido e comprimido sublingual. É biotransformado quase completamente no fígado (diferentemente do mononitrato), liberando os metabólitos ativos 2-mononitrato e 5-mononitrato de isossorbida.

Propatilnitrato (Sustrate®) – vasodilatador coronariano com ação rápida (início em aproximadamente 55 segundos) é utilizado por via sublingual, como profilático da crise aguda de angina, geralmente devida ao exercício, nos pacientes com insuficiência coronariana crônica.

Nitroprusseto de sódio (Nitroprus®) – vasodilatador arterial e venoso de uso injetável, como infusão. É utilizado nas crises hipertensivas que exigem terapia parenteral, como o infarto agudo do miocárdio (IAM). A solução para infusão deve ser protegida da luz, e ter utilização imediata. Esse fármaco deve ser usado somente em unidade de terapia intensiva, com controle da PA durante a infusão.

Fármacos mais recentes na IC

Sacubitril + valsartana, na forma do complexo sacubitril valsartana sódica (Entresto®) – representa uma nova classe terapêutica, que atua simultaneamente no Sistema Renina-Angiotensina-Aldosterona (SRAA), pela inibição de receptores de angiotensina II (ação da valsartana), e pela ação na *neprilisina* (ou *endopeptidase neutra*) – ação do sacubitril. Ambos os fármacos atuam no SRAA porque a neprilisina hidrolisa as angiotensinas I e II, e a valsartana é um bloqueador de receptores de angiotensina II, os BRA (Item 9.3.3. Bloqueadores de receptores da angiotensina II).

O sacubitril (sacubitrilato, que é o metabólito ativo) é *inibidor da neprilisina*, enzima responsável pela degradação de peptídeos natriuréticos. Tais peptídeos auxiliam na redução da PA, especialmente pela redução do volume sanguíneo.

Como ações dos peptídeos natriuréticos tem-se o aumento do GMPc promovendo vasodilatação, aumento da filtração glomerular e fluxo sanguíneo renal, inibição da liberação de renina e aldosterona com redução da atividade simpática, e efeitos anti-hipertróficos e antifibróticos. Assim, essa associação pode representar um novo alvo terapêutico, mostrando-se favorável para reduzir a piora dos sintomas da IC e a mortalidade cardiovascular.

Ivabradina (Procoralan®) – atua nas células do marca-passo cardíaco (nódulo sinoatrial), reduzindo a frequência cardíaca; também tem indicação na angina estável.

Pode provocar alterações visuais, por interagir com a corrente retiniana, que se assemelha à corrente cardíaca, o que causa fenômenos luminosos (fosfenos) descritos como um aumento transitório da luminosidade em uma área limitada do campo visual.

9.7.4   Fármacos antiarrítmicos

Arritmia cardíaca

Para que o coração funcione de modo eficiente, precisa se contrair e relaxar de maneira sincronizada (átrios e então, ventrículos). Essa necessidade de contração/relaxamento é que distingue o músculo cardíaco dos demais (músculos lisos e esqueléticos). O coração possui um sistema que gera sinais elétricos para o controle dos batimentos cardíacos, o *nódulo sinoatrial*, como foi visto em *9.4* Fármacos *bloqueadores seletivos dos canais de c*álcio.

> As arritmias cardíacas ocorrem por distúrbios na formação ou na condução do impulso elétrico através do músculo cardíaco (miocárdio), ou por ambas as situações.

Quando a propagação organizada do sinal elétrico é perturbada, a função do coração pode sofrer prejuízos. As alterações que podem ocorrer no ritmo cardíaco, chamadas de *arritmias*, podem resultar em frequência cardíaca muito acelerada ou reduzida. A fibrilação atrial é a arritmia mais comum na IC descompensada, o que pode aumentar o risco de complicações, e inclusive, causar uma piora dos sintomas da IC.

A fibrilação atrial, como já comentado em "digitálicos", caracteriza-se pelo ritmo atrial irregular e rápido, sendo os sintomas mais comuns a palpitação, cansaço, incapacidade de fazer um esforço, dor torácica, dificuldade para respirar. Embora possa surgir mesmo na ausência de outra cardiopatia, frequentemente é causada por situações como hipertensão arterial, doença arterial coronariana, hipertireoidismo, anormalidades nas válvulas do coração, problemas cardíacos congênitos. O diagnóstico é dado pelo exame de eletrocardiograma (ECG).

As opções para o controle das arritmias vêm aumentando, incluindo fármacos e também recursos como marca-passo e desfibriladores, além de outras terapias.

Classes de fármacos antiarrítmicos

Os *fármacos antiarrítmicos* são usados para modificar ou restabelecer o ritmo cardíaco normal. Além de várias doenças poderem causar distúrbios de frequência e ritmo cardíacos, o uso de certos medicamentos pode, também, causar arritmias.

Os antiarrítmicos afetam a função cardíaca normal, e podem causar sérios efeitos adversos: em um exemplo extremo, podem se tornar *arritmogênicos* (sim, podem causar arritmias!) e ao tratar uma taquicardia incômoda, mas não fatal, podem causar uma arritmia ventricular fatal – é o caso onde o tratamento pode ser pior do que a doença.

Tais efeitos adversos requerem vigilância constante durante o tratamento, acompanhando a dose utilizada, as possíveis interações medicamentosas e a evolução do paciente.

O esquema mais aceito de classificação de agentes antiarrítmicos baseia-se no mecanismo de ação de cada fármaco, sendo estabelecidas quatro classes:

- Classe I – bloqueadores de canais de Na^+ (também chamados estabilizantes da membrana).
- Classe II – bloqueadores de ações do sistema nervoso simpático.
- Classe III – prolongam a duração do potencial de ação.
- Classe IV – bloqueiam canais de Ca^{+2}.

Essa classificação, como as demais, possui limitações: nesse caso, porque os fármacos geralmente possuem múltiplas ações, e não poderiam "caber" apenas na Classe I, ou Classe II, por exemplo.

Não vamos deter-nos com muito detalhe sobre a classificação dos antiarrítmicos, priorizando os mecanismos de ação dos fármacos. Assim, vamos abordar aspectos gerais de cada um dos mais utilizados:

- ***Classe I***

Quinidina – foi um dos primeiros fármacos empregados clinicamente. É derivada da *quina*, originalmente extraída de várias espécies da planta *cinchona* ou *quina*. Utilizada durante séculos, seu emprego caiu enormemente devido ao grande potencial arritmogênico que possui, e o surgimento de outros fármacos.

FÁRMACOS CARDIOVASCULARES – NA HIPERTENSÃO, INSUFICIÊNCIA CARDÍACA, ARRITMIAS **199**

Propafenona (Ritmonorm®) – fármaco antiarrítmico, fraco antagonista do receptor β-adrenérgico (potência muito menor que o propranolol), e fraco bloqueador de canal de Ca^{+2}. Pode causar arritmias novas ou mais graves, principalmente durante a primeira semana de utilização. É possível a ocorrência de agranulocitose, geralmente nos dois primeiros meses, cessando com a interrupção do uso. Deve haver acompanhamento cuidadoso em pacientes com insuficiência hepática.

Apresenta, como interações medicamentosas principais, com a digoxina; varfarina (anticoagulante), e aumento de sua própria concentração plasmática, se utilizado em conjunto com a cimetidina (que é um inibidor enzimático).

- **Classe II**

β-bloqueadores – o grupo dos fármacos bloqueadores dos receptores beta (ou 'β-bloqueadores) foram descritos no item 9.5.3 – *Inibidores dos receptores β-adrenérgicos*.

- **Classe III**

Amiodarona (Atlansil®) – eficaz para suprimir as arritmias, taquicardias graves e na profilaxia da crise de angina. Estruturalmente, é semelhante à *tiroxina* (hormônio sintetizado pela glândula tireoide), em especial, pela presença de dois átomos de iodo.

O mecanismo da amiodarona é extremamente complexo, e envolve o bloqueio de canais de K^+ e Na^+ que atuam na repolarização cardíaca. Prolonga o *potencial de ação* (descarga elétrica que percorre as células cardíacas), e aumenta o *período refratário* (o período de tempo entre os potenciais de ação). Esse aumento visa melhorar o período adequado de relaxamento e contração do músculo cardíaco, para reduzir a possibilidade de arritmias. A amiodarona também exerce inibição de receptores α e β-adrenérgicos.

A farmacocinética da amiodarona também é bastante complexa, e as concentrações do metabólito ativo no sangue são muito variáveis. Esse fato pode estar relacionado à grande variação que as enzimas envolvidas apresentam, dentre os indivíduos.

A amiodarona possui alta ligação com proteínas plasmáticas, e sua duração no organismo é longa, no tratamento por tempo prolongado. Sua eliminação, principalmente pela bile, também é muito lenta (média de 53 dias). Atravessa a barreira placentária, causando bradicardia em recém-nascidos, e também é excretada no leite materno. A terapia com amiodarona apresenta inúmeras complicações, tanto cardíacas como sistêmicas. Os efeitos adversos são muitos e importantes, sendo alguns deles:

- Erupções cutâneas fotossensíveis, fotofobia e pigmentação cinza-azulada na pele.
- Anormalidades da tireoide (hipo ou hipertireoidismo).
- Fibrose pulmonar e pneumonite (inflamação nos pulmões): tais situações parecem ser mais comuns em pessoas com anormalidades pulmonares preexistentes.
- Acúmulo de microdepósitos pardo-amarelados na córnea, com tratamento prolongado.
- Bradicardia, hipotensão, choque cardiogênico, parada cardíaca.
- Distúrbios neurológicos e gastrintestinais.

Possui interações com muitos fármacos, como digoxina, fenitoína, procainamida, quinidina, β-bloqueadores, disopiramida, propafenona, verapamil, varfarina sinvastatina, aumentando o risco de toxicidade, bradicardias ou arritmias.

- *Classe IV*

Diltiazem (Cardizem®) e verapamil (Dilacoron®) – fármacos bloqueadores de canais lentos de Ca^{+2}, descritos no item 9.4 (Fármacos bloqueadores seletivos dos Canais de Cálcio): reduzem a concentração intracelular de Ca^{+2}, e assim, dilatam as artérias coronarianas e as artérias e arteríolas periféricas. Podem reduzir a frequência cardíaca (efeito cronotrópico negativo) e diminuir a contratilidade do miocárdio (efeito inotrópico negativo). Atrasam a condução elétrica do nódulo sinoatrial e atrioventricular (nódulos AS e AV), e dependendo do tipo de arritmia, auxiliam a restaurar a frequência e o ritmo cardíaco.

Fármacos que foram utilizados como antiarrítmicos

Lidocaína – anestésico local, foi utilizada como antiarrítmico para supressão imediata de arritmias ventriculares logo após o infarto do miocárdio, por infusão intravenosa.

A fenitoína, anticonvulsivante, exerce ações antiarrítmicas sobre o coração; no entanto, seu uso clínico para tal finalidade tornou-se obsoleto.

10

Fármacos e Ativos de Uso Dermatológico (Uso Tópico)

10.1 PELE

A pele é um órgão complexo, que desempenha muitas funções (sem ela, a manutenção da vida seria inviável), e representa 16% do peso total do corpo.

É constituída pela **epiderme**, a camada mais externa, e a **derme**, localizada imediatamente abaixo da epiderme. Em continuidade à derme está a **hipoderme**, que não faz parte da pele, mas lhe fornece sustentação e união com as estruturas que estão abaixo dela (Figura 10.1).

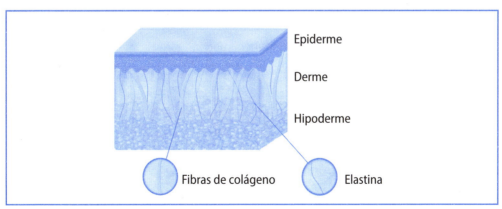

Figura 10.1 Camadas da pele (e hipoderme, que não faz parte da pele). Na derme estão as fibras de colágeno e elastina.

A epiderme é formada de células muito juntas e ordenadas como uma parede de tijolos, são as células epiteliais. A parte mais externa, que está em contato com o meio ambiente, é o estrato córneo.

O estrato córneo é queratinizado (contém queratina, proteína que confere uma relativa impermeabilização à pele). Entre essas células mais superficiais ficam os lipídeos intercelulares. O estrato córneo age como uma membrana semipermeável, e as moléculas dos medicamentos penetram nele por difusão passiva. A penetração do medicamento depende da concentração do fármaco no seu veículo, da solubilidade que apresenta e do coeficiente de partição óleo/água, na camada córnea e no veículo.

A absorção de uma substância pela pele, penetrando nas camadas mais profundas e atingindo a corrente circulatória, é chamada absorção percutânea.

> Substâncias que apresentam solubilidade tanto em água como em lipídeos têm mais facilidade de se difundirem através do extrato córneo e atingir as camadas epidérmica e dérmica.

É essencial para a absorção percutânea, portanto, que haja solubilidade do medicamento tanto em gorduras como em água.

A epiderme não possui vasos sanguíneos (ou ficaria muito exposta a sangramentos e contaminações), e é constantemente renovada. Contém estruturas que possibilitam perceber estímulos táteis, as chamadas corpúsculos de Meissner, células ligadas à defesa imunológica e células que produzem melanina, os melanócitos – a melanina é um pigmento que proporciona coloração à pele, para proteção contra a radiação solar.

A derme é constituída por outro tipo de tecido, o conjuntivo, que fornece resistência e elasticidade à pele (onde as fibras de colágeno e elastina têm importante papel).

Na derme existem vasos sanguíneos para nutrição, inclusive da epiderme. Ela contém vasos linfáticos, nervos e estruturas sensoriais. Na derme estão os folículos pilosos (origem dos pelos) e as glândulas sudoríparas e sebáceas (produção do suor e da gordura para lubrificação da pele).

As principais funções da pele são:
- atua como barreira em relação ao meio ambiente (proteção contra agressões e perda de água);
- permite a manutenção da temperatura corporal;
- detecta sensações (tato, pressão, calor, frio, dor);
- sintetiza a vitamina D;
- atua como um órgão excretor: através do suor, a pele libera algumas substâncias que devem ser eliminadas do corpo, como alguns sais, mas tal excreção é muito menor do que a feita pelos rins;
- é um importante instrumento de comunicação social e sexual.

> A terapêutica tópica (local) pode ser empregada em conjunto com medicamentos sistêmicos, pelas vias oral ou parenteral – procedimento muito comum – ou ser o único recurso para o tratamento de alguma dermatose. Além disso, a administração de fármacos e ativos na superfície cutânea serve não só para tratamento, como para a proteção e conservação da pele normal.

Relacionamos no Quadro 10.1 alguns termos que estudaremos ao longo deste capítulo.

Quadro 10.1   Glossário.

Comedões	Cistos característicos da acne: ocorre secreção exagerada de sebo, que fica retido na glândula sebácea pelo "entupimento" do poro. Com a retenção, há proliferação de micro-organismos, e instala-se o processo inflamatório, a "espinha"
Dermatite atópica	Ou eczema atópico: processo inflamatório crônico, com a presença de lesões avermelhadas na pele, que causam prurido e descamação, podendo ou não haver secreção de líquido. Está relacionada a mecanismos autoimunes
Dermatose	Lesão cutânea; qualquer situação anormal na pele
Eczema	Lesão inflamatória, por irritante ou causador de alergia. Causa vermelhidão, edema, prurido, pequenas bolhas e descamação
Edema	Acúmulo de líquido (inchaço) no espaço intersticial (fora dos vasos sanguíneos), em certa região do corpo. Causas: problemas cardíacos, renais, hepáticos, obstruções linfáticas ou venosas, entre outras. Se o acúmulo ocorrer em todo o corpo, é chamado edema generalizado
Eritema	Rubor em uma região da pele, por vasodilatação. Tal manifestação indica reação inflamatória, podendo ter causas diversas
Erisipela	Infecção bacteriana que atinge a derme, causada por estreptococos; causa vermelhidão, edema, o local fica quente e com muita dor. É mais comum nas pernas ou nos pés. Causa febre e pode ter início com uma pequena lesão, como uma frieira
Eritrasma	Infecção bacteriana superficial, que ocorre geralmente em regiões de contato, como axilas ou região genital. Causado pela *Corynebacterium minutissimum.* Causa manchas e prurido
Exantema	Erupção cutânea, como manchas ou pápulas (há também elevação das lesões), com diversas causas: infecções, alergias, medicamentos, entre outras
Foliculite	Processo inflamatório junto aos pelos, geralmente por infecção bacteriana. Causas: depilação, sudorese, pelos encravados
Hiperqueratose	Produção exagerada de queratina na pele, que se torna espessa e endurecida; pode se localizar em diversas regiões do corpo
Impetigo	Infecção bacteriana na pele por *estafilococos* e *estreptococos*, uma das principais formas clínicas das piodermites
Panarício	Infecção ao redor da unha, causada pelo fungo *Candida albicans* ou por bactérias (ver "Aroníquia"); recebe este nome quando chega a atingir a ponta do dedo
Paroníquia	Infecção ao redor da unha, causada por *Candida albicans* ou bactérias. Pessoas que trabalham colocando frequentemente as mãos na água podem adquiri este problema
Piodermite	Infecção na pele com pontos de pus, causada geralmente por *estafilococos* ou *estreptococos*; uma das formas clínicas da piodermite é o impetigo

continua >>

>> *continuação*

Quadro 10.1   Glossário.

Prurido	Coceira, comichão
Psoríase	Quadro crônico, não contagioso: presença de lesões em placas, por proliferação exagerada das camadas mais superficiais da pele. Causa espessamento, inflamação e descamação. As causas estão ligadas a fatores genéticos, autoimunes, e o componente emocional também não pode ser descartado
Queloide	Cicatriz na qual, no processo de cicatrização, houve produção exagerada de fibras de colágeno. Apresenta-se saliente, endurecida e geralmente maior que a lesão de origem. É avermelhada quando bem recente, depois tende a escurecer ou adquirir coloração semelhante à da pele
Taquifilaxia	Redução da resposta de um fármaco, pela administração de doses consecutivas
Vesícula	Pequena bolha cheia de líquido

10.2   ANTIMICROBIANOS PARA O TRATAMENTO DAS MICOSES SUPERFICIAIS

10.2.1   Sulfas

As sulfas foram os primeiros antimicrobianos usados (vieram antes da penicilina), mas ainda têm seu lugar na terapêutica, administradas por via sistêmica (oral ou injetável) ou por via tópica.

Seu modo de ação é bastante interessante: elas "entram no lugar" de um composto necessário para que os micro-organismos fabriquem o ácido fólico que precisam para produzir proteínas e DNA. Como as sulfas são muito parecidas com esse composto (que é o ácido para-aminobenzoico – PABA), "enganam" a enzima das bactérias, responsável pela utilização do PABA, que acaba por utilizar a sulfa (e não o PABA).

Essa troca de nutrientes faz com que as bactérias parem seu crescimento, por usarem o componente errado: a sulfa. O ser humano não é afetado pelo mecanismo, pois não sintetiza o ácido fólico – já o recebe pronto na alimentação.

Estrutura básica das sulfonamidas   Estrutura da PABA

As sulfas são bacteriostáticas (ver Capítulo 2), ativas contra bactérias gram-positivas, gram-negativas, alguns protozoários e alguns fungos.

Um problema em relação ao uso das sulfas é a resistência, que pode aparecer no decorrer do tratamento. Alguns **mecanismos de resistência** são os seguintes:

- as bactérias passam a produzir muito PABA, para que a sulfa não seja utilizada;
- a enzima que faz a incorporação deixa de ter afinidade com a sulfa;
- a bactéria passa a ser menos permeável à entrada do medicamento.

Pode ocorrer hipersensibilidade na utilização das sulfas de uso tópico.

> A reação de hipersensibilidade a medicamentos é uma reação diferente da esperada, que tem origem em mecanismos do sistema imunológico. Geralmente, não ocorre na primeira exposição (porque não há "memória imunológica" para desencadear a reação, na primeira exposição). Assim, a reação de hipersensibilidade ocorre depois da segunda exposição, e depende da resposta imunológica do indivíduo.
> Podemos também aproveitar para conhecer outra situação, a idiossincrasia: uma reação não esperada, como resposta a um fármaco, não dependente da dose e não imunológica.

Voltando às sulfas, se houver o aparecimento de edema, pruridos, eritema ou sensação de queimação, o fármaco deve ser interrompido.

No uso tópico, as sulfas são, geralmente, utilizadas em associações.

Sulfacetamida: para uso oftálmico, no tracoma (infecção ocular causada pela bactéria *Chlamydia trachomatis*) e outras infecções bacterianas oculares.

É uma sulfa com atividade bacteriostática, de ação rápida, usada por via tópica, ocular e vaginal.

No uso tópico, tem indicação no tratamento de lesões na pele, abcessos, piodermites (infecções cutâneas, geralmente por estafilococos ou estreptococos), além de queimaduras superficiais (Queimalive®).

Sulfadiazina de prata: tem espectro mais amplo que as outras sulfas de uso tópico. É bactericida contra muitos micro-organismos gram-positivos e gram-negativos e também contra alguns fungos – leveduras, como a *Cândida albicans* – (Dermazine®, Silglós®).

Indicada para prevenção e tratamento de infecções em feridas causadas por queimaduras; também para prevenir ou tratar infecções bacterianas em feridas na pele.

Pode haver absorção sistêmica da sulfadiazina (a sulfa passa para a corrente sanguínea). Esta absorção depende da superfície corporal onde o medicamento foi administrado, e da extensão da lesão (quanto maior a área exposta, maior a absorção).

10.2.2 Antibióticos

São utilizados para prevenir infecções em pequenos ferimentos, e para tratar piodermites. Pode ser necessário o uso de medicação sistêmica (oral, ou mesmo parenteral).

A eficácia de alguns antibióticos tópicos é limitada por sua tendência à sensibilização da pele – nestes casos, o medicamento deve ser descontinuado.

Os principais antibióticos de uso tópico estão descritos a seguir.

Bacitracina: grupo dos polipeptídeos. É nefrotóxica, daí ser utilizada apenas por via tópica. É ativa contra a maioria das bactérias gram-positivas; as gram-negativas são, de forma geral, resistentes. Quando aplicada na pele, sua absorção é mínima – pode ser usada na gravidez e lactação. Geralmente está associada a outros fármacos ou a outros antibióticos, para ampliar seu espectro de ação (Nebacetin® – assoc.).

Clindamicina: grupo das lincosamidas. Tem atividade contra bactérias e protozoários. Sua utilização pode ser oral, injetável ou tópica.

Na utilização tópica, destina-se ao tratamento da acne vulgar, úlceras dérmicas, erisipelas (Adacne Clin®, Clindoxyl® – ambos associações).

Cloranfenicol: bacteriostático de largo espectro, do grupo dos anfenicóis.Utilizado pelas vias oral, parenteral e tópica.

No uso tópico, para tratar infecções por bactérias sensíveis – oculares, no canal auditivo externo, uterinas, para o tratamento de úlceras dérmicas e pequenas infecções de pele (Epitezan® colírio, Iruxol®, Kollagenase Cloranfenicol® – todos associações).

Metronidazol: na utilização sistêmica (oral e parenteral), é antiprotozoário e ativo contra vários gêneros de bactérias.

Por via tópica, tem indicação no controle e tratamento da rosácea, afecção inflamatória da pele que possui vários fatores envolvidos em seu desenvolvimento e que atinge principalmente a região central da face, iniciando-se com lesões semelhantes a espinhas, e pequenos vasos sanguíneos dilatados.

Como é provável que haja contaminação por bactérias e outros germes entre as causas da rosácea, é possível explicar a utilização do metronidazol, já que o seu exato mecanismo não está esclarecido.

A apresentação vaginal destina-se ao tratamento da tricomoníase, pela ação do metronidazol contra protozoários (Flagyl Ginecológico®, Flagyl Nistatina® – assoc., Rozex®).

Neomicina: grupo dos aminociclitóis; pela toxicidade, é utilizada nas infecções tópicas, associada a outros fármacos. Por via oral, seu uso se justifica apenas para efeitos locais, como o tratamento de infecções bacterianas no trato gastrintestinal, onde o antibiótico não será absorvido (não passará para a corrente sanguínea).

Alguns exemplos de apresentações comerciais, todas como associações: Betnovate® N, Decadron® colírio, Esperson® N, Nebacetin®.

Mupirocina: isolada a partir de culturas de *Pseudomonas fluorescens* possui amplo espectro de ação. Age impedindo a síntese das proteínas das bactérias, causando a morte dos micro-organismos. Não se observa resistência cruzada entre a mupirocina e outros antibióticos tópicos de uso comum,o que quer dizer que, se determinado germe apresentar resistência a um ou mais antibióticos, não será resistente à mupirocina (Bactroban®).

Tetraciclina: grupo das tetraciclinas, bacteriostática de amplo espectro. Utilizada pelas vias oral, parenteral e tópica. Muitos micro-organismos são resistentes à tetraciclina.

Na administração tópica, tem utilização nas úlceras dérmicas, feridas por queimaduras, infecções oculares, e rosácea ocular – doença causada por vários fatores (citada em "Metronidazol"), que acomete a face e também o olho.

Para o uso vaginal, apresenta-se associada a antifúngicos (como a anfotericina B), para controlar infecções bacterianas que comumente estão associadas à contaminação por

Trichomonas vaginalis (protozoário) e infecções por fungos (candidíases) (Tricangine® A vaginal – assoc.).

A **oxitetraciclina** possui propriedades muito semelhantes às da tetraciclina; sendo assim, pode ocorrer resistência cruzada entre os dois fármacos.

Explicando, a resistência cruzada ocorre quando um micro-organismo se torna resistente a dois ou mais compostos, utilizando-se de um mesmo mecanismo de resistência. (Terramicina® pomada – assoc.).

Tirotricina: grupo dos polipeptídeos; para tratamento de infecções da pele e da boca. É nefrotóxica e hepatotóxica (tóxica para os rins e o fígado), daí não ser utilizada por via sistêmica. Presente em associações com outros fármacos (Malvatricin®).

10.2.3 Antifúngicos

Também chamados antimicóticos, são os fármacos utilizados para tratar as infecções por fungos que atingem a pele e seus anexos (junto aos pelos e unhas), e as mucosas.

As manifestações clínicas das micoses superficiais são variadas, comprometendo mãos e pés, unhas, região inguinocrural (virilha e coxa) e pele glabra (pele das palmas das mãos e pés, mais espessa e sem pelos).

As micoses superficiais atingem a epiderme e seus anexos, raramente afetando a derme. Com frequência, são transmitidas pelo contato direto indivíduo com indivíduo.

Dependendo do agente causador, do tempo e localização da infecção, pode ser suficiente a medicação local ou também pode ser necessária a utilização de medicamentos sistêmicos (por via oral).

A seguir, são descritos alguns tipos de fungos mais comuns que atingem a pele, como micoses superficiais.

Fungos Mais Comuns

Tineas (tinhas)

Os fungos mais comuns nestas micoses superficiais pertencem aos gêneros *Microsporum*, *Trichophyton* e *Epidermophyton*. As tineas agridem vários locais do corpo:

- Tinea capitis: atinge o couro cabeludo, causando áreas de queda de cabelos, podendo causar um quadro de eritema e descamação.
- Tinea corporis: localiza-se principalmente nos braços, na face e no pescoço; em geral, vem acompanhada de prurido.
- Tinea cruris: mais comum em adultos do sexo masculino, e causa, de forma geral, muito prurido. Situa-se na região da virilha e coxas, podendo atingir nádegas e abdômen. Aparece (ou retorna) geralmente no verão, devido ao calor e aumento da transpiração local.
- Tinea pedis: é uma das manifestações mais comuns dentre as micoses superficiais, conhecida como "pé-de-atleta". Localiza-se na planta dos pés ou nos espaços entre dedos. O calor e a umidade do verão facilitam seu aparecimento. Calçados

FÁRMACOS E ATIVOS DE USO DERMATOLÓGICO (USO TÓPICO) **209**

fechados, tênis, meias de tecido sintético e o uso de banheiros comuns (de clubes, academias de esportes) facilitam sua disseminação e manutenção.

- Pode haver infecção mista, com fungos e bactérias, A micose pode permanecer por longo tempo sem alteração, mas servir de porta de entrada para bactérias, levando inclusive a um quadro de erisipela.
- Tinea unguium: conhecida como onicomicose, provoca o descolamento e até a destruição parcial ou total da unha afetada. Os antifúngicos na forma de esmalte são mais apropriados, pois têm melhor penetração na unha. Pelo caráter crônico, também pode ser necessário o tratamento sistêmico.

Pitiríase versicolor (pano branco)

Causada pelo fungo *Pityrosporum orbiculare*, também chamada *Malassezia furfur*, manifesta-se geralmente no dorso e braços, como manchas claras, avermelhadas ou acastanhadas (daí o nome versicolor, que quer dizer "mudança de cor"). Pode ou não causar prurido que, se presente, é leve.

Piedras

A piedra branca é causada pelo fungo *Trichosporum beijelli*, e a piedra preta, pelo fungo *Piedraia hortae*. São infecções fúngicas que apresentam, junto aos pelos (cabelos ou pelos do corpo), nódulos esbranquiçados ou escurecidos, respectivamente. Os cabelos afetados devem ser cortados.

Candidíases

A *Candida albicans* é uma levedura que faz parte da flora normal de indivíduos sadios. No entanto, se houver algum desequilíbrio dos micro-organismos que habitam normalmente nosso corpo, ou comprometimento do sistema imune, as espécies do gênero *Candida* podem se tornar patogênicas, levando a infecções. Os locais mais comumente atingidos por candidíases são a orofaringe, trato gastrintestinal (na boca, são conhecidas como "sapinhos") e vagina.

Condições mais comuns que podem alterar as defesas orgânicas e propiciar o desenvolvimento patogênico desses fungos são o diabetes, deficiências imunológicas, uso prolongado de antibióticos (nesse caso, bactérias normais da flora também são eliminadas, facilitando o crescimento do fungo), corticoides e outros medicamentos imunossupressores, tais como aqueles utilizados para deter a rejeição a órgãos transplantados.

Se ocorrer junto a uma unha, há eritema, inchaço e dor, e é popularmente chamada panarício; em crianças com fraldas, denomina-se "dermatite das fraldas".

Para tratar lesões na pele, como micoses, é preciso identificar o agente causador, porque os antifúngicos são, em geral, ineficazes para infecções bacterianas – e muitos deles têm espectro de ação estreito (não servem para todos os tipos de fungos).

As infecções fúngicas da pele apresentam, em sua maioria, uma evolução lenta: demoram semanas, ou mesmo meses para mostrar uma evolução no tratamento – ao passo que infecções bacterianas costumam ter uma resolução bem mais rápida (da ordem de alguns dias), quando tratadas corretamente.

Antifúngicos do Grupo dos Antibióticos

Anfotericina B: é um fármaco usado por via sistêmica (injetável) e tópica. Como medicamento de uso sistêmico, possui amplo espectro, com atividade em quase todas as micoses profundas com risco de vida – e também contra protozoários.

Como medicamento tópico, é utilizada geralmente associada a um antibiótico, em infecções vaginais por *Cândida albicans* e *Trichomonas vaginalis* (este, um protozoário) que, não raro, apresentam-se associadas a infecções bacterianas (Novasutin® – assoc., Tericin AT® – assoc.).

Nistatina: de uso oral e tópico; atua contra leveduras, como a *Cândida albicans* e alguns tipos de tineas. Para o uso tópico, apresenta-se como fármaco único ou associado a outros componentes (antibióticos, antiprotozoários, derivados corticosteroides), para utilização vaginal ou dermatológica (Neo Mistatin®, Mud®, Colpistatin®, Flagyl® Nistatina, os 2 últimos, associações).

Antifúngicos Imidazólicos e Triazólicos – Características Gerais

Estes dois grupos são os mais importantes, e compreendem a maior parte dos fármacos. Eles têm uma forma geral de ação contra os fungos:

- impedem a formação da membrana da parede celular dos fungos, como consequência, ocorre a interrupção do crescimento ou a morte dos fungos;
- inibem a biossíntese de triglicerídeos e fosfolipídeos pelas células fúngicas;
- impedem a degradação dos radicais livres das células fúngicas, formando-se produtos tóxicos (peróxido de hidrogênio – H_2O_2), com deterioração das estruturas celulares do fungo e necrose.

O período de tratamento é de 2 a 4 semanas, podendo ser necessário mais tempo.

Os imidazólicos e triazólicos são fungistáticos, mas, dependendo das concentrações, podem se tornar fungicidas.

Podem causar reações de hipersensibilidade e, nesta situação, o tratamento deverá ser interrompido. A seguir, são comentados os fármacos destes dois grupos, de uso tópico.

Imidazólicos

- Butoconazol: ativo especialmente contra candidíases vaginais. Sua administração requer tempo menor (dose única), com repetição do esquema, se necessário (Gynazole®).
- Cetoconazol: possui amplo espectro – nas infecções causadas por *Candida sp.* (candidíases), *Pityrosporum orbiculare* (pitiríase versicolor), tineas do corpo, dos cabelos e dos pés e onicomicoses, que são micoses nas unhas (*Epidermophyton sp.*, *Trichophyton sp.*, *Microsporum sp.*). Também indicado para vários tipos de micoses sistêmicas. Os efeitos adversos ocorrem quando da administração sistêmica (oral), pela sua hepatotoxicidade. Na utilização tópica, podem ocorrer reações de hipersensibilidade. O número de apresentações disponíveis no mercado para o

FÁRMACOS E ATIVOS DE USO DERMATOLÓGICO (USO TÓPICO) **211**

cetoconazol é grande, seja como fármaco único ou associações – tanto como genérico como em apresentações de similares. Exemplos de apresentações comerciais: Lozan® shampoo, Nizoral® creme e shampoo, Trok N® pomada e creme.

- Clotrimazol: antifúngico de amplo espectro, utilizado nas candidíases tópicas e vaginais, pitiríase versicolor, tineas, paroníquia; possui alguma atividade antibacteriana (Canesten®, Baycuten-N® – assoc.).
- Fenticonazol: atua nas tineas, pitiríase versicolor e candidíase. Tem ação antibacteriana contra *Gardnerella vaginalis*. Possui ação fungicida cerca de 8 vezes superior ao miconazol, e 16 vezes maior que o clotrimazol, em pH 4,0. Está disponível para uso vaginal, como creme (tratamento de 7 dias) e óvulo em dose única (Fentizol®).
- Isoconazol: é fungistático, mas com o uso mais prolongado pode tornar-se fungicida. Possui amplo espectro, sendo empregado nas micoses cutâneas e vaginais: candidíases tineas, pitiríase versicolor. Responde também contra germes gram-positivos (estafilococos, estreptococos) e no eritrasma. O tempo médio para utilização tópica é de 4 a 6 semanas. Para uso vaginal, a aplicação do creme é feita por 7 noites, ou em dose única (óvulo). É preferível não utilizar o medicamento no período menstrual (Icaden®, Gyno-Icaden®).
- Miconazol: sua ação fungistática é semelhante à do cetoconazol. Está disponível na forma de creme dermatológico e vaginal, ou pó para uso tópico. Muito utilizado para tratar a tinea pedis (pé-de-atleta). É tóxico para o uso parenteral (Daktarin®, Micozen®, Vodol®, Crevagin® – este último, assoc.).
- Oxiconazol: antifúngico de amplo espectro, de uso tópico nas tineas corporis, cruris e pedis, leveduras (como *Candida* e pitiríase versicolor) e infecções mistas por fungos e bactérias gram-positivas. O tempo médio de uso é de 4 semanas (Oceral®, Oxipelle®).
- Tioconazol: fármaco de amplo espectro, utilizado nas candidíases (tópica e vaginal), tineas (corporis, cruris, pedis), e pitiríase versicolor. Na utilização vaginal, o tratamento é de 3 a 7 dias (creme), ou aplicação única (óvulo), preferencialmente fora do período menstrual (Tralen®, Gynomax®, Takil® – os 2 últimos, associações).

Triazólicos

Juntamente com os imidazólicos, forma o maior e mais importante grupo de antifúngicos, para o uso tópico e sistêmico. O terconazol é o triazólico para uso tópico.

- Terconazol: possui atividade fungicida nas candidíases vaginais, com aplicação do creme por uma semana ou em dose única (óvulo). O efeito do terconazol não é alterado pela menstruação (Terconazol genérico creme vaginal).

Ácidos e Compostos Relacionados

São ativos como antifúngicos superficiais devido ao pH ácido. Seu poder antifúngico como substâncias isoladas, é fraco – daí serem apresentados em associações.

Ácido benzoico: ativo em pH 4,0 ou abaixo deste valor. Em pH mais alto, perde sua atividade. Destina-se apenas ao uso tópico (Micotiazol® – assoc.).

Ácido propiônico: este ácido e seus sais são antimicóticos de atividade moderada, para tinea corporis e tinea capitis (Andriodermol® – assoc.).

Ácido salicílico: como antifúngico, é associado a outros compostos (ácido benzoico, enxofre, iodo, outros antimicóticos) devido ao seu poder queratolítico (descamativo).

Muitos fungos utilizam a queratina como alimento – o acido salicílico promove a redução do extrato córneo (e da queratina), com diminuição da fixação dos fungos.

Assim, reduz o "alimento" para os fungos e possibilita melhor penetração de outros agentes antifúngicos.

O ácido salicílico é utilizado como queratolítico em outros tipos de dermatoses (acne, eczemas) – estudaremos a seguir.

Encontrado como preparações tópicas, sabonetes, xampus (Actine®, Calotrat®, Micotiazol®, Stiproxal® – associações).

Ácido undecilênico: usado no tratamento tópico das tineas. Seu poder antifúngico é fraco, daí ser utilizado em associações.

O ácido undecilênico (Andriodermol® – assoc.) é utilizado juntamente com seu sal sódico e de zinco: o undecilinato de zinco, que possui ação adstringente, o que ajuda a reduzir o quadro inflamatório.

Derivados Fenólicos

Clioquinol: antibacteriano e antifúngico. É muito tóxico para o uso sistêmico.

Apresentado em associações com corticoides e outros antimicrobianos, para o tratamento de dermatites, eczemas, foliculites e infecções bacterianas menores da pele (Drenifórmio®, Quadriderm® – associações).

Cloroquinaldol: derivado do clioquinol, com propriedades semelhantes a ele (Bi-Nerisona®).

Outros Antifúngicos de Uso Tópico

Amorolfina: inibe a síntese do ergosterol, essencial na composição da membrana da célula do fungo. Utilizada como creme tópico nas várias manifestações da tinea, candidíase e pitiríase versicolor.

Como esmalte, destina-se ao tratamento das onicomicoses. Neste caso, a unha deve estar completamente desengordurada e livre de medicamento de aplicações anteriores. O tempo de tratamento da onicomicose depende do agente e da evolução da infecção, podendo levar 6 meses para as unhas das mãos e de 9 a 12 meses para as unhas dos pés (Loceryl®).

Butenafina: atua também inibindo a síntese do ergosterol, necessário para a célula fúngica. No tratamento das tineas e pitiríase versicolor. O período médio de tratamento é de 4 semanas (Tefin®).

Ciclopirox: possui amplo espectro, e age inibindo o transporte de componentes essenciais para o interior da célula do fungo (como aminoácidos). Prejudica, também, a síntese de DNA e RNA nas células fúngicas em crescimento. Possui alguma atividade contra bactérias gram-positivas e gram-negativas. O tempo médio de tratamento, nas infecções tópicas, é de 4 semanas. Para as infecções na unha, o esmalte é utilizado por um período de até 6 meses (que não deve ser ultrapassado), em dias alternados no primeiro mês, sendo reduzido gradativamente até uma aplicação por semana, nos meses seguintes. É utilizado na forma de olamina (Loprox®, Micolamina®).

Terbinafina: de uso tópico (como creme, solução e spray) e sistêmico (oral). Como outros antifúngicos, inibe a síntese do ergosterol para a célula do fungo, provocando a sua morte. Indicada no tratamento das tineas capitis, corporis, cruris, pedis (Lamisilate®, Lamisil®).

Antivirais de Uso Tópico

Os vírus são parasitas intracelulares que não possuem mecanismo metabólico próprio. Para se multiplicarem, precisam penetrar nas células do hospedeiro e usar a "maquinaria" das células invadidas, para sua reprodução. Os vírus consistem basicamente de um ácido nucleico (DNA ou RNA) envolto por um revestimento proteico, ou capsídeo. Ao agredirem a pele, causam proliferação ou morte celular.

O aumento das doenças virais na atualidade tem sido atribuído ao uso de corticoides, por suas propriedades imunossupressoras (Capítulo 5), e aos tratamentos com antibióticos, que alteram a flora bacteriana normal da pele e facilitam a ocorrência de infecções oportunistas.

As verrugas são as manifestações mais comuns de afecção viral na pele e são causadas por **papiloma-vírus** (HPV). São muitos os tipos de HPV capazes de produzir verrugas em humanos, e alguns estão associados com aumento do risco de câncer genital; no entanto, a maioria dos vírus HPV não está associada ao câncer. As verrugas mais comuns são a verruga vulgar ou comum (manifesta-se nas mãos e na face), a verruga plana (pode ocorrer em grupos de 10 ou mais, e aparece na testa e dorso das mãos), e a verruga plantar (na sola dos pés) que, por suportar o peso do corpo, torna-se muito dolorosa.

Outra manifestação de verruga por HPV é o condiloma acuminado, que causa verrugas de tamanhos variáveis na região genital (pênis, ânus, vagina, colo do útero). As lesões podem aparecer também na boca e garganta.

O tratamento das verrugas é feito com medicação antiviral, agentes com ação descamativa (ver à frente, em Medicamentos com Ação Descamativa – Queratolíticos), congelamento por meio de nitrogênio líquido (crioterapia), uso do *laser*, procedimento cirúrgico.

Outra manifestação viral comum na pele é o herpes, que se manifesta pelo vírus herpes simplex (HSV tipos 1 e 2) e herpes zoster, pelo vírus varicela-zoster, o mesmo que causa a catapora.

O HSV atinge a pele e as mucosas. Na primeira infecção, a não ser pelas vesículas, geralmente não há sintomas. Quando as manifestações retornam (tornam-se recorrentes), o que costuma ocorrer após uma situação de desgaste físico ou emocional, exposição ao sol ou periodo menstrual, a pessoa acometida percebe uma sensação de formigamento ou queimação. As vesículas (mais comuns na boca, lábios e face) e o eritema progridem para pústulas e crostas, antes de regredirem. A dor e a sensação de queimação permanecem por um período de 10 a 15 dias. Não há cura, e o tratamento é feito com medicamentos antivirais (para reduzir a duração das manifestações) e outros, para abrandar a dor, prurido e

214 FARMACOLOGIA – COMO AGEM OS MEDICAMENTOS

queimação (analgésicos e anti-histamínicos). Os protetores solares para os lábios podem prevenir o herpes induzido pelo sol.

No herpes-zoster, a erupção de vesículas acompanha o trajeto de um nervo, atingindo um dos lados do corpo (no tórax, tronco ou face). Depois que a pessoa adquire a catapora, o vírus varicela-zoster pode ficar latente (em estado de "dormência") por muitos anos nas células nervosas, e em dado momento, pode se tornar ativo, agora como herpes. A incidência do herpes-zoster aumenta com a idade, e o risco também é maior quando o indivíduo está com a imunidade comprometida por doenças ou pela utilização de medicamentos imunossupressores.

O herpes-zoster não é transmitido tão facilmente para outras pessoas como a catapora, mas as vesículas contêm o vírus ativo, que pode causar contaminação. As lesões são precedidas de "sinais", como formigamento, queimação, prurido e extrema sensibilidade da pele ao toque. Após alguns dias, secam e formam crostas, que melhoram em 2 ou 3 semanas. Em pessoas idosas, esse período de tempo pode ser maior.

O herpes-zoster pode causar complicações sérias, como cegueira permanente, se atingir o olho. A neuralgia pós-herpética é uma dor intensa que pode permanecer por muitos meses após a regressão das lesões, e deve receber tratamento como dor crônica.

O tratamento do herpes-zoster é feito com o uso de agentes antivirais que, por via oral ou tópica, produzem melhor resposta quando iniciados nas primeiras 72 horas após a manifestação das lesões. Também são administrados analgésicos, e, se a dor se tornar crônica, antidepressivos do grupo dos tricíclicos e agentes anticonvulsivantes, fármacos que têm ação nesse tipo de dor.

Neste tópico, estudaremos agentes de uso local (tópico) para o tratamento da infecções virais na pele.

Aciclovir: para uso local, está disponível como creme e colírio; é ativo contra os vírus herpes simplex (HSV) 1 e 2, e contra o vírus varicela-zoster. O aciclovir se liga a uma enzima do vírus, a DNA-polimerase, sendo muito mais potente contra a enzima viral do que contra a enzima do hospedeiro. São as células do hospedeiro que o convertem em trifosfato de aciclovir, sua forma ativa. A inibição da DNA-polimerase do vírus interrompe a replicação (cópia) das cadeias de DNA viral, interrompendo sua multiplicação. O tratamento é mais efetivo se iniciado o mais cedo possível.

O aciclovir é bem tolerado, por sua ligação seletiva às enzimas virais. Entretanto, como para qualquer medicamento de uso tópico, podem ocorrer reações alérgicas. As mãos devem ser cuidadosamente lavadas antes e após a aplicação do medicamento (Herpesil®, Zovirax®).

Imiquimode: é um imunomodulador; com atividade antiviral e antitumoral. Seu mecanismo de ação não está completamente esclarecido, mas estudos mostram que ele regula a resposta imunológica estimulando a produção de citocinas pró-inflamatórias, como o fator de necrose tumoral alfa (TNF-α) e o interferon alfa. Também induz a apoptose (morte celular), e ativa linfócitos B, aumentando a resposta imunológica contra as células alteradas pelo HPV. Estimula a resposta imune contra células tumorais e células infectadas por vírus.

Como medicamento antiviral, é indicado para o condiloma acuminado causado por vírus HPV (verrugas externas, genitais e anais).

A utilização do imiquimode causa algum grau de eritema, decorrente da liberação de citocinas pró-inflamatórias, como parte do mecanismo de ação do fármaco. No nível sistêmico (geral) pode causar cefaleia, mal-estar, febre, dor muscular, rinite; em tais situações, deve-se considerar a interrupção do tratamento (Ixium®).

Podofilotoxina: é um composto extraído de plantas, com um potente efeito mitotóxico (inibe a divisão celular). Causa necrose local e remoção gradual do tecido afetado. É utilizado no tratamento de verrugas externas, no condiloma acuminado. Não deve ser utilizado em pele com queimadura, irritação ou feridas abertas; deve ser evitado durante o período menstrual, e devem ser evitadas as relações sexuais. O medicamento, anteriormente comercializado com o nome de Wartec®, tem sofrido interrupção no seu fornecimento para o mercado brasileiro.

Colódios: várias apresentações estão disponíveis comercialmente como colódios flexíveis; neles, os princípios ativos estão dissolvidos numa solução de piroxilina (nitrocelulose e algodão-pólvora), éter e álcool. Colocado sobre a pele, o éter e o álcool evaporam, permanecendo uma fina camada contendo os ativos. Para o tratamento de verrugas comuns, são geralmente incorporados ao colódio os ácidos salicílico e láctico.

Essa preparação tem efeito descamativo (queratolítico), ocorrendo a remoção das células agredidas pelo vírus HPV. A aplicação deve ser feita somente sobre a verruga, sem atingir o tecido sadio, pois o produto é irritante para a pele sadia. O local da verruga pode ser isolado com um pequeno pedaço de esparadrapo, de forma que só a verruga permaneça descoberta para a aplicação. Após secar, o produto pode ser aplicado mais uma ou duas vezes (conforme a apresentação comercial), repetindo-se o mesmo procedimento. As aplicações devem ser feitas 1 vez ao dia, até o desprendimento da verruga.

O produto deve ser guardado bem fechado para evitar a evaporação; é inflamável, e deve ser mantido longe do fogo (Calicida®, Verrux®).

10.3 MEDICAMENTOS CONTRA ECTOPARASITAS (ESCABIOSE E PEDICULOSE)

A **escabiose** (sarna) é causada pelo ácaro *Sarcoptes scabiei var. hominis*.

A **pediculose** (piolho) é devida à infestação por *Pediculus humanus corporis* (piolho do corpo), *Pediculus humanus capitis* (piolho do couro cabeludo) e *Pthirus pubis* (fitiríase, ou "chato", que infesta a região pubiana).

Ambas são ditas ectoparasitoses porque acometem as áreas externas do corpo. Podem ser tratadas com medicamentos tópicos e também com um medicamento por via oral, a ivermectina (Leverctin®, Revectina®).

A escabiose causa um prurido intenso, o que pode levar a infecções secundárias. A transmissão ocorre por contato direto, inclusive sexual.

O tratamento da escabiose deve atingir todos os membros da família do indivíduo acometido (mesmo que não apresentem sintomas).

Não há necessidade de tratar a roupa (fervê-la), pois o ácaro não sobrevive por muito tempo fora do hospedeiro humano.

No caso da pediculose do couro cabeludo, o piolho frequentemente causa infecções secundárias, pois a intensa coceira leva a pessoa a provocar pequenas lesões, que servem como portas de entrada para micro-organismos. A pediculose é uma das principais causas de impetigo nas populações de países em desenvolvimento.

> As crianças acometidas por piolho podem apresentar baixo rendimento escolar, pois têm dificuldade de concentração devido ao prurido contínuo e distúrbios do sono. Quando ocorre infestação severa, pode haver anemia, já que o parasita se alimenta de sangue.

A principal forma de transmissão ocorre de indivíduo a indivíduo – dificilmente ocorrerá através de objetos.

O piolho do corpo é de ocorrência bem menor que o da cabeça, e a desinfestação apropriada das roupas geralmente é medida suficiente para controlar a maioria dos casos.

> Sarna: a coceira intensa é causada por reação alérgica a produtos metabólicos do ácaro, e pode levar a infecções secundárias.

Na fitiríase (chatos), a transmissão também ocorre por contato físico muito próximo, principalmente contato sexual; o parasita pode atingir outras regiões (barba, pelos axilares e até o couro cabeludo).

Antes do uso de medicamentos, o controle desses parasitas deve ser feito através da educação em saúde, saneamento básico e tratamento coletivo.

O farmacêutico, principalmente em comunidades mais carentes, pode ser um valioso educador, orientando sobre medidas preventivas e, no caso de ter ocorrido a infestação, ele deve incentivar a adesão ao tratamento e, explicando o correto manuseio do medicamento e inclusive os seus efeitos adversos (ardência, desconforto, cheiro forte) que, não raro, provocam a desistência por parte do paciente.

As principais medidas de higiene, importantes no caso das ectoparasitoses são:

- separar as roupas de cama e banho de uso pessoal, mantendo-as limpas;
- manter as unhas curtas e limpas; no caso de pediculose e fitiríase, manter os cabelos curtos e limpos;
- evitar exagero no coçar; colocar luvas de proteção nas crianças;
- verificar entre os membros da família, possíveis portadores, aplicando os cuidados também a eles. Principalmente no caso da sarna, todos os familiares e pessoas que convivem com a pessoa afetada devem ser tratados;
- alertar os responsáveis dos ambientes coletivos frequentados pelo portador da parasitose (escola, ambiente de trabalho).

A seguir, os principais fármacos para o tratamento dos ectoparasitas.

Benzoato de benzila: derivado do ácido benzoico, de uso exclusivamente tópico, é relativamente pouco tóxico.

Seu mecanismo de ação pode relacionar-se a uma estimulação do sistema nervoso central do parasita.

Indicado na escabiose, pediculose e fitiríase, como loção e sabonete. A seguir, a forma de utilização.

- Loção: à noite, após o banho, aplicar sobre a pele, principalmente nos locais mais afetados. Após secar, fazer nova aplicação e permanecer com o medicamento. Tomar banho pela manhã, colocando roupas limpas. Efetuar este procedimento por 3 dias consecutivos.

  Após uma semana, esta conduta pode ser repetida, pois o medicamento não age sobre os ovos, que ficam abrigados sob a pele. Nesse período, os ovos liberam novos parasitas, ocorrendo reinfestação.

  Em crianças de até 12 anos, o produto pode ser diluído em água, para reduzir a possibilidade de irritação (medicamento e água, em partes iguais). Em crianças de até 2 anos, a diluição poderá ser maior (uma parte do produto e duas partes de água, ou a critério médico).

  No caso de pediculose, aplicar o medicamento no couro cabeludo, friccionar bem e deixá-lo até o próximo banho (no máximo, 24 horas depois).
- Sabonete: lavar a parte afetada pela escabiose ou pediculose, produzindo bastante espuma, que deve permanecer sobre a pele por 3 a 5 minutos. Os piolhos mortos e as lêndeas devem ser retirados com um pente fino. O procedimento pode ser repetido no dia seguinte.

  Não utilizar o sabonete por muitos dias seguidos, pois pode ocorrer irritação, perpetuando as lesões.

  O benzoato de benzila é irritante, e pode causar hipersensibilidade: não deve ser usado sobre queimaduras ou lesões mais extensas da pele, que possibilitem a maior absorção do fármaco. Também deve ser evitado o contato com os olhos, rosto e região uretral.

  Se houver uma absorção maior que a normal, pode ocorrer vertigem, náuseas e vômitos, diarreia, dor de cabeça, exantema.

  Se ingerido, pode causar estimulação do Sistema Nervoso Central (SNC), inclusive com convulsões (Sanasar®).

Derivados piretroides: demonstram ser menos irritantes que o benzoato de benzila.

O mecanismo de ação deste grupo consiste na ligação do fármaco à membrana da célula nervosa do parasita, o que interfere na condução nervosa e causa paralisia e morte.

Os piretroides (bioaletrina, deltametrina, permetrina) são utilizados apenas por via tópica, como loção, líquido, xampu ou sabonete.
- Deltametrina (Pediderm®): escabicida, pediculicida e contra carrapatos em geral.
- Permetrina (Kwell®, Pediletan®): atividade pediculicida.

A seguir, as orientações gerais para o tratamento com os piretroides.
- Loção (para a escabiose e pediculose): massagear o produto na pele, especialmente as áreas afetadas. Deixar agir até o próximo banho, em um período não superior a 24 horas. Conforme o produto utilizado, a indicação é de 1 a 4 aplicações (em dias consecutivos), com repetição após 7 a 10 dias, para prevenir uma possível reinfestação (devido à presença de ovos, que não são atingidos pelo produto).
- Líquido (permetrina: Kwell®): lavar os cabelos e, com eles ainda úmidos, passar o produto, encharcando-os completamente. Deixar o produto atuar por cerca de

10 minutos. Passar o pente fino para retirar piolhos e lêndeas, e enxaguar bem com água morna. A aplicação poderá ser repetida após 7 dias.
— Xampu e sabonete: durante o banho, massagear as áreas atingidas, formando bastante espuma. Deixar o produto agir por 5 minutos e enxaguar bem.Repetir o procedimento por 4 dias consecutivos.

Os piretroides também podem causar irritação e, se a absorção for maior do que o esperado (por exemplo, se o produto for usado em áreas com ferimentos que possibilitem maior absorção), pode haver distúrbios gastrintestinais, respiratórios e neurológicos (dormência, formigamento).

Tiabendazol: é um anti-helmíntico (vermífugo), mas tem também ação na escabiose, e na *Larva migrans* (bicho geográfico) por via oral ou tópica, na forma de pomada.

A pessoa acometida pela escabiose deve utilizar a pomada 2 vezes ao dia, nas áreas afetadas, por uma semana seguida. Antes, convém tomar banho morno para amolecer as crostas e permitir melhor absorção do medicamento (Foldan®, Thiabena®).

10.4 MEDICAMENTOS COM AÇÃO DESCAMATIVA – QUERATOLÍTICOS

São utilizados quando há necessidade de descamação e renovação da camada superficial da pele (camada córnea). A descamação é a ação queratolítica destes fármacos (de queratólise – *lise* significa quebra, rompimento). A seguir, ocorre a renovação da camada córnea, que é a *ação queratoplástica* (*plástico* significa reparador, restaurador).

Ácido salicílico: estudados em "Antifúngicos", embora seja empregado sobretudo como queratolítico.

O ácido salicílico foi inicialmente utilizado por sua ação na dor e na febre – desde a Antiguidade, a casca do salgueiro é utilizada com essa finalidade. O componente do salgueiro responsável por tais ações é a salicina. Em 1829, foi identificado o componente ativo da salicina que age no organismo: o ácido salicílico.

Este ácido (embora auxiliasse e muito em dores reumáticas, artrites, processos inflamatórios) é bastante irritante para o estômago, e causava danos ao trato gastrintestinal, como gastrites e sangramentos.

Em 1897 o químico alemão Felix Hoffman modificou a molécula do ácido salicílico e sintetizou o ácido acetilsalicílico (a aspirina), uma das mais importantes aquisições para o tratamento das dores leves a moderadas, até hoje.

Molécula do ácido salicílico (AS)

Molécula do ácido acetilsalicílico. O radical acetil "suavizou" a ação irritante do AS

O ácido salicílico (AS) ganhou, então, nova função: a ampla aplicação na Dermatologia (controle da oleosidade excessiva, hiperqueratoses, como agente antiacne, dermatite seborreica, psoríase). Possui, também, suave ação antisséptica (ação esta que decorre da retirada do alimento para muitos fungos e germes, que são os depósitos de queratina da pele).

O AS permite a descamação porque "desorganiza" a estrutura do estrato córneo, e desprende a queratina. É usado exclusivamente por via tópica, em preparações como pomadas, cremes, loções, sabonetes ou xampus, geralmente associado a outros ativos. Pode causar irritação na pele, e o uso excessivo com outros produtos descamativos, secativos ou que contenham álcool pode levar à ação secativa exagerada, tornando-o agressivo.

Ácido glicólico: é um alfa-hidroxiácido, encontrado naturalmente na cana-de-açúcar. Outros ácidos deste grupo são o lático, o cítrico e o tartárico. O ácido glicólico possui a menor molécula dentre eles, e é muito utilizado na área dermatológica e na cosmética (tratamento de acne, hiperqueratoses, queratose seborreica, verrugas vulgares). Também tem sido usado nas sequelas de acne, manchas de origens diversas, suavização de rugas, flacidez e estrias.

O ácido glicólico degrada a queratina e desagrega os lipídeos presentes na camada mais superficial (estrato córneo), permitindo a esfoliação e renovação da pele.

Para a esfoliação feita em consultório médico, é utilizado em concentrações de 30%, 50% e até 70%, de acordo com a resistência da pele e a natureza da lesão a ser tratada, com tempo de contato entre 1 e 3 minutos. Para as preparações de uso doméstico a concentração varia de 5% a 10%. Quanto mais baixo o pH da formulação, mais intenso seu poder esfoliante.

O ácido glicólico pode produzir irritação, e deve ser evitada a exposição ao sol durante o tratamento (Glyquin XM® – assoc.).

Ácido azelaico: indicado no tratamento da acne. Impede a formação de ácidos graxos que facilitam o desenvolvimento de micro-organismos na pele, como o *Corynebacterium acnes*, bactéria que participa do desenvolvimento das lesões – exerce assim, uma ação antisséptica. O ácido azelaico também atua sobre a queratina, permitindo uma renovação da pele.

Pode provocar irritação que, se excessiva, é preciso reduzir a frequência das aplicações, ou mesmo suspendê-las temporariamente (Azelan®).

Ácido retinoico/compostos relacionados: os retinoides são compostos relacionados à vitamina A (retinol), na sua forma ácida. Os mecanismos de ação dos retinoides tópicos são:

- redução dos ácidos graxos livres;
- inibição dos mediadores inflamatórios e da resposta inflamatória;
- inibição da formação e número de comedões;
- expulsão dos comedões maduros e inibição da formação de novos comedões;
- redução do crescimento do *Propionibacterium acnes*, pela mudança do ambiente do folículo sebáceo;
- favorecimento da penetração de outros medicamentos tópicos.

Pela introdução gradativa de novos compostos, é possível dividir os retinoides tópicos em três gerações.

- A primeira geração compreende a vitamina A e os compostos derivados de seu metabolismo – a tretinoína, que é o ácido transretinoico (Vitanol-A®), e a isotretinoína, utilizada em formulações orais.

- A segunda geração inclui os derivados sintéticos da vitamina A; os representantes são a acitretina e o etretinato, que não se destinam ao uso tópico.
- A terceira geração é formada por compostos extensamente modificados em relação à molécula-base da vitamina A. O exemplo é o adapaleno (Differin®). Os fármacos de terceira geração buscam igual eficácia e menos efeitos adversos, comparados à tretinoína e isotretinoína.

Todos os retinoides para uso tópico apresentam, em maior ou menor grau, ação antiqueratinizante e anti-inflamatória, diminuindo o tamanho e a atividade das glândulas sebáceas e reduzindo a secreção do sebo.

Proporcionam melhora, na maioria dos pacientes, em todos os casos de acne. Outras afecções da pele são tratadas com retinoides tópicos: psoríase, rosácea, dermatites seborreicas, hiperqueratoses de várias origens, foliculites, verrugas planas.

A tretinoína é utilizada no controle do fotoenvelhecimento.

Os retinoides podem ser associados a outros fármacos, como antibióticos tópicos ou orais, especialmente se o quadro incluir lesões inflamatórias da acne.

Ainda no caso da acne, como os retinoides permitem uma melhor penetração de outros princípios ativos (por sua ação "destrutiva" sobre os comedões), o resultado no tratamento associado é mais rápido.

A cicatrização das lesões também se processa de forma mais favorável, bem como a redução da hiperpigmentação (manchas), que aparecem quando o processo inflamatório diminui.

Efeitos adversos: ressecamento excessivo e descamação, piora da acne durante as primeiras semanas (o tratamento não deve ser descontinuado por esse motivo), irritação, ardência, ressecamento nos olhos e mucosa do nariz.

O paciente não deve se expor ao sol, e deve evitar o contato dos retinoides com as pálpebras, mucosas ou áreas da pele que tiverem ferimentos abertos. Em conjunto com os retinoides tópicos, também não devem ser usados outros medicamentos que causem ressecamento, ou produtos à base de álcool.

Alcatrão: chamado de coaltar; resulta da destilação da hulha (um dos tipos do carvão mineral). É um composto escuro, de cheiro forte. Seu modo de ação não está esclarecido: possui atividade anti-inflamatória e reduz a proliferação das células das camadas mais superficiais da pele. Apresenta também suave ação antibacteriana e antifúngica

Utilizado em pomadas, loções, sabonetes ou xampus, no tratamento da caspa (dermatite seborreica), oleosidade excessiva, eczema do couro cabeludo, e como adjuvante no tratamento da psoríase (Tarflex®). Pode causar irritação, dermatites e foliculites.

Calcipotriol: derivado da vitamina D; normaliza (reduz) a produção de queratina, sendo utilizado na psoríase, quando há proliferação exagerada dessa substância (Daivonex®). Pode causar irritação local.

Enxofre: muito menos utilizado do que no passado, quando era uma das poucas alternativas como queratolítico, germicida e parasiticida. Possui ação antioleosidade, antiacne, queratolítica, escabicida. É irritante, alergênico, pode causar sensibilização exagerada e secura incomum na pele.

Disponível como sabonete (Actine® – assoc.), e outras preparações, como creme ou loção, associado a outros agentes descamativos, como o peróxido de benzoíla (Acnase® – assoc.).

Peróxido de benzoíla: queratolítico e agente antiacne. Atua como oxidante, liberando oxigênio ativo, o que resulta também em ação antibacteriana contra o *Propionibacterium acnes*, micro-organismo presente no quadro acneico. Possui alguma absorção, sendo biotransformado na pele em ácido benzoico. Disponível como loção e gel, para uso tópico (Acnen®, Benzac AC®).

Pode causar irritação e ressecamento excessivo, principalmente se usado em conjunto com outros medicamentos para acne.

Não deve ser administrado em mucosas e próximo dos olhos; se isto ocorrer, lavar com bastante água. Também não pode ser utilizado se houver feridas abertas ou cortes na pele.

O peróxido de benzoíla mancha os cabelos e os tecidos coloridos.

Ureia: é um produto da degradação das proteínas, no metabolismo normal. Encontra-se em todos os tecidos e líquidos do corpo, em concentrações que variam de 0,03% (no sangue) a 2% (na urina, por onde a ureia é eliminada). Na pele, tem ação hidratante, antimicrobiana e queratolítica. Para a ação queratolítica, a formulação deve estar em concentração de 20% a 40%, e restringe-se ao controle das hiperqueratoses localizadas e determinadas afecções, como a psoríase.

O maior uso da ureia é como hidratante, estudaremos essa ação na seção 10.10 – Hidratantes.

10.5 ADSTRINGENTES/SECATIVOS

São produtos que "fecham" os poros, diminuindo a permeabilidade (capacidade de "deixar passar" substâncias) da pele.

São muito utilizados na Cosmética, como soluções e loções adstringentes, para dar tônus, firmeza à pele.

Os itens utilizados como adstringentes são numerosos, especialmente entre os produtos cosméticos.

Dentre os compostos medicamentosos utilizados como adstringentes citamos os sais de alumínio, bismuto, cálcio, cério, zinco – comercializados, geralmente, em associações.

Descrevemos a seguir o óxido de zinco, que é um composto utilizado há muito tempo e que integra muitas formulações protetoras para a pele.

Óxido de zinco: produto inorgânico (ZnO), utilizado em diversas formulações de pomadas e cremes tópicos (desde a clássica Pasta D´água), agindo como uma barreira mecânica de proteção para a pele. Possui ação secativa (absorve secreções e umidade), e auxilia na cicatrização. Apresenta também alguma ação antisséptica. Não tem efeitos tóxicos ou adversos na utilização cutânea (não excluir um possível ressecamento da pele).

É encontrado, principalmente, associado a outros medicamentos, como antibióticos e antifúngicos tópicos, antissépticos, produtos emolientes, vitaminas lipossolúveis para uso tópico, cremes e pomadas contra assaduras (para prevenção e tratamento), preparações secativas e cicatrizantes (Anaseptil®, Cutisanol®, Dermodex®, Hipoglós®, Xyloproct® – todos associações).

10.6 ANESTÉSICOS, ANALGÉSICOS E ANTIPRURIGINOSOS DE USO TÓPICO

Os anestésicos tópicos destinam-se a aliviar a dor em pequenos ferimentos na pele e mucosas (inclusive para uso odontológico), procedimentos como introdução de sondas uretrais, tubos endoscópicos e cateteres. Os antipruriginosos têm a finalidade de acalmar o prurido (coceira) devido à dermatite, urticária, ou picadas de insetos. No caso do prurido, ele pode ser um sintoma de doença cutânea, ou ser decorrente de uma doença sistêmica.

Estes fármacos se tornam, então, adjuvantes – apenas auxiliam no tratamento, acalmando a dor, e não são os responsáveis pelo processo da cura. São bem tolerados, mas não se pode descartar a ocorrência de irritação e reações alérgicas.

Citamos, a seguir, alguns anestésicos, de diferentes famílias e estruturas químicas. Muitos deles têm também utilização sistêmica, ou são aplicados por via injetável, para o bloqueio da dor em um local específico. Destacaremos apenas o seu uso tópico.

10.6.1 Ésteres do ácido para-aminobenzoico

São a benzocaína e a procaína. Elas bloqueiam de forma reversível a condução dos impulsos ao longo das fibras nervosas.

Benzocaína: é amplamente utilizada em pastilhas para alívio da dor de garganta, dor devida a queimaduras leves, pequenos ferimentos, episiotomia (incisão feita entre a vagina e o ânus, na ocasião do parto normal) e após cirurgia de hemorroidas. Seu início de ação é praticamente imediato, com duração de 15 a 20 minutos. É muito pouco absorvida (Andolba®, Gingilone®, Sanilin® – todos associações).

Procaína (Aftine®, Bismu-Jet® – associações): é menos eficaz (se comparada à benzocaína), para o uso tópico.

10.6.2 Derivados de amidas

Bloqueiam reversivelmente a propagação do impulso doloroso, através da fibra nervosa. Com ação anestésica mais potente, são mais estáveis e têm menor incidência de irritação local que o grupo anterior. Para o uso tópico, citamos a cinchocaína, lidocaína e prilocaína.

Cinchocaína (Proctyl® – assoc.): como anestésico superficial, nas queimaduras leves e pequenos ferimentos; nas fissuras anais e hemorroidas. Sua ação inicia-se em 15 minutos, com duração mais prolongada, de 2 a 4 horas.

Lidocaína: seu início de ação se dá em aproximadamente 2 minutos Não é absorvida, se aplicada na pele intacta. Na pele lesada, a absorção é relativamente alta e, se usada em doses excessivas, poderá ocorrer toxicidade, inclusive com alterações cardíacas. Disponível, nas apresentações de uso tópico, como aerossol, colutório, pomada, solução e gel.

Algumas apresentações disponíveis: EMLA®, Nene Dent®, Oto-Xilodase®, Xylocaína® Spray e pomada.

Prilocaína: semelhante, farmacologicamente, à lidocaína, mas com ação mais duradoura (EMLA® – assoc.).

FÁRMACOS E ATIVOS DE USO DERMATOLÓGICO (USO TÓPICO) **223**

10.6.3 Diversos

Calamina: composto de óxido de zinco e óxido férrico (daí sua coloração rosada), com ação adstringente e protetora. Indicada em picadas de insetos, processos alérgicos de pequena intensidade e ardência devida à exposição ao sol. A calamina não deve ser usada em lesões da pele, como bolhas e áreas com secreções. Pode causar sensibilização e irritações na pele (Caladryl®, Calamed® – associações).

Cânfora: tem ação rubefaciente (como o salicilato de metila, também descrito neste tópico). Com a fricção, produz um aquecimento e aumento da circulação local, que proporciona ação antipruriginosa e analgésica suave. Usada, associada ao salicilato de metila e mentol, em formulações tópicas para contusões, luxações, torcicolos; também para acalmar os sintomas de gripes e resfriados, pelo alívio da congestão no peito. A cânfora, apreciada por suas propriedades, também pode causar reações alérgicas e toxicidade (Calminex Ice®, Salonsip®, Vick VapoRub® – associações).

Capsaicina: é uma substância obtida a partir da pimenta do gênero *Capsicum*. Possui atividade analgésica e destina-se ao uso apenas em administração tópica. Sua forma de ação é o bloqueio da síntese e liberação da substância P, que está envolvida na transmissão da dor. O "bloqueio" da substância P torna insensível a região onde o medicamento é administrado, pois os impulsos dolorosos não são transmitidos para o Sistema Nervoso Central (SNC).

Diferentemente dos anestésicos como a benzocaína e a lidocaína que bloqueiam todos os sentidos – tato, temperatura e pressão –, a capsaicina interfere apenas nos impulsos de dor.

Indicações: a capsaicina (Moment®) atua nas dores de osteoartrites (artroses), dores devidas ao herpes (neuralgia pós-herpética), dores por neuropatia diabética, dor pós-mastectomia (após retirada da mama) e outras dores de origem neurogênica. Também é usada para certos tipos de pruridos, como o decorrente de insuficiência renal e hemodiálise.

Nos primeiros dias da administração ocorre uma sensação de ardência, que vai desaparecendo, dando lugar à analgesia.

A capsaicina não deve ser aplicada sobre feridas abertas: nas dores pós-herpéticas, usar somente depois que a lesão estiver cicatrizada. Após a aplicação de camada fina sobre o local afetado, lavar as mãos, a não ser que elas sejam os locais a serem tratados (nesse caso, lavá-las após 30 minutos).

Como efeitos adversos (além da ardência), podem ocorrer hipersensibilidade ao fármaco, tosse e irritação respiratória.

Prometazina: é um anti-histamínico, utilizado também por via oral e injetável. Indicada para urticária e pruridos, como os causados por picadas de insetos. Efeitos adversos sistêmicos (por exemplo, sonolência) são bastante improváveis, pois sua absorção é mínima.

A prometazina (Creme Fenergan®) não tem ação anti-infecciosa, portanto não deve ser utilizada em lesões com possibilidade de infecção. Da mesma forma que os outros medicamentos tópicos, pode causar irritações e reações de fotossensibilização.

Salicilato de metila: é um rubefasciente, ou vasodilatador externo (ou ainda, revulsivo): ao ser aplicado sobre a pele, aquece o local (provoca vasodilatação), o que alivia a dor muscular. Proporciona alívio para as dores de contusões, luxações, torcicolos, bursites.

O salicilato de metila apresenta-se em associações com cânfora, mentol e essência de terebentina, que também auxiliam nesses casos. Disponível em gel, pomada, aerossol e emplastro para aplicação local (Bálsamo Bengué®, Calminex Ice®, Gelol®, Iodex®, Salonpas® Gel – associações).

Aplicar apenas na pele intacta, se houver irritação deve ser retirado.

10.7 ANTI-INFLAMATÓRIOS E CICATRIZANTES

Aqui estão presentes fármacos de várias origens químicas diferentes, reunidos devido a suas possibilidades anti-inflamatórias, bem como ação cicatrizante e de normalização da pele.

Alantoína: apresenta propriedade cicatrizante e anti-inflamatória, sendo usada em pequenas queimaduras, lesões superficiais, como rachaduras e fissuras (de epiderme e mama), irritação e onde se pretenda a ação cicatrizante e regeneradora do tecido.

Aparece associada a outros fármacos de ação regeneradora, cicatrizante e protetora da pele, em produtos para o corpo e o rosto, também para uso infantil (Contractubex® Gel, Proderm® – ambos associações).

Arnica Montana: anti-inflamatório e analgésico, para traumas, contusões, torções, hematomas e edema devido a fraturas (Gel de Arnica Herbarium®, Goicoechea® Creme para Pernas, Traumeel® S Pomada).

A arnica não deve ser administrada por via oral, pois pode causar irritação gástrica, falta de ar, distúrbios cardiovasculares, e até o coma.

Não deve ser aplicada sobre feridas abertas ou usada por período prolongado, pois pode causar reações alérgicas e necrose.

Clostebol: é um anabolizante esteroide. Como fármaco anabolizante, estimula a síntese proteica, e assim facilita a cicatrização das lesões da pele e mucosas (ao contrário dos corticoides tópicos, que são antiproliferativos, e acabam por dificultar a cicatrização – ver "Corticoides").

Atua como um regenerador do tecido. É associado, nas apresentações disponíveis, à neomicina, antibiótico tópico, para controlar um possível processo infeccioso (Novaderm® Ginecológico – assoc.).

Indicado nas escaras de decúbito (pela permanência no leito), úlceras de varizes, úlceras devidas a ferimentos, fissuras nas mamas (apenas se a paciente não estiver amamentando), fissuras anais, feridas infectadas, dermatites por radioterapia, queimaduras.

No uso ginecológico, para tratar vaginites e cervicites (inflamações do colo do útero), em que seja necessária a ação cicatrizante; no pós-parto, pós-cirurgias ou pós-radioterapia.

Ao utilizá-lo na face, não permitir contato com os olhos. Como todo medicamento tópico, pode ocorrer irritação e prurido.

Cordia verbenacea DC: como creme e aerossol (Acheflan®), é um medicamento fitoterápico, obtido do óleo essencial de *Cordia verbenacea DC* (popularmente chamada erva baleeira). Seu estudo clínico foi realizado em centros universitários brasileiros. É indicada nas tendinites, contusões, dores músculoesqueléticas crônicas (como as dores miofasciais) – com uso exclusivamente tópico.

Seu modo de ação parece relacionar-se a uma inibição das citocinas inflamatórias. A inibição das cicloxigenases (COX), mecanismo tradicional aos anti-inflamatórios mais comuns, não está ainda bem elucidado para a cordia.

Deve ser utilizado sobre a pele íntegra.

Os relatos de sensibilidade local com a cordia foram raros, mas não podem ser descartados.

Corticoides: são os glicocorticoides. Eles foram estudados nos Capítulos 4 e 5. Apresentam algumas diferenças entre si, por exemplo, quanto à potência.

Formam um grupo muito grande. Algumas apresentações comerciais para uso tópico são descritas no Capítulo 5, Quadro 5.1.

A ação anti-inflamatória (com redução do eritema e edema) e antipruriginosa são os efeitos mais procurados, para o uso dos corticoides. Possuem outras propriedades, como a ação antiproliferativa, que confere vantagens e desvantagens: pode ser útil no caso de cicatrizes queloides (que são suavizadas com o uso do corticoide), ou causar outros efeitos que se tornam adversos, dentre os quais a hipopigmentação (deficiência na produção da melanina, causando manchas) e atrofia da pele.

O efeito imunossupressor é outra característica dos corticoides, inclusive no uso tópico: esta situação também pode ser útil – por exemplo, no caso de patologia que tenha mecanismos imunológicos envolvidos – ou pode ser responsável pelo agravamento de infecções já existentes, no local da aplicação. Isto porque, como imunossupressor, o corticoide diminui a reposta de defesa do local atingido, se não for utilizado em conjunto com um agente antimicrobiano adequado. Assim, o medicamento corticoide deve ser usado pelo período de tempo mais curto possível.

Outras indicações dos corticoides tópicos: eczema, alguns tipos de psoríase (com cuidadosa supervisão médica), dermatite seborreica, dermatites de contato, queimaduras leves de sol, picadas de insetos, miliária rubra (brotoeja).

Outros efeitos adversos são: reações alérgicas (sempre possíveis, embora os corticoides sejam antialérgicos), dermatite, foliculite, hipertricose (crescimento de pelos no local da administração), perda de cabelo, maceração da pele (que se torna umedecida, esbranquiçada e mole), telangiectasias (dilatação de vasos sanguíneos de pequeno calibre), irritação retal.

São contraindicações para o uso de corticoides tópicos: infecções virais (herpes simples, varicela), bacterianas e fúngicas – pelo efeito imunossupressor do corticoide; lesões abertas (o corticoide "atrasa" a cicatrização, pelo poder antiproliferativo).

Os efeitos adversos tornam-se mais evidentes com o uso continuado do fármaco. Quanto aos efeitos adversos sistêmicos, são mais raros, e para ocorrerem, dependem de algumas condições, como:

- tratamento por tempo prolongado;
- administração em áreas extensas do corpo;
- lesões abertas, que permitem maior absorção;
- curativos oclusivos.

A escolha da forma farmacêutica (como pomada, creme ou solução) deve ser orientada de acordo com a natureza da lesão:

- a pomada, com maior quantidade de excipientes graxos (gordurosos), proporciona efeito oclusivo, sendo mais adequada para lesões secas, espessas. Destina-se, assim, às dermatoses crônicas;
- o creme e a loção são mais adequados às lesões úmidas, exsudativas (com secreções). Indicado para as dermatoses agudas;
- as soluções são apropriadas para o couro cabeludo ou outras regiões com muitos pelos. O poder de penetração das soluções é, em geral, inferior ao da pomada ou creme. A presença de álcool e propilenoglicol facilita a absorção, mas pode causar irritações.

Corticoides e outras substâncias

- Corticoides + queratolíticos (como o ácido salicílico): os queratolíticos "suavizam" a camada córnea, mais superficial, e facilitam a penetração do corticoide.
- Corticoides + antibióticos e/ou antifúngicos: são associações muito comuns, no entanto, podem levar à sensibilização. Assim, devem ser utilizadas em situações específicas, em que seja necessário o efeito anti-inflamatório e anti-infeccioso, e pelo período de tempo mais curto possível.

A retirada do corticoide tópico deve (como no uso sistêmico) ser feita gradualmente, para evitar o efeito-rebote (volta do problema que levou ao tratamento). Para facilitar, durante o período de retirada, pode ser usado (de forma alternada) um emoliente.

Os corticoides tópicos são muito difundidos, e seu acesso é relativamente fácil, em termos práticos. Cabe ao profissional farmacêutico orientar sobre seus reais benefícios e também sobre os riscos do seu uso (ou abuso), se empregados de forma errada.

Diclofenaco (como dietilamônio): anti-inflamatório não esteroidal (AINE), alivia a dor e reduz o edema nos processos inflamatórios de origem traumática (contusões, torções) e reumática (auxilia no controle da dor da osteoartrite e artrite reumatoide).

Seu modo de ação ocorre pela inibição da síntese de prostaglandinas mediadoras da inflamação (mecanismo de inibição das COX – ver Capítulo 5).

Pode ocorrer, como reação adversa, dermatite (com eritema, vermelhidão e edema).

A quantidade absorvida é pequena, em comparação à utilização por via oral, sendo proporcional à área onde o medicamento é aplicado, e ao tempo de exposição ao mesmo. Se aplicado em área extensa e por período prolongado, aumenta a possibilidade de absorção e de efeitos adversos sistêmicos.

O diclofenaco tópico não deve ser utilizado se houver feridas abertas ou alergia ao ácido acetilsalicílico (ou outros AINEs), asma ou rinite. Para uso tópico, está disponível em gel e aerossol (Biofenac Aerosol®, Cataflan Emulgel®, Fenaren Gel®).

Heparina/heparinoides: os heparinoides são compostos obtidos a partir da heparina, anticoagulante endógeno (produzido no organismo), e também existente como medicamento. São usados como anticoagulantes e também para aliviar processos inflamatórios. Facilitam a fibrinólise (destruição dos trombos, ou coágulos), proporcionando melhora da circulação local. Citaremos a heparina e o polissulfato de mucopolissacarídeo.

- Heparina: analgésico e anti-inflamatório, para o alívio de dores de varizes, flebites, tromboflebites, hemorroidas, hematomas e sequelas de contusões. Facilita a reabsorção dos coágulos e ajuda na normalização do tecido. A ação anticoagulante ocorre apenas onde o medicamento é aplicado (Trombofob® Gel). Não deve ser administrado sobre feridas abertas. Pode, eventualmente, causar irritação local.
- Polissulfato de mucopolissacarídeo: é um composto relacionado à heparina. Por sua ação anticoagulante, inibe a formação e o desenvolvimento do trombo. Melhora o fluxo sanguíneo e linfático no local afetado. Assim, alivia quadros nos quais a terapia anticoagulante é indicada, como varizes, flebites, tromboflebites, hematomas. No caso de hematoma, facilita a "reabsorção" do mesmo, normalizando o tecido lesado. Tem, também, propriedades anti-inflamatórias (Hirudoid®). Não deve ser administrado em lesões abertas nem em mucosas.

Nimesulida: anti-inflamatório não esteroidal (AINE), estudado no Capítulo 5. Indicado nos processos inflamatórios musculares, distensões, tendinites, torções, contusões. Como adjuvante, atua no controle da dor e do processo inflamatório na osteoartrite e artrite reumatoide. Reduz o edema local, melhorando a recuperação e possibilidade de movimentação. Seu mecanismo de ação se dá pela inibição das prostaglandinas inflamatórias.

Sua absorção (quando em uso tópico) é pequena, o que garante efeito predominantemente local.

Não utilizar se houver alergia ao ácido acetilsalicílico e outros anti-inflamatórios não esteroidais (AINEs). Não administrar o creme ou gel na pele lesada ou com rachaduras – apenas a pele intacta pode receber o anti-inflamatório. Disponível (para o uso tópico) em gel e aerossol (Nimesulida Gel).

Pimecrolimo: macrolídeo com propriedades imunossupressoras, atua como inibidor da síntese e liberação de citocinas inflamatórias pelos mastócitos (células que, têm importante papel na reação alérgica, e que também armazenam mediadores de inflamação).

Possui ação anti-inflamatória tão efetiva como os corticosteroides de alta potência, também demonstrando resposta eficiente na dermatite de contato, acalmando a irritação e o prurido.

Sua indicação é para as dermatites atópicas (eczemas) de grau leve a moderado, e dermatites de contato (Elidel®). Por ter atividade imunossupressora, não deve ser utilizado na presença de infecções virais. Se houver infecção por bactérias ou fungos, deve ser utilizado o antimicrobiano apropriado.

Convém proteger as áreas tratadas do sol e da luz ultravioleta. Pode haver sensação de queimação e sensibilização local – se a reação for intensa, o médico deve ser avisado.

Tacrolimo: como o pimecrolimo, é um macrolídeo de atividade imunossupressora, indicado para o tratamento da dermatite atópica.

Age "acalmando" os mecanismos de defesa da pele, que estão envolvidos na evolução da doença (a dermatite atópica tem origem autoimune).

Recordando: a doença autoimune ou de autoagressão ocorre quando o organismo fabrica anticorpos contra os seus próprios componentes (subseção 5.2.5.).

Os efeitos sistêmicos do tacrolimo são mínimos, na utilização tópica. De uso exclusivamente tópico, pode ocorrer sensibilização no local da aplicação, com sintomas de queimação, formigamento, prurido, irritação. Esses sintomas são mais comuns no início do tratamento, e diminuem com a melhora das lesões da dermatite atópica (Protopic®).

Como no caso do pimecrolimo, deve-se evitar a exposição ao sol.

O tacrolimo não causa atrofia da pele, como os corticoides tópicos.

A utilização em pacientes grávidas justifica-se somente se os benefícios potenciais para a mãe puderem superar os riscos para o feto. No caso de lactantes (mulheres que estão amamentando), seu uso deve ser evitado, já que o tacrolimo é excretado no leite humano.

Devido ao caráter imunossupressor do tacrolimo, na presença de infecções cutâneas o risco-benefício em relação ao seu uso deve ser muito bem avaliado.

10.8 PROTETORES SOLARES

10.8.1 A radiação ultravioleta

A radiação solar chega à Terra sob a forma de ondas. O compriemto de onda da luz visível é entre 400 nm (1 nanômetro ou nanometro equivale a 10-9 metros) e 700 nm. As ondas ultravioleta estão na faixa de comprimento de onda entre 100 nm e 400 nm: têm potencial carcinogênico (podem causar câncer), causam fotoenvelhecimento e podem proporcionar imunodepressão.

A intensidade da radiação e o comprimento de onda dependem de fatores como altitude, latitude, época do ano, horário e condições climáticas. O período em que as radiações são mais prejudiciais é entre as 10 e as 16 horas.

A radiação UV subdivide-se em UVA, UVB e UVC, conforme suas características e o comprimento de onda, Figura 10.2:

As radiações são quase totalmente absorvidas pelas células da epiderme. A melanina, que confere pigmentação à pele, é um mecanismo muito importante para a proteção da pele: atua como um filtro óptico, absorvendo a radiação.

10.8.2 Fator de proteção solar (FPS)

É um valor que indica quanto tempo será necessário para a radiação solar provocar uma determinada reação na pele (estando com o filtro solar), em relação ao tempo que provoca a mesma reação, na pele não protegida pelo filtro.

Como exemplo, se um indivíduo pode ficar por 10 minutos exposto ao sol sem nenhuma proteção, com o filtro de FPS 15 o tempo se prolongará 15 vezes: poderá então, expor-se ao sol por 150 minutos (2 horas e 30 minutos).

10.8.3 Filtros solares

São produtos para uso externo (tópico), que atenuam a radiação ultravioleta antes que ela penetre na pele. A redução da radiação pode se dar por reflexão, por absorção ou por ambos os mecanismos.

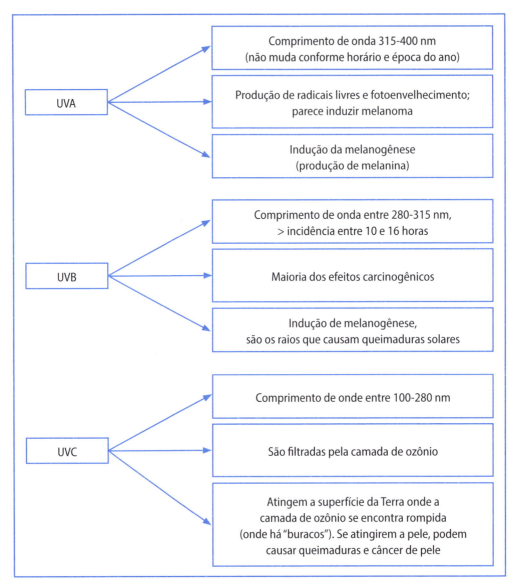

Figura 10.2 Radiações UV.

Os produtos que atuam por reflexão formam um filme de partículas metálicas inertes (como uma barreira mecânica) e são usualmente à base de óxido de zinco, óxido de magnésio, dióxido de titânio, caulim, carbonato de cálcio, carbonato de magnésio, talco.

Antes eram pouco cosméticos (por deixarem a pele esbranquiçada), mas atualmente, graças a partículas de minúsculo tamanho, conseguem dar à pele um aspecto natural, tendo maior aceitação.

Os bloqueadores absorventes (antissolares químicos) absorvem determinada porção do espectro ultravioleta, e a pele retransmite a radiação sob a forma de quantidade insignificante de calor.

A associação de ambos (filtros físicos ou refletantes + filtros químicos ou absorventes) potencializa o efeito protetor.

Os filtros solares devem ser reaplicados a cada 3 ou 4 horas, ou se houver a remoção física do produto – pela exposição à água, por exemplo.

Os filtros absorventes podem ser irritantes para a pele, causando dermatites. São representados, principalmente, pelos compostos químicos:

- ácido para-aminobenzoico (PABA);
- antranilatos: antranilato de metila;
- benzofenonas: dioxibenzona, oxibenzona, sulibenzona;
- cinamatos: octilmetoxicinamato, dibenzoilmetano;
- salicilatos: homossalato, octilsalicilato, salicilato de trolamina;
- antissolares diversos: fenilbenzimidazol.

Ressaltando a importância da proteção, o bronzeado é uma agressão à pele; para protegê-la contra o efeito nocivo da radiação solar, as células produzem mais melanina, com o escurecimento da pele: este é o mecanismo do bronzeamento.

No entanto, já ocorreu dano, que é permanente e irá se manifestar como rugas, manchas, queratoses e até mesmo câncer de pele. Os efeitos levarão muitos anos para se tornarem aparentes.

Daí a importância do esclarecimento e da incorporação da fotoproteção como um hábito.

Algumas apresentações comerciais de protetores solares: Anthelios®, Episol®, Isdin®, Neutrogena Sun Fresh®, Nivea Sun®, Photoderm®, Sundown®, Sunmax®, dentre tantas opções disponíveis no mercado.

10.9 PRODUTOS PIGMENTANTES E DESPIGMENTANTES (CLAREADORES)

Os primeiros (pigmentantes) visam o aumento da pigmentação, ou seja, o escurecimento em peles com falhas na distribuição da melanina, como é o caso do **vitiligo**.

> O vitiligo é um problema cutâneo que não compromete a integridade física do portador, mas causa danos emocionais profundos, pois afeta a imagem, e com ela, a autoestima da pessoa acometida. A pele apresenta áreas despigmentadas, que se apresentam mais claras que o tom de pele à volta. Assim, a pele se torna "manchada", especialmente na face, mãos e pés, mas pode espalhar-se por todo o corpo.

Já os despigmentantes reduzem a pigmentação – têm efeito clareador. Utilizados no caso de sardas, melasmas ou cloasmas (manchas mais escuras) da gravidez, e em situações de fotossensibilização.

Voltando aos produtos pigmentantes, os mais utilizados são os psoralenos, derivados cumarínicos, como o metoxisaleno (Oxsoralen®) – estimulador da melanina, tendo como mecanismo provável o aumento da atividade da tirosinase, enzima importante para a produção da melanina. Assim, ocorre o escurecimento da pele, pela produção aumentada da melanina. O uso do metoxisaleno é por via oral, o que o tira do grupo de fármacos de uso tópico.

Mais recentemente, os fármacos imunobiológicos – anticorpos monoclonais – têm oferecido perspectivas para o tratamento do vitiligo. Isso se dá pela inibição de uma citocina que causa o efeito bloqueador da melanogênese, restaurando-se, assim, a produção da melanina. Esse tipo de tratamento é sistêmico, e não local. O tratamento do vitiligo engloba terapias tópicas, sistêmicas, cirúrgicas e estéticas, que em conjunto, visam restabelecer a repigmentação das áreas afetadas, evitar recidivas e também, camuflar os locais que estejam mais evidentes, buscando melhorar a autoimagem e a qualidade de vida do paciente.

Os despigmentantes ou clareadores são representados principalmente pela hidroquinona e pelo mequinol, que atuam inibindo a tirosinase (ao contrário dos compostos pigmentantes). Com a inibição da tirosinase, a produção de melanina nos locais tratados é reduzida.

Hidroquinona: compete com a tirosina pela ligação à tirosinase, inibindo a formação da melanina.

É utilizada para o clareamento de manchas, como sardas, melasmas, lentigos senis (manchas senis) e outras condições causadas pela produção aumentada de melanina.

A hidroquinona pode produzir reações locais, como ardência e dermatites. Durante e após o tratamento, não deve haver exposição ao sol (pode ocorrer fotossensibilidade, com hiperpigmentação e consequentes manchas na pele). Se ocorrer prurido, formação de vesículas ou sinais de inflamação, o uso deve ser descontinuado.

Os produtos contendo hidroquinona devem ser aplicados apenas em pequenas regiões da pele. É necessário que sejam conservados bem fechados, pois a hidroquinona sofre oxidação se exposta à luz, ar e umidade, perdendo sua atividade (Solaquin®, Glyquin® – assoc.).

A utilização conjunta de produtos com hidroquinona e outros produtos tópicos pode causar reações adversas e escurecimento da pele.

10.10 HIDRATANTES

A superfície da pele é protegida pelo manto hidrolipídico, mistura de sebo (gorduras) e suor (que contém água, sais e outras substâncias, produtos do metabolismo). Além de proteger a pele, mantém sua textura e o teor de água.

A manutenção do equilíbrio dessa camada protetora confere integridade à pele, e uma descamação "organizada" das células superficiais.

São muitas as condições de agressão e ressecamento para a pele: vento, ar seco (ar condicionado), poluentes – além dos fatores internos, como alterações hormonais, diabetes, problemas renais, uso de medicamentos (como diuréticos), climatério, senilidade, os quais fragilizam a proteção externa da pele.

Quadro 10.2   Alguns integrantes da barreira cutânea (colaboram para a retenção de água).

Fatores de hidratação natural (FHN) da pele	Lipídeos intercelulares da pele
Aminoácidos, ácido carboxílico pirrolidona, lactato, ureia, ácido úrico, amônia, creatinina, citrato, glucosamina, sódio, potássio, cálcio, magnésio, fosfatos, cloreto, ácidos orgânicos, outras substâncias	Ceramidas, ácidos graxos livres, colesterol

Se o equilíbrio entre esses fatores é alterado, há um aumento da perda de água, e a pele fica seca e desidratada: torna-se áspera, opaca, sem brilho e sem elasticidade.

O uso frequente de produtos ditos hidratantes é a primeira providência para controlar a xerose (ressecamento) cutânea.

Eles atuam de acordo com o mecanismo de ação de suas substâncias ativas (os agentes de hidratação): assim, podem conter ativos emolientes, oclusivos, umectantes, reparadores do tecido, além de "recolocarem" componentes que fazem parte da barreira cutânea (ver Quadro 10.2).

As funções se entrelaçam, e cada componente da fórmula pode ter mais de uma função: por exemplo, os agentes emolientes também são, via de regra, lubrificantes, ou têm poder emulsificante.

Vamos explicar a função de alguns dos integrantes dessas preparações (não apenas dos agentes de hidratação, mas daqueles que auxiliam a "compor" o produto como um todo):

Antioxidantes: protegem contra a oxidação, degradação pelo oxigênio, o que causa alteração da cor, precipitação ou mudança do odor do produto.

Conservantes: evitam o crescimento de micro-organismos.

Emolientes: conferem maciez (emoliência) à superfície da pele; são geralmente produtos graxos (gordurosos).

Emulsificantes: mantêm a dispersão das partículas – aquosas e oleosas – para que permaneçam extremamente subdivididas, proporcionando estabilidade ao produto, mantendo-o "cremoso" e uniforme.

Espessantes: fornecem consistência, "firmeza" à preparação.

Lubrificantes: melhoram o deslizamento e a uniformidade da preparação.

Oclusivos: retardam a evaporação de água da superfície da pele; são geralmente substâncias gordurosas, que tendem a formar um filme sobre a pele.

Quelantes: formam complexos insolúveis com metais, tornando-os inativos quimicamente.

Reparadores do tecido: atuam sobre os componentes proteicos do tecido, como o colágeno.

Umectantes: mantêm a "umidade" do produto, evitando perda de água. Assim, dão hidratação à pele. São, geralmente, higroscópicos (absorvem água).

Veículos: fornecem o volume necessário à preparação.

> Os hidratantes para serem usados no rosto, devem ter características hipoalergênicas e não comedogênicas, ou seja, com pouca probabilidade de produzir reações alérgicas, e que não causem obstrução dos poros, levando à acne.

10.10.1 Agentes de hidratação e reparação da pele

Áloe vera: no Brasil é conhecido como babosa, tem ação calmante, cicatrizante e regeneradora sobre a pele. É utilizado também em produtos para os cabelos, como fortalecedor e hidratante. Nas formulações antissolares, propicia aumento do FPS.

O áloe vera faz parte de produtos pós-sol, pós-barba, para pele e cabelos.

Ceramidas: substâncias lipídicas que integram a barreira cutânea normal, juntamente com os ácidos graxos livres e o colesterol. Contribuem para a manutenção da hidratação da pele e a manutenção de sua normalidade. Integram a composição de formulações para a pele e cabelos (xampus, cremes para tratamento).

Dexpantenol: é análogo do ácido pantotênico; alivia prurido e irritação na pele, por estimular a normalização do epitélio em lesões como eczemas, dermatoses leves, picadas de insetos, escoriações superficiais.

Também usado para tratar assaduras, dermatites causadas por fraldas, fissuras nos mamilos e anais. Nas fissuras dos mamilos, deve ser aplicado como compressa, imediatamente após a mamada (Bepantol®, Bepantriz®).

Este ativo é bem tolerado, mas como os demais medicamentos de uso tópico, pode causar hipersensibilidade no local tratado.

Ureia: produto natural, que resulta da degradação de proteínas: encontra-se em todos os órgãos, tecidos e líquidos do corpo, incluindo o manto hidrolipídico.

Pode-se afirmar que a ureia é o componente mais importante dentre os fatores naturais de hidratação cutânea.

Como produto tópico, a ureia não apresenta toxicidade sistêmica: sua absorção a partir das preparações tópicas não causa, portanto, efeitos tóxicos.

A tolerância à ureia depende do estado da pele, da concentração e dos excipientes utilizados na formulação. Na pele sadia, para finalidade hidratante, pode ser usada em concentrações até 20%; concentrações maiores terão efeito queratolítico, e poderão causar irritação, se não for esta a indicação.

O poder hidratante da ureia deve-se à sua grande capacidade de unir-se à água e assim, aumentar a hidratação (Eucerin® Ureia, Nutraplus® Ureia, Ureadin®, Urepel®).

A gama de produtos que integram os hidratantes é imensa, e seria necessário elaborar um livro só sobre esse tema. No Quadro 10.3, estão alguns componentes que aparecem com maior frequência nas formulações hidratantes (além dos princípios ativos que acabamos de descrever), de maneira que, ao analisarmos uma formulação, possamos reconhecer ao menos alguns dos integrantes.

Quadro 10.3 Alguns componentes mais comuns nas fórmulas dos hidratantes (agrupados de acordo com sua função).

Agentes de hidratação	Aminoácidos (L-serina, L-treonina), colágeno e elastina, lanolinas, manteiga de karité, óleo de macadâmia, óleo de rosa-mosqueta, peptídeos do trigo, silicones
Antioxidantes	Butilhidroxitolueno (BHT), butilhidroxianisol (BHA), palmitato de ascorbila, sulfitos, tocoferol (vitamina E)
Bloqueadores do UV (para preparações de uso diurno)	Benzofenonas, dióxido de titânio, etilhexil-metoxicinamato, octilmetoxicinamato, óxido de zinco, tocoferol (vitamina E)

continua >>

>> *continuação*

Quadro 10.3 Alguns componentes mais comuns nas fórmulas dos hidratantes (agrupados de acordo com sua função).

Conservantes	Álcool benzílico, cloreto de benzalcôneo, imidazolil ureia, metilparabeno, propilparabeno
Controle de pH	Ácido ascórbico ácido cítrico, ácido lático, borato de sódio, trietanolamina
Emolientes	Álcool cetílico, álcool estearílico, álcool cetoestearílico*, ceramidas, ceras (abelha, carnaúba, coco), lanolina, lecitina, manteiga de karité, miristato de isopropila, óleo de amêndoas doces, óleo de jojoba, óleo de macadâmia, óleo mineral (vaselina líquida), óleo vegetal, polietilenoglicóis (PEGs), silicone, simeticona, triglicerídeos do ácido cáprico
Emulsificantes	Álcool cetílico, álcool cetoestearílico, lauril sulfato de sódio, lauril éter sulfato de sódio, lauril sulfato de amônia, lauril sulfato de trietanolamina
Espessantes	Álcoois cetílico e estearílico, carbômero (carbopol), metilcelulose, carboximetilcelulose, hidroxietilcelulose, goma xantana polietilenoglicóis (PEGs)
Lubrificantes	Lanolina, miristato de isopropila, óleo de amêndoas doces, óleo mineral, óleo de semente de uva, óleo vegetal (vaselina líquida), silicone, simeticona, triglicerídeos do ácido cáprico
Quelantes	Ácido etilenodiamino tetracético (EDTA)
Umectantes	Glicerina, lactato de amônia, lactato de sódio, pantenol, propilenoglicol, sorbitol
Veículos (aquosos e oleosos)	Ácido esteárico, água, óleo de amêndoas doces, óleo de mamona, óleo mineral, óleo de oliva, óleo de soja, polietilenoglicóis (PEGs)

* Álcool cetoestearílico = mistura em partes iguais de álcool cetílico e álcool estearílico.

10.11 PRODUTOS DE USO COMUM NA HIGIENE CORPORAL

Neste tópico não abordaremos medicamentos, mas produtos que também possuem especificidade de uso. São produtos de uso externo, com finalidade de limpar a pele e mantê-la higienizada. O assunto é muito vasto, e serão descritos apenas alguns itens, em relação aos quais é mais comum que haja dúvidas no dia a dia.

10.11.1 Sabonetes íntimos femininos

Estes produtos, disponíveis na forma líquida, destinam-se a manter uma sensação prolongada de limpeza e bem-estar, além de prevenir infecções na região genital. São mais ácidos que os sabonetes comuns em barra, para se aproximarem do pH vaginal, que varia de 3,8 a 4,2 (o pH da pele do adulto situa-se entre 4,2 e 5,8, dependendo da área do corpo avaliada).

O pH ácido na região vaginal é consequência da secreção de ácidos orgânicos pelas células epiteliais da vagina, e pela produção de ácido lático pelos bacilos de Doderlein (lac-

FÁRMACOS E ATIVOS DE USO DERMATOLÓGICO (USO TÓPICO) **235**

tobacilos existentes na flora vaginal normal). Estes bacilos funcionam como verdadeiros guardiões da região genital feminina e, quando sua quantidade diminui, a ocorrência de infecções bacterianas e fúngicas fica favorecida.

Os sabonetes líquidos para higiene íntima não têm indicação de uso interno na forma de duchas vaginais, pois assim poderiam interferir na flora normal da vagina.

Também não devem ser utilizados para tratar infecções vaginais – nesse caso, deve ser feito o tratamento específico para a infecção presente.

Seu uso destina-se à manutenção da higiene e preservação do pH ácido na região vaginal.

Seguem algumas das principais vantagens do uso dos sabonetes íntimos sobre os sabonetes comuns em barra:

- os sabonetes em barra são levemente alcalinos (o pH vaginal é ácido);
- o uso compartilhado dos sabonetes comuns por outras pessoas do domicílio aumenta o risco de contaminação;
- a presença de excipientes e aditivos (nos sabonetes em barra) torna-os impróprios para a região vaginal.

A maioria das apresentações comerciais contém ácido lático, além de outros produtos que auxiliam a compor a formulação: substâncias tensoativas (sabões), como o lauril sulfato de sódio e lauril betaína, antissépticos, como triclosana e óleo de melaleuca (este, um antisséptico não irritante, bacteriostático e fungistático), e hidratantes/umectantes, como áloe vera, glicerina, propilenoglicol, sorbitol.

O ácido lático é um alfa-hidroxiácido, incluso nas fórmulas para manter o pH vaginal.

O uso dos sabonetes líquidos na região íntima tem a finalidade exclusiva de proporcionar conforto, mantendo o pH vaginal. Se houver irritação, edema local, prurido ou ressecamento, o uso deve ser imediatamente descontinuado.

Exemplos de apresentações comerciais de sabonetes íntimos, considerando seus ativos principais:

- ácido cítrico e surfactantes (sabões): Vagisil®;
- ácido lático: Nívea® Intimo, Dermacyd®;
- glicerina e áloe vera: Intimus®;
- óleo de melaleuca: Carefree®;

10.11.2 Desodorantes e antiperspirantes

Um produto desodorante para axilas e aquele identificado como antiperspirante axilar agem de modo diferente.

Os primeiros têm em sua formulação, como componentes mais comuns, água, álcool, glicerina e/ou propilenoglicol, essência, e podem conter também um antisséptico, como a triclosana.

Os antiperspirantes, segundo a legislação em saúde, "são produtos destinados a inibir ou diminuir a transpiração, podendo ser coloridos e/ou perfumados, apresentados em formas e veículos apropriados, bem como, associados aos desodorantes". Estes produtos pretendem ter uma ação mais duradoura que a dos desodorantes comuns – aumentam a reabsorção dérmica do suor e exercem ação obstrutiva nos orifícios sudoríparos, diminuindo assim a eliminação do suor.

Agem como minúsculas rolhas, "tapando" os poros. Os ativos usados são o zinco e os sais de alumínio (cloreto, cloridróxido, sulfato) – estes últimos são os mais utilizados. Eles possuem, ainda, alguma ação antibacteriana, o que ajuda a diminuir o odor.

Por atuarem em região limitada (axilas), os antiperspirantes não chegam a interferir na regulação térmica – podem, no entanto, causar irritação e alergias locais. Nesse caso, seu uso deve ser descontinuado.

10.11.3 Enxaguatórios bucais

A saúde bucal depende de medidas preventivas para o controle da placa bacteriana. O controle é feito, principalmente, através de medidas mecânicas (escovação, limpeza com fio dental), que são os cuidados mais importantes para a higiene bucal.

Nem sempre, no entanto, essas medidas são realizadas de forma adequada. Assim, os enxaguatórios são produtos que têm a finalidade de complementar a higiene da boca.

Sua composição é relativamente simples: contêm uma ou mais substâncias ativas (antissépticos), água, álcool (muitos não contêm álcool, para evitar a sensibilização e ardência que ele pode causar), umectantes, surfactantes ou tensoativos (sabões) e flavorizantes (agentes de sabor). A maioria dos enxaguatórios (ou colutórios) contém fluoreto de sódio (NaF): além da atividade do fluoreto para a mineralização dos dentes, o NaF atua como antisséptico, pois desfavorece a manutenção do biofilme dental (placa). Os ativos mais comuns nas fórmulas de enxaguatórios bucais são:

- cloreto de cetilpiridíneo;
- clorexidina;
- triclosana;
- óleos essenciais (timol, eucaliptol, mentol, salicilato de metila);
- peróxidos;
- antibióticos (tirotricina);
- benzidamina.

Os enxaguatórios bucais são considerados, no Brasil, produtos para higiene pessoal, conforme legislação sanitária específica.

A seguir, analisaremos os ativos empregados nestes produtos (além do fluoreto de sódio – NaF, já citado).

Cloreto de cetilpiridíneo (Cepacol®, Colgate Plax® sem Álcool, Malvona® – assoc., Oral B® sem álcool): quaternário de amônio (Capítulo 2), tem ação sobretudo contra bactérias gram-positivas. O uso repetido, por períodos prolongados, pode provocar ardência e irritação. Não deve ser misturado com sabões e cremes dentais comuns, pois haverá inativação de ambos (colutório e creme dental).

Clorexidina (Cariax®, Noplak®, Periogard®) : biguanida (Capítulo 2). Possui amplo espectro antimicrobiano, contra bactérias e fungos, diminuindo, de forma expressiva, a placa microbiana. Pode ser usada nas concentrações a 0,12%, 0,2% e 2,0%, sendo a primeira

(0,12%) a mais indicada, pois é efetiva contra os micro-organismos e tem menos possibilidade de causar efeitos adversos, em relação às soluções mais concentradas.

A clorexidina possui alta capacidade de permanecer ativa na cavidade bucal, o que a torna a primeira escolha como substituição ao controle mecânico da placa. Mas não é aconselhável o seu emprego na profilaxia, pois pode causar manchas nos dentes e restaurações, bem como o aumento do cálculo gengival, com a necessidade de remoção através da limpeza profissional (em consultório dentário). Seu uso mais adequado é como agente terapêutico, para pacientes com doença periodontal ativa (infecção nas gengivas e estruturas de sustentação dos dentes, devida às bactérias da placa), sob orientação do cirurgião-dentista.

Triclosana: é um fenol sintético (Capítulo 2) que possui largo espectro de ação contra bactérias gram-positivas, gram-negativas, esporos e fungos (*Candida*). Para aumentar a substantividade da triclosana, pode ser adicionado o copolímero gantrez (metoxietileno e ácido maleico).

> Substantividade é a capacidade de retenção, de "permanecer" junto à placa microbiana e ali exercer a ação antisséptica.

A triclosana é indicada para o uso geral, pois tem baixa toxicidade e não provoca desequilíbrio na cavidade bucal.

Óleos essenciais (timol, eucaliptol, mentol e salicilato de metila) – estas substâncias apresentam algumas limitações, como gosto desagradável (que se procura corrigir na formulação), baixa substantividade, irritação da mucosa bucal. O produto clássico que representa os óleos essenciais é o Listerine®.

Os óleos essenciais, requeridos para dar refrescância à fórmula, podem também contribuir para a atividade antimicrobiana, devido à presença de compostos fenólicos, que são seus principais constituintes. A ação principal seria sobre bactérias gram-positivas e leveduras.

Peróxidos: o representante é o peróxido de hidrogênio (Capítulo 2). Ocorre liberação de oxigênio ativo, auxiliando a remoção de tecidos lesados, no caso de pequenos ferimentos resultantes de intervenções odontológicas, aparelhos ortodônticos ou agressões com a escova dental. A presença de material orgânico (resíduos e sujidades presentes nos dentes) e a catalase, enzima presente na placa bacteriana, degradam o peróxido: daí a necessidade de higiene mecânica antes do seu uso. O peróxido de hidrogênio é hoje menos utilizado, e não deve ser opção para uso corriqueiro, mas para utilização conforme orientação profissional.

Antibióticos: a tirotricina, nefrotóxica e hepatotóxica para o uso sistêmico, é o antibiótico presente na fórmula de colutório que também possui tintura de malva como antisséptico (Malvatricin®).

Os antibióticos devem ser vistos como possibilidade de tratamento de doenças bacterianas específicas da cavidade bucal – onde é mais indicada a administração sistêmica, geralmente por via oral, mas são não apropriados para o controle rotineiro da placa.

Outros: além da tintura de malva (já citada), há o extrato de malva, associado à benzocaína (anestésico local), como Malvona®.

A benzidamina (Flogoral®), citada para uso sistêmico na subseção 5.2.5, é anti-inflamatória e analgésica. Estes ativos devem ser empregados, também, conforme orientação específica.

238 FARMACOLOGIA – COMO AGEM OS MEDICAMENTOS

10.12 PELE E CUIDADOS

Vamos enumerar algumas conclusões para finalizar a nossa exposição.

- Para a aplicação de um produto tópico, é necessário que os resíduos da aplicação anterior sejam removidos do local em tratamento.
- A forma farmacêutica faz diferença no aproveitamento do produto: para lesões com secreção (exsudato), melhor utilizar soluções, na forma de banhos ou compressas; quando já cessaram as secreções, mas ainda há edema e eritema, os cremes (preparações emulsivas) são mais indicados. E para as dermatoses crônicas, que se apresentam secas e descamativas, são as pomadas ou pastas as melhores opções.
- O uso exagerado de adstringentes e esfoliantes, banhos muito quentes, bem como esfregar demais a pele, retiram a gordura (que é protetora), contribuindo para a xerose (pele seca).
- Os hidratantes são melhor aproveitados se aplicados na pele ainda úmida; para peles oleosas, são mais indicadas as preparações em gel ou *oil free* (sem gordura).
- A pele das pálpebras e lábios é mais fina, e deficiente de glândulas sebáceas – em consequência, torna-se seca e tende a formar rugas, antes das outras regiões do rosto. Os produtos escolhidos para uso nessas áreas devem conter óleos em pequenas quantidades, filtros solares e agentes antienvelhecimento.
- A pele dos lábios queima-se com facilidade – recomenda-se o uso diário de hidratantes labiais com filtros solares.
- Banhos de sol são nocivos para a pele: o sol tanto resseca como produz lesões irreversíveis. A pele endurece e aumenta o risco de câncer de pele.
- Os níveis elevados de estrógenos e progesterona na gravidez tornam a pele bonita e hidratada – mas o aumento da vascularização a expõe a dermatoses, como as manchas escuras (cloasmas). Evitar o uso de cosméticos que possam sensibilizar a pele e protegê-la contra o sol ajudam a controlar o problema.
- O cuidado com a pele é especialmente importante nas pessoas idosas: nessa fase, ela se torna seca e fina, podendo ser lesada com facilidade, e a cicatrização torna-se mais difícil. Os vasos sanguíneos superficiais também ficam menos protegidos, tornando a pele mais vulnerável a lesões. Os melanócitos (células produtoras de melanina) diminuem sua atividade (produzindo menos melanina), ou passam a ter uma atividade irregular, produzindo mais melanina em certas regiões da pele, especialmente naquelas expostas ao sol (mãos, braços): surgem manchas e pintas marrons – os lentigos solares. Evitar o uso excessivo de sabões, e manter a pele protegida com hidratante e filtro solar (em caso de exposição ao sol), são cuidados que devem ser tomados com regularidade.
- O cuidado com a pele, tanto no sentido higiênico como estético, é uma atitude que deve ter continuidade. Hábitos saudáveis favorecem a saúde e o aspecto.

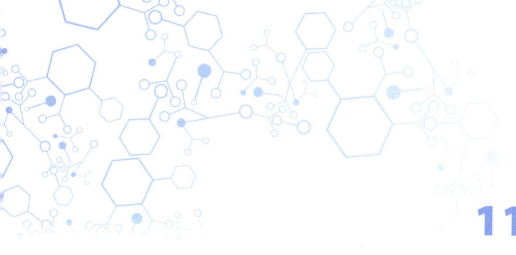

11
Vitaminas, Minerais e Outros Suplementos

11.1 VITAMINAS

Vitaminas são substâncias essenciais para o metabolismo normal dos seres vivos – e são necessárias em quantidades diminutas.

Com exceção da Vitamina D (na verdade, um hormônio, que pode ser sintetizado na pele) e da nicotinamida, todas as vitaminas que o ser humano necessita devem ser obtidas de fontes exógenas (externas – especialmente através da alimentação).

Hoje é extremamente comum o consumo de vitaminas obtidas por processos industriais, utilizadas como complementos à dieta.

Para um indivíduo saudável, a dieta equilibrada é suficiente para a obtenção das vitaminas necessárias.

Em determinadas condições ou fases da vida, no entanto, pode haver necessidade de ingeri-las como medicamentos, para curar ou prevenir carências.

A necessidade de suplementação vitamínica pode ocorrer por vários fatores, sendo os mais comuns:

- dieta inadequada:
  - pobreza;
  - falta de informação;
  - alcoolismo;
  - dentição.
- dieta insatisfatória:
  - necessidades aumentadas: gravidez, lactação, crescimento, convalescença;
  - má absorção das vitaminas ingeridas: diarreia crônica, uso repetido de laxantes.

Como a humanidade conheceu as vitaminas?

Ao lado de descobertas como as vacinas e os antibióticos, a constatação de que há necessidade de certos elementos para manutenção da saúde foi uma das maiores conquistas da Medicina.

A humanidade viveu muitos séculos sem se dar conta do que fossem as vitaminas, e da necessidade de receber tais substâncias na alimentação.

As doenças causadas por carências vitamínicas aumentaram muito quando o homem passou a realizar grandes explorações em terras distantes, a partir do século XV. As esquadras de Cabral, Vasco da Gama, Colombo e outros grandes navegadores perderam muitos homens com doenças como o escorbuto, causada pela falta da vitamina C, e outras doenças carenciais, pela falta de vitaminas.

> A dieta dos marinheiros das grandes navegações era constituída de bolachas e pão seco, água, cerveja, vinho e carne salgada. A falta de alimentos frescos (que contêm mais vitaminas) causava muitas doenças – principalmente o escorbuto.

Casimiro Funk, em 1912, foi o primeiro pesquisador a utilizar o termo "vitaminas" para determinadas substâncias cuja carência já estava sendo estudada, e estaria relacionada a doenças como o escorbuto e o beribéri.

Funk acreditava que todos, ou a maioria desses compostos, possuíam a função amina na molécula; daí o nome **vita aminas**, ou aminas da vida.

Função Amina, em que R = átomo(s) de carbono:

$R - NH_2$

Mais tarde se comprovou que poucas dessas substâncias eram, quimicamente, aminas – mas o nome continuou sendo utilizado, pois estava, então, difundido universalmente.

As vitaminas agem como coenzimas, auxiliando enzimas em muitas reações químicas essenciais para o funcionamento normal do organismo; algumas delas agem também como antioxidantes, bloqueando a ação nociva de radicais livres.

Agrupadas depois de acordo com suas características químicas, as vitaminas foram classificadas, por sua solubilidade – em água ou lipídeos (gorduras), como lipossolúveis e hidrossolúveis, descritas adiante, neste capítulo.

Como parâmetro de ingestão de nutrientes, nossa legislação em saúde estabelece a Ingestão Diária Recomendada (IDR) de Proteína, Vitaminas e Minerais, considerada "a quantidade desses elementos que deve ser consumida diariamente para atender às necessidades nutricionais da maior parte dos indivíduos e grupos de pessoas de uma população sadia".

É importante observar que as quantidades estabelecidas nas tabelas de IDR, conforme estabelece a Resolução 269/2005 da Agência Nacional de Vigilância Sanitária (ANVISA), referem-se à população sadia – na terapia de reposição (em caso de carência), administram-se quantidades superiores, com o intuito de restaurar as reservas. Essas situações devem ser avaliadas, e as dosagens estabelecidas de acordo com a condição clínica do paciente.

11.1.1 Vitaminas lipossolúveis

São as **vitaminas A, D, E e K – ADEK**.

Absorvidas no intestino delgado juntamente com as gorduras da dieta, são geralmente armazenadas no fígado. Por serem cumulativas (acumulam-se no organismo), seu consumo deve ser feito, – se não pela dieta,– com critério, pois seu excesso pode causar manifestações tóxicas. Assim como seu excesso é prejudicial, a carência destas vitaminas produz várias doenças.

Vitamina A (Retinol)

A vitamina A pré-formada é o retinol, quimicamente, um álcool. Na terapêutica utiliza-se também uma pró-vitamina A (pró-vitamina é um composto que, no organismo, será convertido na vitamina em questão) – da família dos carotenos, pigmentos naturais encontrados em diversos vegetais e frutas de coloração vermelha, alaranjada, amarela ou verde-escura. É o betacaroteno, convertido em vitamina A, após absorção no intestino delgado.

O **retinol** (Ad-Til® – assoc.) ocorre naturalmente nas gorduras de origem animal – fígado, gemas de ovos, leite integral, manteiga, óleos de peixes, como o bacalhau, atum, cação.

O betacaroteno é encontrado em alimentos de origem vegetal, como a cenoura, abóbora, mamão, pimentão, couve, agrião, espinafre e outros vegetais de folhas verde-escuras.

Quando adquirida pela alimentação, a vitamina pré-formada (retinol) tem uma melhor absorção que o caroteno, sendo a presença de proteína e gordura essenciais para sua absorção.

Para os carotenos, ao contrário do que se pensava, não é necessária uma ingestão considerável de lipídeos para a absorção, uma pequena quantidade (3 a 5 g) é suficiente para a absorção eficiente do betacaroteno.

Ainda sobre os carotenos, a biodisponibilidade nos vegetais de folhas verde-escuras é menor do que nas frutas e vegetais amarelos ou alaranjados – nestes últimos, os carotenos estão armazenados em pequenas estruturas oleosas, o que facilita sua extração no processo da digestão.

A ingestão excessiva de retinol (mas não de caroteno) é tóxica, e chamada hipervitaminose A.

As principais funções da vitamina A são:

- manter a função normal da retina, possibilitando a adaptação visual à escuridão. (Hipócrates, o grande médico grego que foi chamado Pai da Medicina, indicava fígado para o tratamento da cegueira noturna); inclusive, seu nome – retinol – deriva da importância que a vitamina A tem para a retina;
- como antioxidante, para bloquear a ação dos radicais reativos e nocivos às diversas estruturas do organismo – especialmente ao DNA das células;
- para o desenvolvimento e manutenção do tecido epitelial – a vitamina A é essencial para a pele saudável;
- manutenção normal dos processos imunológicos;
- integridade do tecido reprodutivo;
- desenvolvimento normal dos ossos e partes moles, e das células epiteliais formadoras do esmalte dentário.

Os efeitos adversos da vitamina A ocorrem quando há consumo excessivo, e se caracterizam por fadiga, irritabilidade, coceiras, alopecia (queda de cabelo), pele seca, gengivites, rachaduras nos cantos da boca, mal-estar abdominal, entre outros sintomas.

A interação do retinol com anticoagulantes pode causar hipoprotrombinemia (deficiência de protrombina, um dos fatores da coagulação), com sangramentos como consequência.

O óleo mineral pode reduzir a absorção da vitamina A (eliminada juntamente com o laxante). A colestiramina e o sucralfato também diminuem sua absorção.

A vitamina E pode facilitar sua absorção e reduzir sua toxicidade.

A vitamina A (retinol) possui derivados químicos sintéticos – os retinoides, muitos com ação na pele, utilizados para o tratamento da acne (em seus vários graus de severidade) e outras doenças dermatológicas, como a rosácea, doença inflamatória crônica da face, que apresenta vermelhidão e às vezes, pequenas pústulas e bolhas.

A **isotretinoína** (Roacutan®) corresponde ao ácido cis-retinoico: é a forma ácida (oxidada) da vitamina A. Utilizada por via oral, age diminuindo o tamanho das glândulas sebáceas, reduzindo a secreção de sebo e melhorando o processo inflamatório. Sua indicação é para as formas graves da acne (acne cística e acne conglobata).

Pelos sérios efeitos adversos que causa (inclusive a teratogenia, ou má formação fetal, envolvendo principalmente o coração, sistema nervoso central e grandes vasos sanguíneos do feto), seu tratamento deve prosseguir com supervisão médica constante. A doação de sangue também não pode ser feita durante o tratamento, e até um mês após o término, para evitar expor gestantes que venham a se submeter a transfusões de sangue.

A **tretinoína** (Vitanol-A®) é outro derivado da vitamina A – é o ácido trans-retinoico que aumenta a renovação das células epidérmicas, facilita a cicatrização dos comedões – nódulos característicos da acne – além de impedir a formação de novos comedões.

Seu uso é tópico, e a aplicação requer cuidados, como a não exposição ao sol (a fotossensibilização pode causar manchas, ardência e descamação). Pode ocorrer eritema (vermelhidão) intenso. Os usos de outros produtos tópicos, principalmente se forem secativos, deve seguir a estrita determinação médica.

Radicais Livres e Antioxidantes

Citamos, entre as funções da vitamina A, sua ação antioxidante – e com certeza, estamos sempre nos deparando com esta palavra. Vamos ver, inclusive, que outras vitaminas também têm esta ação.

E o que será, de forma mais clara, um antioxidante?

Bem, para isso será preciso falar um pouco de outros "personagens" bastante comentados, os chamados radicais livres.

Os radicais livres são átomos ou moléculas, continuamente produzidos durante os processos metabólicos normais. São instáveis e quimicamente muito reativos, tornando-se nocivos para as células.

O organismo possui defesas antioxidantes contra os radicais livres. No entanto, se a produção for excessiva, ocorre um desequilíbrio entre as moléculas oxidantes – os radicais livres – e os antioxidantes obtidos pelo organismo (produzidos no próprio organismo ou obtidos através da dieta). Tal situação é chamada de estresse oxidativo.

O estresse oxidativo tem sido associado a um grande número de doenças e à morte celular, pela agressão dos radicais livres às células.

Eis algumas das doenças relacionadas à geração de radicais livres:

- artrites;
- aterosclerose;
- acidente vascular encefálico (AVE);
- câncer;
- cardiopatias;
- catarata;
- diabetes;
- doenças do sistema imune, como a esclerose múltipla;
- enfisema;
- inflamações crônicas.

O oxigênio obtido da atmosfera (O_2) é um elemento que, embora vital para a vida de uma infinidade de seres (inclusive a nossa), produz muitas espécies reativas durante suas ações no organismo. Algumas delas são:

- $^1O_2$: oxigênio singlete (forma reativa do oxigênio);
- O_2^-: radical superóxido;
- OH^-: radical hidroxila;
- NO^-: óxido nítrico;
- $ONOO^-$: peroxinitrito.

Essas espécies reativas do oxigênio estão descritas apenas para ilustrar alguns dos inúmeros compostos com capacidade reativa que podem agredir as estruturas orgânicas.

Além do oxigênio, muitas outras espécies químicas agem como radicais livres, causando danos. Os mais graves são aqueles causados ao DNA e RNA das células. Se a cadeia de DNA é quebrada, pode ser reconectada de forma diferente, e essas alterações, com informações erradas, podem desencadear as doenças que já citamos.

E por que há aumento na produção de radicais livres?

São muitas as causas e nem todas devidamente conhecidas. Além das causas endógenas (reações que ocorrem dentro do organismo, gerando radicais livres), há muitos fatores exógenos (externos) contribuindo para o excesso de radicais livres. Alguns deles são:

- poluição ambiental;
- radiação solar/raios X;
- hábito de fumar;
- bebidas alcoólicas em excesso;
- substâncias presentes em alimentos e bebidas, como aditivos químicos, hormônios, pesticidas;
- estresse físico e/ou emocional;
- consumo exagerado de gorduras saturadas, de origem animal;
- medicamentos que possam agir como oxidantes;
- dieta alimentar insuficiente quanto aos elementos necessários para o equilíbrio orgânico.

Esquematizando de forma muito simples a agressão por radical livre, representado como RL⁻:

$$RL^- \longrightarrow DNA \longrightarrow Doenças$$

Ação do antioxidante, representado por **AO**, *para "bloquear" o ataque do RL⁻*

$RL^- + AO \longrightarrow RL–AO$ *antioxidante se liga ao radical livre, "bloqueando-o" e impedindo sua ação nociva*

Algumas vitaminas agem como antioxidantes, sendo utilizadas para impedir a ação danosa dos radicais livres. A vitamina A (e carotenos) e as que serão comentadas a seguir (vitamina E e vitamina C) têm ação antioxidante.

Podemos pensar que essa ação as tornaria "protetoras" do nosso organismo, e que ingerir grandes doses de vitaminas seria extremamente benéfico à saúde. No entanto, o uso de megadoses de vitaminas não tem comprovação científica.

Ao contrário, estudos feitos para avaliar a prevenção de doenças como o câncer com doses elevadas de vitaminas apontou inclusive resultados prejudiciais, como por exemplo, a suplementação com betacaroteno para indivíduos com alto risco de câncer de pulmão.

> Como estratégia de prevenção a doenças, é recomendada a adoção de dietas ricas em frutas e hortaliças. O uso de quantidades elevadas de vitaminas como suplementos não é aconselhável.

Vitamina D (Calciferol)

É, na verdade, um hormônio. No homem, é sintetizada na pele, na presença de luz solar, e também obtida através da alimentação. Sua IDR (ingestão diária recomendada), para o adulto e a criança, é de 5,0 mcg, ou 200 UI.

Na natureza estão presentes vários precursores da vitamina D; no entanto, somente dois possuem atividade antirraquítica no homem. São eles:

- D2 – ergocalciferol: obtido do ergosterol, presente nas plantas;
- D3 – colecalciferol: obtido do diidrocolesterol, derivado do colesterol, de origem animal.

Há também o calcitriol, que corresponde ao 25-diidroxicolecalciferol – é a forma ativa da vitamina D – e não necessita da ativação metabólica, pois já está "pronta" para efetuar a absorção do cálcio, a partir do intestino.

As apresentações comerciais encontram-se como colecalciferol, associado a outras vitaminas, cálcio, alendronato (para osteoporose). Exemplos: colecalciferol – Ad-Til®, Adeforte®, Caldê®, Oscal D®, Fosamax D®, todos associações. Como calcitriol, a forma ativa da vitamina D: Rocaltrol®.

Os alimentos de origem animal, como os óleos de peixes, leite, ovos, fígado, são fontes de vitamina D. O leite, se ingerido juntamente com fontes naturais da vitamina D, pode aumentar de 3 a 10 vezes a absorção da vitamina. Esse aumento ocorre provavelmente pela presença da lactoalbumina, proteína presente no leite, agindo como estimulante para a absorção.

Se ingerida como suplemento, melhor administrá-la com alimentos com algum teor de gordura, para facilitar a absorção.

As margarinas, leites e produtos alimentícios infantis são, atualmente, enriquecidos com vitaminas A e D.

O papel da vitamina D é essencial para o metabolismo do cálcio, principalmente no controle do cálcio dos ossos. Ela estimula a absorção do cálcio e do fósforo vindos dos alimentos, pela mucosa intestinal. Também controla a eliminação dos mesmos, nos rins.

Nos ossos, facilita a mineralização óssea (fixação do cálcio nos ossos), principalmente na fase do crescimento.

Na deficiência (hipovitaminose D), o organismo busca restaurar o nível de cálcio plasmático à custa dos ossos. Esse cálcio que "falta" leva ao raquitismo (deficiência na mineralização do osso ainda em crescimento) em crianças, e osteomalácia (enfraquecimento e desmineralização dos ossos após o término do crescimento) em adultos.

A administração da vitamina corrige prontamente a deficiência dietética.

Efeitos adversos: em altas doses, a vitamina D é tóxica; em crianças, a margem de segurança entre as doses terapêutica e tóxica é pequena. Isso é, a dose terapêutica é bastante próxima ao da dose tóxica, e não deve ser ultrapassada.

A hipervitaminose, ou excesso de vitamina D, causa calcificação dos tecidos moles, diminuição da função renal, hipertensão e várias outras manifestações que podem ser graves – em lactentes, a hipervitaminose prolongada pode levar à insuficiência renal e morte.

Vitamina E (Tocoferol)

A vitamina E é representada por um grupo de compostos relacionados: os **tocoferóis** e os **tocotrienóis**. Sua distribuição na natureza é grande, e a hipovitaminose raramente ocorre.

A vitamina E é importante como antioxidante e juntamente com o selênio dietético, protege as membranas e outras estruturas celulares do ataque por parte dos radicais livres.

Nas formulações comerciais, a vitamina E apresenta-se como tocoferol (Emama®, Ephynal®, Vita E®).

As fontes da vitamina E, na dieta, são os grãos, como soja, milho, cereais (arroz), e seus respectivos óleos. Também os ovos, produtos lácteos e peixes são boas fontes dessa vitamina. O congelamento e a fritura destroem o tocoferol.

Não existem dados conclusivos de que o tocoferol seja eficaz no tratamento da tromboflebite, impotência, infertilidade, alopecia, distúrbios neuromusculares ou hormonais, doença coronariana, assaduras ou queimaduras.

Os efeitos adversos ocorrem quando são utilizadas em quantidades elevadas, gerando fadiga, náusea, tonturas, dermatites, aumento da mama (em mulheres e homens). Doses excessivas podem inibir a agregação plaquetária, facilitando sangramentos.

A concentração da vitamina E parece estar diminuída nos tecidos arteriais dos fumantes – provavelmente, porque as necessidades são maiores para eles, e seu estresse oxidativo também é maior.

Com outros medicamentos a vitamina E, se utilizada junto com a vitamina A, facilita a absorção desta última e reduz sua toxicidade. Se administrada junto com anticoagulantes pode causar hipoprotrombinemia (diminuição da protrombina, um dos fatores da coagulação), com maior facilidade de sangramentos.

Dificultam a absorção da vitamina E, o hidróxido de alumínio, o óleo mineral (como a vitamina A, ela se dissolve no óleo mineral e acaba sendo excretada pelas fezes) e as resinas, como a colestiramina. O ferro, em doses elevadas, altera a sua absorção, sendo necessário aumentar a oferta diária.

Vitamina K (Menadiona)

Vitamina K é a denominação de um grupo de compostos muito parecidos entre si, que atuam como coagulantes. Existem três formas principais de vitamina K:

- Fitoquinona – vitamina K1: encontrada naturalmente nos vegetais, em maior quantidade nos folhosos.
- Menaquinona – vitamina K2: é sintetizada por bactérias no intestino de humanos e animais.
- Menadiona – vitamina K3: composto sintético, convertido a vitamina K2 no organismo.

As menaquinonas produzidas por bactérias no intestino não parecem contribuir o suficiente para as necessidades de vitamina K do organismo. Assim, a quantidade fornecida pela alimentação é importante para manter o nível normal dessa vitamina.

Está presente nos vegetais de folhas verde-escuras (couve, espinafre, brócolis), também no fígado de boi e porco, óleos vegetais, como o de soja e de oliva, e em alimentos processados aos quais é adicionada. A vitamina K resiste ao cozimento.

A fitomenadiona (Kanakion MM®, Kavit®, Vita K®), forma sintética da vitamina K, produz sua ação de forma mais rápida, mais potente e mais prolongada que outros análogos sintéticos da vitamina. Exerce sua ação coagulante auxiliando a síntese de alguns fatores da coagulação (fatores II, VII, IX e X). Sua ação farmacológica é idêntica à função normal da vitamina K.

As vias de administração são a intravenosa, intramuscular ou oral.

A vitamina K é indicada nas hipoprotrombinemias devidas a tratamento com anticoagulantes orais e em outras situações em que possa haver quadro de hemorragias. Também na doença hemorrágica do recém-nascido.

Os efeitos adversos compreendem rubor na face, hiperidrose (suor excessivo), dor no local da injeção, sensação de "aperto" no peito (constrição), gosto diferente na boca. Pode ocorrer reação de anafilaxia (reação alérgica intensa), rara, mas com risco de morte (na administração intravenosa, em aplicação rápida).

Interações com outros medicamentos: o óleo mineral, como ocorre com outras vitaminas lipossolúveis, pode diminuir sua absorção. A vitamina K diminui o efeito dos anticoagulantes, que também reduzem a ação da vitamina. Antibióticos, sulfas, salicilatos em doses altas, quinidina, dactinomicina (para o tratamento do câncer), podem exigir aumento na dose da vitamina K.

Hidróxido de alumínio, em doses altas, pode precipitar ácidos biliares – diminui, desta forma, a absorção de vitaminas lipossolúveis.

A primaquina, um antimalárico, pode aumentar a toxicidade da vitamina K.

11.1.2 Vitaminas hidrossolúveis

São solúveis em água e levemente solúveis em solventes orgânicos.

A ingestão excessiva de vitaminas hidrossolúveis, se não ocorrer de forma contínua, não traz problemas graves ao organismo, pois elas não são armazenadas nele e sua excreção é rápida.

O consumo diário de quantidades suficientes de vitaminas hidrossolúveis é necessário, pois sua falta prejudica as funções do organismo nas quais elas atuam, e também porque parte delas é constantemente eliminada pela urina.

Esse consumo deve ser suprido (em condições normais) pela alimentação.

Apesar de não serem armazenadas, os tecidos corporais apresentam teores dessas vitaminas, que fazem parte de sua composição normal.

As vitaminas hidrossolúveis compreendem aquelas do **complexo B** e a **vitamina C** (ácido ascórbico). Assim, vamos conhecer um pouco mais sobre cada uma delas.

Vitamina B1 (Tiamina)

A descoberta da importância deste componente na dieta foi acidental. Christian Eijkman, oficial-médico holandês que servia nas Índias, constatou que as galinhas que criava e alimentava com arroz polido (descascado) desenvolveram paralisias. Passou a alimentá-las com arroz integral, com casca, e elas melhoraram. Eijkman reconheceu o beribéri nas aves, e depois descreveu a doença nos seres humanos.

O beribéri, quadro neurológico hoje bastante raro, tem como sintomas iniciais fraqueza, fadiga, perda de apetite, falta de sensibilidade nas mãos e nos pés. Sintomas posteriores mostram uma polineurite (inflamação em vários nervos do corpo), com parestesia (dormência, perda de sensibilidade) e fragilidade neuromuscular. Pode ocorrer insuficiência cardíaca.

Este quadro pode ocorrer no alcoolismo e nos indivíduos que, por algum motivo, não conseguem aproveitar a tiamina ingerida.

A vitamina B1 (Beneum®, Beneroc® – assoc.) é essencial para a respiração dos tecidos. Atua como um catalisador, ou "facilitador" de muitas reações químicas necessárias ao metabolismo dos carboidratos, lipídeos e proteínas. Por suas funções no sistema nervoso, a vitamina B1 é chamada vitamina antineurítica.

Os cereais integrais são as principais fontes, como também a gema de ovo, fígado, peixes, feijão, carnes magras, aves.

O beneficiamento dos cereais retira sua parte mais rica em tiamina. No cozimento, a vitamina passa para a água onde o alimento foi cozido. É instável em meio ácido e, no calor úmido, a perda é de 5% a 25%.

Como reação adversa, pode ocorrer anafilaxia (rara), geralmente após administração intravenosa.

Vitamina B2 (Riboflavina)

A riboflavina é biotransformada no fígado em componentes importantes para a respiração normal dos tecidos e produção de energia (atua como coenzima, ou "ajudante" de enzimas para a produção de energia).

É necessária para o crescimento e a cicatrização, formação de glóbulos vermelhos e na regulação das enzimas da tireoide.

A riboflavina aparece associada a outras vitaminas e minerais, nas formulações comerciais.

A necessidade de riboflavina aumenta com o crescimento, gravidez e lactação.

Como não é armazenada, deve ser suprida regularmente pela alimentação. A carência de vitamina B2 causa alterações na pele e mucosas – estomatites (inflamações na boca e gengivas), glossite (inflamação na língua), dermatite seborreica e problemas oculares –, como pruridos, queimação e dificuldade visual.

As fontes de riboflavina são amplas, em alimentos de origem animal e vegetal (leite, queijos, ovos, carnes, fígado, grãos, brócolis, folhas verdes). O levedo de cerveja é uma boa fonte para vitaminas do complexo B.

A riboflavina é estável ao calor, à oxidação e à acidez. Para os alimentos cozidos em água, cerca de 30% a 40% da vitamina passa para o líquido de cozimento, e será perdida se a água for desprezada. Já no cozimento seco, pouco é perdido.

Vitamina B3 (Nicotinamida ou Niacinamida/Ácido Nicotínico ou Niacina)

Como vitamina B3, incluímos a nicotinamida (que é a amida do ácido nicotínico) e o próprio ácido nicotínico, convertido *in vivo* em nicotinamida. Esta é componente de duas coenzimas: a **nicotinamida adenina dinucleotídeo** (NAD) e **nicotinamida adenina dinucleotídeo fosfato** (NADP).

Tais coenzimas são necessárias para a respiração dos tecidos e para o metabolismo dos carboidratos, lipídeos e proteínas.

A nicotinamida não tem atividade vasodilatadora nem ação nas hiperlipidemias, como o ácido nicotínico (ver Capítulo 7).

A nicotinamida, nas apresentações comerciais, está associada a outras vitaminas (Centrum®, Pharmaton®, Vitergan Master®). O calor e o rubor facial são efeitos mais frequentes com as formas de liberação rápida, e menos comuns no uso das formas de liberação intermediária. Tomadas à noite melhoram a tolerância em relação a esse efeito.

Como vitaminas, o ácido nicotínico e a nicotinamida atuam de forma idêntica.

A carência severa deste componente causa a **pelagra**, quadro que se caracteriza por dermatite (a pele fica escura, escamosa e áspera), diarreia (pela inflamação da mucosa intestinal) e demência, o chamado **3 "D" da pelagra**.

A pelagra pode ocorrer nos alcoólatras ou nas situações em que a vitamina não pode ser aproveitada. Ao contrário do que se pensava, é uma carência vitamínica, e não uma infecção.

A vitamina B3 não é útil para o tratamento da esquizofrenia, alucinações e outros distúrbios mentais não relacionados à deficiência dessa vitamina. Também não é eficaz nas doenças para as quais tem sido indicada, como acne, hanseníase, doenças vasculares periféricas, enjoo devido ao movimento (cinetose).

As fontes da vitamina B3 e do seu precursor, o aminoácido triptofano, são as carnes magras, peixes, leite, ovos, fígado, levedura de cerveja, legumes, cereais integrais, grãos.

Frutas e vegetais são fontes pobres da vitamina.

A vitamina B3 é muito estável ao calor, luz, ar, ácidos e álcalis. No cozimento em água, pequena parte é perdida nesta água.

Vitamina B5 (Ácido Pantotênico/Pantotenato de Cálcio)

O ácido pantotênico é o precursor da coenzima A (CoA), que participa do metabolismo dos lipídeos (como a síntese do colesterol – ver Capítulo 7).

Pode ser necessária para a função epitelial normal. Por sua propriedade regeneradora, é muito utilizada em produtos cosméticos e em medicamentos tópicos, auxiliando na cicatrização de feridas e escaras. Suas fontes são amplas na natureza, fígado, ovos, levedura de cerveja, cereais, vegetais e melaço de cana bruto.

Grande parte do ácido pantotênico é perdida durante o descongelamento, e cerca de 30% durante o cozimento. Podem ocorrer perdas significativas no processo de refino dos alimentos.

Sinais de deficiência são raros, por ser um composto facilmente encontrado na natureza.

O ácido pantotênico é instável e muito higroscópico (absorve água). Daí ser utilizado como sal cálcico nas preparações farmacêuticas (pantotenato de cálcio). É comercializado em associação com outras vitaminas, especialmente as do complexo B (Beneroc®). O precursor do ácido pantotênico – dexpantenol – é utilizado para o tratamento de dermatites, fissuras e escaras, e será visto no capítulo "Fármacos e Ativos de Uso Dermatológico (Uso Tópico)" à frente.

Vitamina B6 (Piridoxina)

A vitamina B6 (Beneroc® – assoc.) está presente nos alimentos em três compostos: **piridoxina**, **piridoxal** e **piridoxamina**. Essas formas são interconvertidas no organismo. A forma mais comum e estável é a piridoxina, muito utilizada nas fomulações comerciais.

As fontes da vitamina B6 são amplamente distribuídas em alimentos de origem animal e vegetal, e são o fígado, carne suína, levedo de cerveja, germe de trigo, farelo de cereais integrais. Os legumes, verduras, leite e gemas de ovos são fontes pobres de vitamina B6.

Sua deficiência é rara e, se ocorrer, está associada a outras vitaminas do complexo B – situação mais comum em alcoólatras e quando há dificuldade de absorção das vitaminas (elas são oferecidas na alimentação, mas o indivíduo não pode aproveitá-las). Se houver carência, os sintomas percebidos são estomatite, glossite, dermatite seborreica e alguns tipos de anemia.

Há situações para as quais tem sido indicada, sem comprovação da eficácia, são elas: acne, distúrbios mentais, náusea da gravidez, tensão pré-menstrual, enxaquecas, hemorroidas, estimulação do apetite, e para reduzir os efeitos do uso agudo do álcool. Com relação à utilização para a intoxicação alcoólica, o uso de piridoxina pode agravar intoxicações alcoólicas.

Os efeitos adversos da vitamina B6 são associados a doses altas. Em doses de 50 mg a 2 g por dia, por períodos prolongados, pode causar neuropatias, com adormecimento dos pés e mãos e falta de destreza em ambos (quadro este reversível).

A piridoxina age como antídoto para vários fármacos, antagonizando sua ação, por exemplo, aumenta a excreção da isoniazida (para o tratamento da tuberculose). Os estrógenos ou anticoncepcionais também aumentam a necessidade orgânica de piridoxina.

Vitamina B7, B8 ou Vitamina H (Biotina)

Esta vitamina é normalmente sintetizada por bactérias no intestino. Está presente em vários alimentos de origem animal e vegetal: fígado, gema de ovos, rim e levedura.

A biotina, presente em complexos vitamínicos no comércio, auxilia enzimas do organismo em muitas reações que envolvem o metablismo de carboidratos, lipídeos e proteínas (é também uma coenzima).

A deficiência causa dermatite, alopecia, dor muscular, perda parcial de memória.

> Tem sido usada em situações de queda de cabelo, o que não é comprovado. Sua deficiência causa alopecia, mas na alopecia por outras causas, a administração da biotina não vai reverter o problema da queda.

Não existem usos terapêuticos claramente definidos para a biotina, a não ser nos casos (raros) da deficiência.

Vitamina B9 (Ácido Fólico/Folatos)

O ácido fólico (Endofolin®, Materfolic®) integra o grupo dos folatos, compostos semelhantes na estrutura química e propriedades farmacológicas. Como outras vitaminas que já analisamos, o ácido fólico também age como *coenzima*, atuando em várias reações químicas para a síntese de aminoácidos, do DNA e RNA.

É essencial na formação e maturação dos glóbulos vermelhos e brancos e na formação da medula óssea.

Os folatos são amplamente distribuídos na natureza, presentes em quase todos os alimentos.

São fontes de vitamina B9, o fígado, carnes, legumes, feijões, verduras de folhas verdes, batatas, trigo integral.

A necessidade diária do adulto é facilmente suprida na alimentação. A carência pode ocorrer nos alcoólatras, em casos de doenças intestinais que interferem na absorção, em doenças crônicas, como as neoplasias (tumores malignos), em doenças inflamatórias e renais.

Quando a carência é de origem dietética, basta a inclusão de uma fruta fresca ou vegetal não cozido, ou um copo de suco de frutas na alimentação diária para corrigi-la.

O cozimento e outros tipos de beneficiamento dos alimentos destroem os folatos.

As indicações para o ácido fólico são: a deficiência da vitamina e na gravidez e lactação, quando a necessidade da vitamina aumenta muito. Nessas condições, os suplementos de folatos são necessários.

A deficiência dos folatos causa a anemia megaloblástica devida à falta de ácido fólico. A anemia megaloblástica se caracteriza por uma redução no número de glóbulos vermelhos no sangue, que se apresentam imaturos e de tamanho aumentado.

Tanto a falta de folato como a de cobalamina (vitamina B12, descrita a seguir) podem levar às anemias megaloblásticas, já que ambos são essenciais para a síntese de DNA, e a deficiência de um deles pode ter como consequência a maturação nuclear incorreta. Assim, a hematopoese (formação de células do sangue) fica prejudicada, não se desenvolvendo de maneira normal.

Para o tratamento correto, é necessário distinguir se a anemia é devida à deficiência de folato ou vitamina B12. O ácido fólico não deve ser utilizado de forma isolada na carência de B12: o tratamento com folato pode amenizar a anemia, mas não corrige os danos neurológicos causados pela carência da vitamina B12.

A carência de folatos pode causar, principalmente em idosos, problemas neurológicos, fadiga, depressão e constipação crônica.

A via de administração preferida para o ácido fólico é a via oral, pois assim ele é rapidamente absorvido no intestino delgado. A via oral só não deve ser usada se o paciente não puder absorver a vitamina dessa forma.

Os efeitos adversos da administração do ácido fólico podem aparecer como reações alérgicas (raras) e urina amarelo-escura.

Como interação com outros medicamentos, o ácido fólico pode reduzir o efeito da fenitoína (anticonvulsivante).

O metotrexato, usado no tratamento do câncer, é um antagonista do ácido fólico, impedindo sua ação. Pacientes em tratamento com este fármaco devem receber ácido folínico (Folinac®), em lugar de ácido fólico, para repor os níveis de folatos, pois o ácido folínico é a forma metabolicamente ativa do ácido fólico, e pode suprir as necessidades orgânicas dos folatos mesmo na presença do antagonista.

Os corticoides, analgésicos, fenitoína ou estrógenos (incluindo anticoncepcionais contendo estrógenos) – em uso prolongado – podem aumentar a necessidade de ácido fólico no organismo.

Vitamina B12 (Cobalaminas)

Juntamente com os folatos, as cobalaminas são chamadas "as vitaminas do sangue". São necessárias para evitar a anemia megaloblástica por deficiência de vitamina B12.

O grupo das cobalaminas compreende a **cianocobalamina**, forma sintética da vitamina B12, mais estável e convertida à forma ativa no organismo (Citoneurin® – associação com outras vitaminas do complexo B); a **cobamamida** (Cronobê®) e a **hidroxocobalamina** (Dexalgen®, Forten® – ambos assoc.).

As fontes de cobalaminas são as proteínas animais – carne, peixe, gema de ovos, leite e seus derivados. Os vegetarianos estritos (que, além da carne, não comem ovos nem tomam leite), podem desenvolver deficiência da vitamina B12.

As cobalaminas mais utilizadas como antianêmicos são a cianocobalamina e a hidroxocobalamina.

A hidroxocobalamina liga-se mais firmemente às proteínas plasmáticas, tendo ação mais prolongada. No entanto, alguns pacientes desenvolvem resistência à hidroxocobalamina. Assim, para o tratamento da anemia megaloblástica por falta de vitamina B12, prefere-se a cianocobalamina.

A cobamamida, coenzima da vitamina B12 (Cobavital® – assoc.) tem estrutura muito semelhante à da cianocobalamina e hidroxocobalamina, e possui grande capacidade de aumentar a síntese de proteínas (ação anabolizante). Também é eficaz no tratamento da anemia e problemas neurológicos devidos à falta de B12, bem como nos distúrbios metabólicos – anemia nutricional, anemia da gravidez, anemia pós-gastrectomia (cirurgia para retirada total ou parcial do estômago), anemia por insuficiência hepática.

A vitamina B12 é essencial para a proliferação das células vermelhas e brancas do sangue, e para a manutenção da integridade das células nervosas.

A deficiência dessa vitamina tem como principal manifestação a anemia megaloblástica por falta de vitamina B12, acompanhada de alterações neurológicas graves.

Sintomas clássicos da deficiência de vitamina B12 podem se manifestar como fraqueza, dor na língua e parestesias (dormência, formigamento), mas os sintomas iniciais variam muito. As alterações neurológicas evidenciam-se como comportamento depressivo, lapsos de memória, dificuldade de aprendizado, e até demência, Podem chegar a distúrbios psiquiátricos graves, como alucinações e paranoias.

A anemia megaloblástica deve ser tratada com folatos ou com vitamina B12, dependendo da carência causadora da anemia – se a causa for deficiência de B12, não pode ser tratada apenas com folatos, pois isso irá mascarar a deficiência de B12, mas não poderá reverter as consequências dessa carência, como explicado no item anterior ("Vitamina B9 – Ácido Fólico/Folatos").

Um dos tipos de anemia megaloblástica é a anemia perniciosa, que ocorre devido à falta de uma substância normalmente presente no estômago, chamada de fator intrínseco de Castle (intrínseco porque é do próprio organismo). A falta deste fator impede a absorção da vitamina B12.

A situação é mais comum em idosos (principalmente mulheres) e em pessoas que fizeram gastrectomia – os pacientes que fazem essa cirurgia devem receber a vitamina B12 pelo resto da vida.

Na anemia perniciosa, muito grave se não for tratada, o paciente precisa receber a vitamina B12 regularmente (mensalmente) por via injetável, dada a impossibilidade de absorvê-la pela via oral.

> A deficiência de vitamina B12 pode levar muitos anos para se manifestar. A maior parte da vitamina é reabsorvida na circulação, e sua redução no organismo é muito lenta. Já a anemia por carência de folatos se manifesta em menos tempo (poucos meses).

A vitamina B12 tem sido prescrita em situações como hepatite infecciosa, esclerose múltipla, nevralgias do trigêmeo, dores musculares, alergias – quadros para os quais não foi confirmada sua eficácia.

Vitamina C (Ácido Ascórbico)

Esta vitamina, desde a sua descrição, em 1928, pelo pesquisador húngaro Albert Szent-Gyorgyi, vem sendo extensivamente estudada. Gyorgyi a identificou como o fator antiescorbuto, grave deficiência de vitamina C. A doença é lembrada principalmente por sua ocorrência na época das Grandes Navegações (séculos XV a XVII), quando os homens permaneciam no mar por longos períodos, sem disponibilidade de alimentos frescos.

Depois dos estudos de Gyorgyi, foi identificado o efeito antioxidante, protetor contra radicais livres produzidos no metabolismo, devidos à vitamina C.

O químico Linus Pauling gerou muita discussão, a partir da década de 1970, defendendo o uso de megadoses de vitamina C como protetora do organismo. Na época, a conduta de Pauling o afastou, inclusive, de seus colegas e amigos, e gerou muita crítica por parte da classe científica. Atualmente está confirmado que tal procedimento não traz benefícios e pode ser até perigoso.

Mas a importância da vitamina C, como coenzima essencial em muitos processos fisiológicos e como agente antioxidante não diminuiu, mesmo com toda a apaixonada discussão que causou.

A vitamina C atua na formação do *colágeno*, proteína de sustentação, presente no tecido conjuntivo, importante para o preenchimento e resistência dos tecidos. Tem papel essencial para o metabolismo de alguns aminoácidos, ácido fólico, hormônios e neurotransmissores (noradrenalina e serotonina).

A vitamina C colabora na preservação do sistema imunológico, e aumenta a absorção do ferro. Participa da utilização, pelo organismo, de carboidratos, e síntese de lipídeos e proteínas.

Com tantas funções no organismo – além de seu papel antioxidante (é um potente redutor, bloqueando elétrons reativos de moléculas que atuam como radicais livres) –, é possível compreender o encantamento de Pauling diante de suas possibilidades, que estavam começando a ser mais bem entendidas naquela época.

A vitamina C não é isenta de efeitos adversos – doses altas podem causar:

- precipitação de pedras de oxalato no trato urinário;

- crises de anemia falciforme (com megadoses da vitamina), doença de caráter hereditário, na qual as hemácias, ou glóbulos vermelhos têm a forma de foices. Essa forma anormal prejudica o transporte do oxigênio (Figura 11.1);
- anemia hemolítica (destruição de hemácias) nos indivíduos deficientes de uma enzima, a glicose-6-fosfato desidrogenase (G6PD);
- em casos de dependência e (com doses altas por períodos prolongados) se houver redução da dose de forma rápida, pode ocorrer escorbuto reflexo – as doses devem ser reduzidas gradualmente;
- na administração parenteral: tonturas, desmaios, arritmias cardíacas, danos renais;
- o aumento da absorção do ferro pode trazer toxicidade, se a vitamina for utilizada por períodos prolongados e/ou em doses altas.

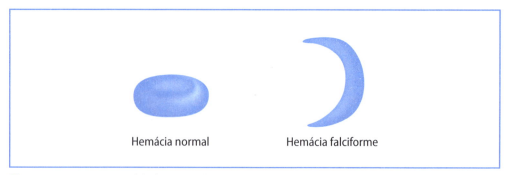

Figura 11.1 Na anemia falciforme, as hemácias têm forma de foice, prejudicando sua função de transporte do oxigênio, por sua área menor.

A vitamina C interage com outros medicamentos:
- aumenta a absorção do ferro e sua toxicidade;
- os anticonvulsivos do grupo dos barbitúricos (fenobarbital e primidona) aumentam a excreção da vitamina C pela urina;
- a vitamina C aumenta os níveis de etinilestradiol (um estrógeno, hormônio feminino) no sangue.

As fontes de vitamina C são bem variadas: frutas cítricas (laranja, limão, acerola, caju, abacaxi), hortaliças (brócolis, agrião, couve, couve-flor, espinafre, tomate, pimentão, abóbora). O leite de vaca contém baixo teor de vitamina C – reduzido ainda mais pela pasteurização, fervura e armazenamento do leite.

As apresentações comerciais são inúmeras, tanto como fármaco isolado, como em associações de polivitamínicos/poliminerais (Cebion®, Redoxon®, Cewin®).

Já falamos do escorbuto, deficiência grave de vitamina C, que matou muitas pessoas antes da comprovação da necessidade das vitaminas.

Hoje, felizmente, esse é um quadro muito raro, mas pode aparecer em alcoólatras, doentes crônicos, pessoas com dietas pobres ou isentas de vitamina C. O doente apresenta sangramentos nas gengivas e outros locais do corpo, perdendo dentes e cabelos. Aparecem feridas nas mucosas e na pele, dores por todo o corpo, fraqueza, anemia. Se não tratado, o escorbuto evolui para a morte.

As alegações – popularizadas por Linus Pauling – de que a vitamina C teria ação na prevenção do câncer, na redução do risco de doenças cardiovasculares, no tratamento da hipertensão e na redução da incidência de cataratas, não são confirmadas, e devem ser tratadas com cautela.

Uso dermatológico da vitamina C – o ácido ascórbico apresenta, também, importantes efeitos sobre a pele:

- inibe a melanogênese (síntese de melanina) – disso resulta o clareamento de manchas na pele;
- auxilia na síntese do colágeno;
- atua como antioxidante, prevenindo a formação de radicais livres, um dos fatores responsáveis pelo fotoenvelhecimento da pele (envelhecimento causado pela radiação solar).

O uso tópico, no entanto, pode ter a eficácia bastante reduzida, pois a vitamina C é muito instável, altera-se e perde atividade quando:

- exposta a condições aeróbicas (exposta ao ar);
- pela exposição à luz;
- em temperatura elevada;
- em pH alto, visto que ela é um ácido – o ácido ascórbico.

Assim, são empregadas formulações em veículos ou excipientes lipofílicos (de natureza oleosa) ou hidrofílicos (de caráter aquoso) que possam manter a estabilidade da vitamina. Uma alternativa é acondicionar a quantidade exata para cada utilização em embalagem de uso único (sachês, cápsulas), de forma que a quantidade a ser utilizada seja aberta e exposta ao ambiente apenas no momento da administração.

Essas providências buscam viabilizar o uso da vitamina C na pele, e conseguir os benefícios esperados.

11.2 MINERAIS

Os minerais desempenham suas funções no organismo estando dissolvidos nos fluidos corporais.

- Mantêm o equilíbrio ácido-básico e a pressão osmótica.
- Facilitam a transferência de compostos essenciais através das membranas celulares.
- Preservam a excitabilidade muscular e nervosa.
- Fazem parte de elementos essenciais para o metabolismo – por exemplo, estão presentes em muitas enzimas e tecidos (como o tecido ósseo).

A ingestão inadequada de minerais pode impedir a função celular e, pelo prejuízo das funções descritas acima, pode causar doenças e desequilíbrios orgânicos graves. Da mesma forma, o excesso causa prejuízos ao equilíbrio do organismo.

Estes elementos não são intercambiáveis – o que quer dizer que seus efeitos são obtidos somente de cada um deles, e de nenhum outro em substituição.

Alguns minerais estão presentes em quantidades significativas no organismo – podem ser chamados majoritários, e sua IDR é maior, em relação a outros chamados de elementos-traço, ou oligoelementos (*oligo* vem do grego, e quer dizer pouco), por serem requeridos em quantidades muito pequenas.

Entre os majoritários, está o cálcio (IDR para o adulto: 1.000 mg), o fósforo (presente nos fosfatos, IDR para o adulto: 700 mg), o magnésio (IDR para o adulto: 260 mg), além do sódio, cloreto e potássio, também presentes em quantidades expressivas no organismo.

Os elementos-traço, embora em quantidades mínimas, desempenham funções essenciais para manter o equilíbrio orgânico. São eles: cobre, ferro, flúor, iodo, manganês, selênio, zinco.

11.2.2 Cálcio, cobre, ferro, flúor, fósforo, iodo, magnésio, manganês, potássio, selênio, zinco

Cálcio

O cálcio (símbolo = Ca) está presente no organismo em maior quantidade que qualquer outro mineral (sua IDR é de 1.000 mg para adultos). Desempenha numerosas funções fisiológicas no organismo:
- é essencial para a contração muscular (inclusive do músculo cardíaco);
- faz parte da estrutura dos ossos;
- atua na ativação enzimática e secreção hormonal;
- participa do processo de coagulação sanguínea.

As concentrações de cálcio são reguladas com muita precisão, sendo fundamental o papel da vitamina D no processo, bem como do paratormônio, secretado pelas glândulas paratireoides.

Se a quantidade adequada de cálcio não é fornecida pela dieta, ele será mobilizado dos ossos para a corrente sanguínea, reduzindo sua quantidade nos ossos, que se tornam mais frágeis.

A concentração de cálcio deve permanecer constante na circulação, mesmo à custa do sacrifício do tecido ósseo.

Nas formulações comerciais, os sais de cálcio são normalmente associados à vitamina D e/ou outras vitaminas e minerais.. Os principais sais são: **carbonato de cálcio**, em geral associado à vitamina D (Caldê®, Caltrate 600+D®, Oscal®, Ossotrat-D®), **fosfato tricálcico** (Calcifix® Composto B12, Calcinol® B12, Osteonutri®, todos associações), **lactato de cálcio** (Kalyamon® Kids B12 – assoc.), **gliconato de cálcio** (Gliconato de Cálcio Injetável®).

Os usos clínicos mais comuns dos sais de cálcio são:
- deficiência dietética;
- hipocalcemia* devida ao hipoparatireoidismo ou má absorção do cálcio;
- em formulações de antiácidos (ver Capítulo 6);

---

* Hipocalcemia refere-se aos níveis baixos de cálcio; hipocalemia significa níveis baixos de potássio (*kallium* é potássio, em latim).

- prevenção/tratamento da osteoporose, comumente associado à vitamina D;
- arritmias cardíacas causadas por hipercalemia* grave – uso intravenoso.

No adulto, a perda da massa óssea é progressiva a partir de aproximadamente 40 anos (em ambos os sexos), sendo aumentada nas mulheres após a menopausa. Pessoas com mais de 60 anos tendem a diminuir a atividade física, a ingestão alimentar e a exposição ao sol, o que pode contribuir para a perda de massa óssea. A gestação também produz maior necessidade de cálcio, com a transferência do mineral para o feto, através da placenta.

São situações em que a suplementação de cálcio é necessária para que se tenha a IDR adequada. Quando é necessário utilizar medicamentos para deter a perda de massa óssea, como alendronato de sódio, o cálcio pode estar presente como associação (Alendil cálcio D®).

O leite e laticínios são alimentos com maiores teores de cálcio. Vegetais, como brócolis, couve, couve-flor, espinafre, repolho, também possuem cálcio, mas sua biodisponibilidade é menor.

A deficiência de cálcio pode estar presente em situações como diabetes, gastrectomias, doenças hepáticas ou renais, deficiência de vitamina D, uso de diuréticos, menopausa, e na ingestão de álcool.

O sintoma característico da hipocalcemia aguda é a crise de tetania (espasmos e contrações musculares); outras manifestações de carência são: diarreia, perda de peso, dores ósseas, fraturas, irritabilidade, ansiedade, pele seca, queda de cabelos; em alguns casos, comprometimento cardíaco.

No caso de hipercalcemia, pode ocorrer lentidão, sonolência, incoordenação motora, sede, náuseas, vômitos, poliúria, constipação, paladar amargo, bradicardia (diminuição da frequência cardíaca), hipotensão, fraqueza muscular.

Cobre

O cobre (símbolo Cu, do latim *cuprum*) é um metal essencial, mas também tóxico para os seres vivos. Sua IDR para o adulto é de 900 mcg. É um nutriente essencial, importante na eritropoese (produção de eritrócitos, ou glóbulos vermelhos), no desenvolvimento normal do sistema nervoso central e tecido conjuntivo.

As **cuproenzimas** (enzimas que utilizam o cobre) diminuem sua atividade na deficiência do metal. Uma delas, a superóxido-dismutase, também citada adiante no zinco (pois contém os dois metais), catalisa a decomposição do íon superóxido (O_2^-, oxidante, nocivo para as células), sendo, portanto, uma importante defesa antioxidante.

O excesso e consequente toxicidade devida ao cobre é raro, mas já foram relatadas intoxicações por meio de bebidas armazenadas em recipientes de cobre, ou por meio de água contaminada com o mineral. O fígado consegue excretar o excesso de cobre, mas algumas anormalidades genéticas podem levar ao acúmulo, pela incapacidade do fígado em liberar o cobre, como ocorre na doença de Wilson. Essa condição, se não tratada, causa sérias consequências, podendo levar ao óbito.

Entre as fontes alimentares para o cobre estão as vísceras, mariscos, chocolate, frutos secos.

---

* Hipercalemia: níveis aumentados de potássio.

Ferro

O ferro (Fe) é um constituinte normal do organismo, e se distribui tanto na forma orgânica como inorgânica. Nosso organismo possui, em condições normais, 3,5 g a 4,5 g de ferro – a maior parte (cerca de 70%) é considerada ferro funcional, pois integra os componentes do organismo, como a molécula de hemoglobina. O restante é tido como reserva (ferro não essencial), armazenado, principalmente, no fígado, como ferritina.

A função mais importante do ferro é o transporte do oxigênio, desde os pulmões até os tecidos (através da hemoglobina), e o armazenamento do mesmo nos músculos (pela mioglobina).

Nós não excretamos o ferro – no entanto, todos os dias, perdemos pequenas quantidades do metal na renovação da pele, cabelos e unhas, bem como pelas fezes, perspiração, leite materno, sangue menstrual e urina. A perda média no adulto é de 1,0 mg/dia, sendo 1,5 mg/dia para mulheres adultas, antes da menopausa.

O ferro é utilizado como medicamento nos casos de anemia por falta de ferro – chamada anemia ferropriva, ou anemia microcítica hipocrômica. Esta última expressão é explicada a seguir:

- anemia microcíticas: quer dizer que as hemácias se tornam menores que o tamanho médio normal;
- anemia hipocrômica: as hemácias estão descoradas, perdem a cor vermelho-vivo.

O ferro integra a molécula de hemoglobina (presente nas hemácias), que faz o transporte do oxigênio (O_2) para os tecidos do corpo. Cada molécula de hemoglobina possui quatro átomos de ferro, e a parte onde o ferro se encontra é chamada grupo heme.

Além da hemoglobina, o ferro é encontrado na molécula de mioglobina (que faz a reserva de oxigênio nos músculos) e em algumas enzimas intracelulares.

> Outros tipos de anemia, como as anemias por deficiência de folatos ou vitamina B12, não devem ser tratados com suplementação de ferro.

As fontes naturais de ferro são a carne vermelha, as aves (parte escura), o atum, o camarão, o feijão, as lentilhas.

No caso do ferro consumido como suplemento, a ingestão em jejum permite que ele seja mais absorvido – até duas vezes mais do que se ingerido com alimento. No entanto, como pode ser irritante para o estômago, é melhor que seja administrado com alimentação ou suco de frutas.

A carência de ferro é prejudicial, mas o excesso do metal, pelo uso de doses exageradas, pode se tornar uma situação bastante grave. Tal gravidade é proporcional à quantidade ingerida. O sulfato, gliconato e fumarato ferrosos possuem, respectivamente, 20%, 12% e 33% de ferro elementar.

Por exemplo, uma drágea ou cápsula de sulfato ferroso de 300 mg, dose usual das apresentações comerciais, possui 60 mg de ferro elementar. É uma quantidade mais do que suficiente para cobrir as necessidades orgânicas e suprir a carência – a IDR para o ferro é de 14 mg para os adultos e 27 mg para as gestantes, sendo menor para crianças e lactantes (mulheres que estão amamentando). Doses tóxicas estão acima de 20 mg/kg, de ferro elementar.

O excesso de ferro pode causar hemólise (destruição dos glóbulos vermelhos, com liberação da hemoglobina) e até morte.

> A ideia de que o ferro é suplemento que faz bem, e sua prescrição corriqueira para gestantes, podem facilitar o consumo – mas o excesso pode torná-lo nocivo, causador de graves intoxicações.

Além do perigo de intoxicação (pelo excesso), o ferro pode causar cor preta às fezes e distúrbios gastrintestinais, principalmente náuseas, dores e constipação. Nestes casos, é indicada a redução da dose, e ingestão após a refeição; as formulações injetáveis podem causar febre, reações alérgicas e anafilaxia, que pode ser fatal.

O ferro forma complexos com vários medicamentos e alimentos, diminuindo a ação destes e do próprio ferro – estes complexos pouco solúveis ou insolúveis são excretados sem exercerem sua ação farmacológica, exemplos: antiácidos, pancreatina, colestiramina, tetraciclinas orais, café, chá, leite, laticínios; o uso conjunto do ferro oral e ferro injetável pode causar intoxicação por superdosagem.

Formulações com ferro:

- sulfato ferroso (Ferronil®, Vitafer®): se for bem tolerado, não há necessidade de formulações mais caras e complexas. É o composto mais utilizado (até pelo custo mais baixo), mas é o que mais apresenta reações adversas. Deve ser acondicionado bem fechado, pois é facilmente oxidável pelo ar;
- ferropolimaltose (Noripurum®, Ultrafer®): mais bem tolerado, libera o ferro de forma gradual;
- ferro aminoácido quelato (Ferrini®): sua ação é semelhante à do sulfato ferroso.

Flúor/Fuoreto

O flúor (F), como fluoreto (F^-), tem ampla distribuição no organismo, sendo encontrado em maior concentração nos ossos, tireoide, aorta e rins. Dentes e ossos são os principais reservatórios de fluoretos, e o grau de armazenamento depende da ingestão e da idade.

O principal local de absorção é o trato gastrintestinal, e a excreção é feita principalmente pelos rins (em menor grau, pelas fezes, suor e leite).

Nos ossos e dentes, o fluoreto é incorporado à hidroxiapatita, resultando em hidroxiapatita fluorada, que entra na formação da matriz do osso. Estimula os osteoblastos, que são as células formadoras de osso. Nos dentes, o fluoreto confere ao esmalte maior resistência à desmineralização.

As fontes de obtenção dos fluoretos para os seres humanos são os alimentos e a água, fluoretada como medida de saúde pública.

A principal indicação do flúor (fluoretos) é a prevenção da cárie dentária. É adquirido através da água fluoretada, ou da aplicação tópica feita pelos dentistas. Essas medidas, associadas ao uso de dentifrícios contendo flúor e orientação para a escovação, tiveram efeito profundo na redução do problema crônico da cárie dentária.

Alguns alimentos que contêm teores de flúor: peixes e frutos do mar; fígado bovino; sopas e alimentos preparados com água fluoretada.

A ingestão de doses excessivas de flúor pode causar a fluorose – aparecem nos dentes pequenas manchas brancas e opacas, ou pigmentação marrom por toda a sua superfície, nos casos mais graves.

Casos graves de intoxicação aguda por flúor, podendo chegar a desfechos fatais, são ligados a acidentes industriais, ingestão de raticidas e inseticidas contendo fluoretos, e deglutição de produtos com fluoretos para uso tópico.

Os fluoretos utilizados na prevenção das cáries são, principalmente, o fluoreto de sódio (NaF) e o monofluorofosfato de sódio (MFP), hoje o mais utilizado.

Fósforo/Fosfatos

Os compostos de fósforo (como fosfatos) são encontrados no plasma, fluido intracelular e extracelular. São encontrados no organismo, principalmente como íons monovalentes $(H_2PO_4)^-$, e íons divalentes $(HPO_4)^{2-}$.

Os fosfatos participam de muitos processos normais do organismo:
- no metabolismo de carboidratos e lipídeos – são componentes da dupla camada lipídica das membranas celulares, na forma de fosfolipídeos;
- na constituição dos ossos e dentes, em quantidade quase igual à do cálcio;
- integram a molécula de ATP (adenosina-trifosfato), que armazena energia para ser utilizada posteriormente pelo organismo.

Mais de 80% do fosfato corporal encontra-se nos ossos (conjugado ao cálcio), na forma de hidroxiapatita e fosfato de cálcio. O fosfato é absorvido no trato gastrintestinal.

Os fosfatos são utilizados na profilaxia e tratamento da hipofosfatemia (baixos níveis de fosfatos); exercem efeito tamponante (mantendo o equilíbrio ácido-básico do sangue), na profilaxia de cálculos renais de cálcio; e também têm ação laxativa (ver Capítulo 6).

A deficiência de fosfatos é rara, pois a maioria dos alimentos possui esse íon. Boas fontes são as carnes vermelhas, porco, peixes, frango e ovos.

Casos de hipofosfatemia podem ocorrer como resultado de alcoolismo, queimaduras, inanição ou uso de diuréticos.

O fósforo (dos fosfatos) é componente de muitas formulações de polivitamínicos/poliminerais, como complemento mineral.

Como monofármaco, o único fosfato em apresentação comercial é o fosfato de potássio injetável.

Iodo

Essencial para o funcionamento da glândula tireoide (entra na formação dos hormônios tireoidianos). Quando a necessidade mínima de iodo não é atingida (IDR para o iodo nos adultos = 130 microgramas) ocorrem várias anormalidades, como atraso no desenvolvimento, rebaixamento mental, surdo-mudez (situação antes chamada cretinismo). A glândula tireoide, quando há carência de iodo, aumenta sua massa glandular (bócio), tentando compensar a falta do mineral e manter a concentração do iodo constante. Com o tempo, esse processo de adaptação tende a decrescer, devido à deterioração gradativa da tireoide.

O iodo, na forma de iodeto (ion I⁻) chega ao organismo pela ingestão de alimentos e água, e é absorvido no trato gastrintestinal. Também faz parte de polivitamínicos/poliminerais presentes no comércio (Centrum® – assoc.).

Magnésio

No organismo, o magnésio (Mg) é um mineral predominante no meio intracelular, com papel fundamental em várias reações biológicas. Sua IDR para adultos é de 260 mg.

Este mineral ativa sistemas enzimáticos que controlam o metabolismo de carboidratos, lipídeos, proteínas e eletrólitos; colabora para a integridade das membranas celulares e o transporte de componentes através delas; é importante no mecanismo de contração muscular e na transmissão de impulsos nervosos.

O magnésio é um cofator na fosforilação oxidativa (cadeia de reações para produção de energia, através da formação de ATP – adenosina-trifosfato); é indispensável para a fixação de cálcio nos ossos, podendo a sua carência causar ou agravar quadros de osteopenia (diminuição da densidade óssea) e osteoporose.

Sua indicação é no tratamento da hipomagnesemia (níveis baixos de magnésio) e como laxativo; no uso intravenoso, possui várias indicações específicas.

O magnésio está disponível em associações, nas formulações de antiácidos, nos complexos vitamínico-minerais; como sal de magnésio isolado, está presente como **sulfato de magnésio** (Sal Amargo®), **pidolato de magnésio** (Pidomag®), além de em apresentações injetáveis.

As fontes são os vegetais folhosos verde-escuros, legumes, frutas (caju, banana, figo e maçã), mel, cereais integrais, nozes, amendoim e leite.

A absorção do magnésio é de aproximadamente 30% a 40% da dose total ingerida, no intestino delgado. Circula ligado à albumina, sendo armazenado nos ossos (60% a 65%), músculos (26%) e o restante em tecidos moles e líquidos corporais (6% a 8%). Quando a ingestão de magnésio é baixa, os rins o conservam de forma eficiente.

A deficiência de magnésio pode ocorrer devido à dieta pobre neste mineral ou outros fatores, como má absorção, quadro de estresse, exposição a metais tóxicos (chumbo, alumínio, níquel), deficiência de vitamina B6, alcoolismo, tabagismo, e doenças endócrinas, como o diabetes e alterações da tireoide.

Os sintomas clínicos no caso de deficiência são percebidos como tremor, espasmos musculares, confusão, alterações do eletrocardiograma e outras formas de arritmia. Também como dores ósseas e fraturas, pela maior fragilidade óssea.

Manganês

Nutriente essencial, o manganês (Mn) é importante na manutenção e funcionamento do sistema nervoso central e reprodução. Sua IDR para o adulto é de 2,3 mg.

Não há uma síndrome definida em relação à deficiência de manganês – podem ocorrer alterações esqueléticas e prejuízo no crescimento. No entanto, a exposição excessiva, mais relacionada à contaminação industrial (por via oral ou inalatória), causa sintomas neurológicos, como confusão, ansiedade, depressão. perda de memória, e com a progressão do problema, quadro semelhante ao parkinsonismo.

Potássio

O potássio (K, do latim *kalium*) é o principal cátion do fluido intracelular (no fluido extracelular predomina o sódio). É componente da bomba sódio-potássio ($Na^+/K^+ATPase$), mecanismo que possibilita a condução do impulso nervoso através das membranas das células nervosas.

Também é importante para o equilíbrio hidreletrolítico – regulação dos fluidos no organismo.

A hipopotassemia (baixos níveis de potássio) pode ocorrer:

- pelo uso de diuréticos, principalmente os tiazídicos (como a hidroclorotiazidaClorana®) e os de alça (como a furosemida – Lasix®);
- com a administração de corticoides por via oral, uso de digitálicos (digoxina); quando a ingestão for insuficiente, ou se ocorrerem perdas gastrintestinais ou distúrbios renais.

Citrato de potássio (Litocit®) aumenta o pH urinário (diminui, portanto, a acidez), e é utilizado para tratar a acidose nos túbulos dos rins e a litíase (formação de cálculos por sais de cálcio, oxalato e ácido úrico). O aumento da alcalinidade dificulta a formação de cálculos, pois os sais permanecem solubilizados e podem ser excretados.

Concentrações elevadas de potássio, administradas por via intravenosa podem causar arritmias cardíacas e até levar ao óbito.

As fontes alimentícias de potássio – como banana, laranja, melancia, batata, brócolis, couve, espinafre, feijão, lentilha, nozes, iogurte – são as melhores alternativas para repor o potássio necessário ao organismo. Se for requerido o uso como medicamento, o **cloreto de potássio** é utilizado pelas vias oral e injetável (Slow-K®, Cloreto de Potássio 19,1%®).

Selênio

O selênio (Se) é um elemento essencial para o homem (IDR de 34 mcg para o adulto), com propriedades antioxidantes. Há um intervalo de concentração relativamente estreito entre o nível essencial e o nível tóxico, as doses tóxicas são apenas 100 vezes maiores que as doses necessárias.

O selênio é componente da enzima glutationa-peroxidase, que degrada o peróxido de hidrogênio (H_2O_2) nas células. Age, portanto, como componente desse mecanismo antioxidante.

Níveis reduzidos de selênio nas células e tecidos levam à redução da atividade da glutationa-peroxidase e, portanto, à maior possibilidade de danos às células, provocados por radicais livres. Outra função do selênio é a preservação da resposta imunitária – os neutrófilos e basófilos (glóbulos brancos, células de defesa) de animais com falta de selênio têm suas propriedades antimicrobianas reduzidas.

Uma das principais fontes dietéticas de selênio é a castanha do Brasil (ou castanha-do--pará), amêndoa de elevado valor energético. Outras boas fontes de selênio são os cereais integrais e os peixes. Como suplemento, encontra-se em apresentações comerciais de polivitamínicos/poliminerais (Pharmaton®, Centrum®).

Zinco

O zinco (Zn) é um mineral que possibilita várias funções bioquímicas, pois é componente de inúmeras enzimas – dentre elas, a **álcool-desidrogenase** (que metaboliza o álcool no organismo), a **superóxido-dismutase** (age como defesa antioxidante), a **anidrase carbônica** (localizada nas hemácias, importante para o transporte do CO_2 e controle do pH do sangue), a **fosfatase alcalina** (enzima cujos valores alterados podem indicar anormalidades ósseas), e enzimas do sistema nervoso central.

O zinco também está relacionado com células do sistema imune, na cicatrização, e participa na síntese de DNA e RNA – é essencial para a atividade de enzimas envolvidas na síntese desses ácidos nucleicos, como por exemplo, a RNA-polimerase.

A concentração do hormônio do crescimento também diminui na deficiência de zinco.

Sendo um mineral presente em tantas reações químicas do organismo (com IDR de 7,0 mg para o adulto), a deficiência de zinco causa, no primeiro momento, a mobilização das reservas; com a carência prolongada, pode ocorrer anorexia, retardo no crescimento, dificuldade de cicatrização, intolerância à glicose pela diminuição da produção de insulina, hipogonadismo, impotência sexual, atrofia testicular.

A carência de zinco também pode causar disfunções imunológicas com infecções de repetição, fragilidade osmótica dos glóbulos vermelhos, dificuldade de aprendizado e memória, diarreia, dermatites e alopecia.

O conteúdo total de zinco no organismo varia de 1,5 g a 2,5 g, estando presente em todos os órgãos. Concentra-se nos ossos, músculos voluntários, fígado e pele. A absorção do zinco ocorre no intestino delgado.

Fontes naturais do zinco: carnes vermelhas, fígado, mariscos, ostras, miúdos, ovos. Nozes e leguminosas são fontes relativamente boas do mineral.

Como suplemento, o zinco aparece na maioria de produtos polivitamínicos/poliminerais (Stresstabs®, Vitergan Zinco Plus®, Zirvit Plus® – todos associações).

É inegável a importância do zinco para os processos metabólicos, incluindo as várias atividades enzimáticas nas quais ele está envolvido. Doses elevadas (100-300 mg/dia) são tóxicas: no entanto, a ingestão destas quantidades é difícil, por se tratar de dose emética (que induz ao vômito). Os sintomas de intoxicação aguda incluem náuseas, vômitos, dor e ulceração gástrica, diarreia, mal-estar, cansaço, lesão renal e prejuízos ao sistema imunitário.

O ferro, se fornecido em conjunto com o zinco, pode prejudicar a absorção deste.

11.3 FÁRMACOS MAIS COMUMENTE UTILIZADOS COMO ENERGÉTICOS OU ANTIASTÊNICOS (ISOLADOS OU EM ASSOCIAÇÕES DE POLIVITAMÍNICOS E POLIMINERAIS)

Estas substâncias integram as formulações de polivitamínicos/poliminerais, ou aparecem como monofármacos, nas apresentações comerciais.

São, em geral, aminoácidos, derivados de aminoácidos, derivados de vitaminas e derivados vegetais, que teriam a função de combater a astenia (fraqueza, cansaço), atuar como protetores de estruturas celulares, ou como construtores (por exemplo, no caso dos aminoácidos).

11.3.1 Aminoácidos

Apresentados como suplementos dietéticos. Como elementos formadores de proteínas, são tidos como "construtores dos tecidos", e indicados para pessoas que praticam exercícios físicos.

Alguns exemplos de aminoácidos, e formulações comerciais em que aparecem:

- arginina: Forten® – assoc., Reforgan®, Targifor®;
- glutamina: Forten® – assoc.;
- lisina: Lisimune®; Profol®, ambos associações;
- ornitina: Hepa-Merz®;
- treonina: Forten® – assoc.;
- triptofano: Profol® – assoc., Forten® – assoc.

> Ressalta-se que a suplementação de aminoácidos sem uma indicação específica e orientada é questionável. O organismo utiliza da mesma maneira todos os nutrientes ingeridos – que passarão pelas mesmas via metabólicas, para serem biotransformados e aproveitados. O organismo não "dará preferência" àqueles obtidos pela suplementação. Assim, a dieta equilibrada é o melhor meio de suprir esses componentes, que são os precursores das proteínas, essenciais à construção e manutenção dos tecidos do corpo.

Aspartato de arginina: derivada de dois aminoácidos – ácido aspártico e arginina. Estes dois componentes são utilizados como complementos alimentares. Por se tratarem de aminoácidos, são construtores, para o crescimento.

O aspartato de arginina (Targifor®) tem sido utilizado para estados de fadiga crônica, tanto em adultos como em crianças.

Levocarnitina (Carnabol®): é uma amina quaternária, que pode ser sintetizada no organismo humano (não é, pois, uma vitamina), a partir da lisina e da metionina, dois outros aminoácidos.

A levocarnitina (l-carnitina – Carnabol®) possibilita o transporte dos ácidos graxos de cadeia longa (ver Capítulo 7) para o interior das mitocôndrias, organelas celulares que fazem a respiração celular para a obtenção de energia, utilizando oxigênio. A oxidação dos ácidos graxos e geração do ATP (adenosina-trifosfato) fornece energia para as células. Esse aporte de energia poderia melhorar a capacidade de realizar tarefas físicas.

Como atua na oxidação dos ácidos graxos de cadeia longa, tem sido utilizada como coadjuvante no tratamento de dislipidemias, pela possibilidade de aumentar a utilização dos triglicerídeos para o fornecimento de energia.

Embora os músculos esqueléticos e o miocárdio não a sintetizem (sua síntese ocorre no fígado, cérebro e rins), é neles que se encontra cerca de 90% da carnitina. A maior parte da carnitina utilizada pelo organismo vem da alimentação.

Suas indicações relacionam-se com a melhora do mecanismo de contração das células musculares:

- como adjuvante no tratamento de cardiomiopatias, insuficiência cardíaca, no pós--infarto do miocárdio;
- na doença arterial periférica, na qual o fluxo sanguíneo arterial está reduzido e não consegue atender à necessidade dos músculos, resultando em isquemia e sintomas como claudicação intermitente (dores nas pernas e nádegas ao caminhar);
- nos pacientes submetidos à diálise, a administração de carnitina pode repor as perdas;
- do componente ao longo do tempo, perdas que causam fraqueza muscular, miopatias;
- redução da proteína corporal, resistência à insulina e anormalidades no metabolismo dos lipídeos;
- na neuropatia diabética, a carnitina pode auxiliar a restaurar o fluxo sanguíneo prejudicado, e exercer ação antioxidante;
- para melhorar o rendimento muscular em atletas, e nas situações de fadiga crônica;
- na insuficiência de carnitina pelo ácido valproico.

Suas fontes naturais são: carne, ovos, peixes e leite.

A glicemia deve ser bem acompanhada, no caso de pacientes diabéticos.

11.3.2 Ginseng

Pelo nome ginseng são chamadas muitas plantas, no entanto, a espécie típica é o ginseng da Coreia, o *Panax ginseng C.A. Meyer*, da família *Araliaceae*. Outras plantas dessa família também têm uso terapêutico, e são todas muito semelhantes.

O *Panax ginseng* (Geriaton®, Pharmaton®, Vitergan Master® – todos associações) é provavelmente a planta medicinal mais popular e bem documentada até hoje.

As formulações de ginseng têm origem na medicina chinesa, e suas principais indicações são:

- contra a fadiga crônica;
- como imunoestimulante;
- como inibidor da agregação plaquetária.

O ginseng não é isento de efeitos colaterais: os mais citados são nervosismo, insônia, elevação da pressão arterial, diarreia matinal. Assim, é contraindicado em pessoas com dis-

VITAMINAS, MINERAIS E OUTROS SUPLEMENTOS **267**

túrbios da coagulação, no período agudo de trombose coronária, para diabéticos, asmáticos, pacientes com desordens psiquiátricas, na gravidez e amamentação.

As interações mais importantes com outros medicamentos englobam estimulantes em geral, corticoides, hormônios esteroides (como os hormônios sexuais), medicamentos hipoglicemiantes, cardiotônicos (digoxina), sedativos e fármacos que atuam sobre a pressão arterial.

No Brasil, várias espécies do gênero *Pfaffia* são utilizadas como terapêuticas – em especial a *Pfaffia paniculata,* sendo conhecida como "ginseng brasileiro" e "fafia".

Embora tenham sido atribuídos a elas efeitos como "revigorantes, regeneradores celulares, antiastênicos, antianêmicos", entre outras indicações, deve-se observar que as plantas brasileiras são diferentes do ginseng oriental, e com propriedades farmacológicas também diversas.

Apesar da popularidade que chegou a atingir, o uso da *Pfaffia* visando às propriedades terapêuticas conferidas a ela ainda depende de maior conhecimento. A substituição do ginseng por *Pfaffia* também não parece adequada, visto ser sua constituição química bem diferente, portanto, há necessidade de avaliar melhor suas propriedades biológicas.

11.3.3 Lecitina de soja

A lecitina é obtida pela extração da goma do óleo de soja, e é purificada para o uso alimentício e farmacêutico. Possui vários componentes lipídicos, mas o de maior interesse é um fosfolipídeo, a **fosfatidilcolina**.

Nosso organismo produz lecitina (no fígado), com a função de dar flexibilidade às membranas celulares, e ela também entra na composição do HDL-colesterol. Por isso, sua utilização visa a proteger os vasos contra a deposição de gorduras em suas paredes internas, aumentando os níveis do HDL.

De acordo com a legislação em saúde brasileira, a lecitina de soja enquadra-se como um alimento funcional.

No conceito de alimentos funcionais estão os produtos que se caracterizam pelo valor nutritivo, e por auxiliarem na redução do risco de doenças.

A lecitina é utilizada também para preparação de produtos cosméticos, pelo seu poder emulsificante e lubrificante.

Alguns exemplos de apresentações comerciais: Lecitina de Soja Fitobrasil®, Pharmaton®, Vitergan Master®, os dois últimos associações.

11.3.4 Sulbutiamina

Quimicamente, é um análogo estrutural da tiamina, mas é facilmente dissolvida em gorduras (é lipofílica) e rapidamente absorvida.

A sulbutiamina (Arcalion®), por ser bastante lipossolúvel, atravessa a barreira hematoencefálica, e pode causar agitação, especialmente em pessoas idosas.

É utilizada como tratamento dos sintomas da astenia.

11.3.5 Ácidos Graxos Ômega 3 e 6

Complementando o que foi visto no Capítulo 7, os lipídeos são importantes componentes celulares (nossas células possuem membranas fosfolipídicas), e são também fontes de armazenamento de energia.

Os ácidos graxos, diferentes tipos de gorduras utilizadas para o funcionamento do organismo, participam de vários processos metabólicos: além da manutenção da estrutura celular, são precursores de hormônios, essenciais no transporte de vitaminas lipossolúveis, atuam controle de processos inflamatórios, resposta imune, saúde da retina e condução de impulsos nervosos. As séries ômega 3 e ômega 6 (ver Capítulo 7, Figura 7.2) são compostas por ácidos graxos identificados conforme o tamanho da cadeia de carbonos (18 ou mais) e presença de ligações saturadas e insaturadas (simples e duplas ligações entre os carbonos), bem como pelo número de insaturações presentes na cadeia. Como esses compostos possuem mais de uma insaturação, são chamados de poli-insaturados, sendo fornecidos principalmente pela dieta. Têm sido extensamente estudados, e ambas as séries ômega (3 e 6) são necessárias ao organismo, mas em proporções adequadas: uma relação apropriada entre essas séries (ômega 6/ômega 3) ficaria em torno de 5:1, mas na dieta ocidental essa proporção é muito maior, devido à utilização de alimentos industrializados. Também conta para essa relação desfavorável a menor ingestão de frutas e verduras, resultando em dietas com quantidades excessivas de ácidos graxos da série 6, e prejudicando sua proporção em relação à série 3.

Os ácidos ômega 6 em excesso podem gerar respostas pró-inflamatórias, causar vasoconstrição e agregação plaquetária, aumento do LDL e do cortisol, com prejuízo para a resposta imune. Assim, a série ômega 6 geralmente não é adicionada aos suplementos.

Sobre os benefícios da série ômega 3, tem-se a sua ação anti-inflamatória, vasodilatação e ação antiagregante plaquetária, contribuindo para a função cardiovascular. Os ácidos ômega 3 também têm sido estudados como possível forma de proteção contra perdas cognitivas (demências, Alzheimer), além de auxiliarem em várias outras condições clínicas.

Os ácidos ômega 6 estão presentes nos óleos vegetais (principalmente os óleos refinados com alto teor de ácido linoleico, da série ômega-6), produtos industrializados, frituras. Dentre as fontes de ômega 3 estão os peixes de águas frias (salmão, arenque, truta, sardinha), sementes oleaginosas (linhaça, nozes, chia), óleos vegetais e hortaliças de folhas verde-escuras (em menores quantidades).

Quanto à necessidade de suplementação de ômega 3, uma alimentação equilibrada, com consumo de peixes (cozidos ou assados), vegetais e frutas, é o primeiro cuidado a ser pensado, na obtenção das gorduras benéficas para a dieta. Condições especiais de saúde, (como as vistas acima), ou pessoas que aderem a dietas restritivas, podem se beneficiar da suplementação.

A Sociedade Brasileira de Cardiologia, na atualização da sua Diretriz de Prevenção Cardiovascular de 2019, embora cite divergências entre alguns estudos, coloca a suplementação com ômega 3 como sendo significativa para a redução da pressão arterial, com grau I de recomendação (grau I – recomendação de que há evidências conclusivas, ou consenso geral de que o procedimento é seguro, e útil/eficaz). A quantidade recomendada na Diretriz, para essa finalidade, é de 3 a 4 g/dia. Se a opção for pela suplementação, é importante que seja feita a avaliação com um profissional de saúde.

11.4 ADOÇANTES DIETÉTICOS

O consumo de adoçantes é cada vez maior, não apenas por pessoas com necessidade de redução da ingestão de sacarose – diabéticos ou pessoas em regime de emagrecimento – mas também pela população em geral. Este quadro está ligado ao crescente apelo de culto ao corpo e exigências estéticas, e à regulamentação de sua comercialização como aditivos alimentares, o que ampliou de forma expressiva o seu consumo.

Os adoçantes classificam-se como nutritivos (sacarose, frutose, manitol, xilitol) e não nutritivos – estes últimos são o nosso interesse, por não fornecerem calorias.

Para o uso geral, devem apresentar bom poder adoçante, ausência de gosto residual, segurança incontestável para o consumo humano, estabilidade térmica (em temperaturas baixas – de congelamento –, e altas – de cozimento), estabilidade química (ao meio ácido e à hidrólise), solubilidade imediata, preço favorável.

Os adoçantes são considerados, pela legislação em saúde, como aditivos edulcorantes (fornecem o sabor doce). Os adoçantes de primeira geração, mais antigos, são a sacarina, o ciclamato e o aspartame. A segunda geração é representada, no Brasil, pela sucralose, acessulfame-K e estévia.

Outros adoçantes disponibilizados mais recentemente são a taumatina (Finn® Stevia e Taumatina), o eritritol (Linea® Eritritol, Zero Cal® Eritritol) o neotame (todos não calóricos).

Sacarina: é o adoçante mais antigo comercializado. Foi muito consumido nas duas guerras mundiais, devido ao racionamento do açúcar. É cerca de 300 vezes mais doce que o açúcar. Se em concentrações muito altas, a sacarina adquire sabor amargo – por isso é associada ao ciclamato (Adocyl® Sacarina, Zero Cal® Ciclamato + Sacarina). Não tem valor nutritivo, e é estável ao calor.

A sacarina é eliminada pela urina, praticamente inalterada. Não é aconselhável seu uso na gravidez, pois atravessa a placenta e possui potencial carcinogênico (câncer de bexiga), que, embora não confirmado (em relação à exposição ao adoçante durante a vida fetal), não deve ser descartado.

A sacarina é excretada no leite e, embora os dados sobre seu uso durante a amamentação sejam escassos, é prudente não utilizá-la.

Ciclamato: utilizado desde o início da década de 1950, é o sal do ácido cicloexilsulfâmico. Em concentrações diluídas (em torno de 0,17%), é cerca de 30 vezes mais doce que o açúcar, e não contém calorias. Em concentrações mais altas (próximas a 0,5%), percebe-se sabor amargo. É empregado em associação com a sacarina, para atenuar o sabor residual desta.

O ciclamato é biotransformado em um metabólito que pode causar efeitos adversos graves e, assim, seu uso não é permitido em muitos países. Na gestação não é aconselhado, pois atravessa a placenta, e não há dados suficientes que estabeleçam segurança para seu emprego nessa situação, bem como durante a lactação.

Aspartame: é um éster de dois aminoácidos, o ácido aspártico e a fenilalanina. Tem poder adoçante 200 vezes maior que o açúcar. O cozimento prolongado elimina o sabor doce do aspartame.

É hidrolisado, no trato gastrintestinal, em três componentes: metanol, ácido aspártico e fenilalanina.

A quantidade de metanol resultante de sua biotransformação é insignificante, não oferecendo risco.

Outra preocupação com relação à fenilalanina: em indivíduos portadores de fenilcetonúria, causa danos ao tecido cerebral.

> Fenilcetonúria: disfunção de caráter genético, na qual o portador não consegue metabolizar o aminoácido fenilalanina, devido à ausência da enzima hepática fenilalanina-hidroxilase. O acúmulo do aminoácido no organismo causa danos cerebrais, com redução da capacidade intelectual, distúrbios do comportamento e redução da expectativa de vida. O problema exige dieta com restrição de alimentos que contenham fenilalanina (como alimentos proteicos), inclusive o aspartame.

Na gravidez, a ingestão de produtos contendo aspartame é considerada segura. Grávidas com fenilcetonúria não devem utilizar o aspartame, por causa do acúmulo de fenilalanina, conforme já explicado. Os outros componentes do aspartame (metanol e ácido aspártico) não são tóxicos para o feto, nas quantidades consumidas normalmente.

O uso na lactação será contraindicado para crianças com diagnóstico de fenilcetonúria.

O aspartame pode provocar desconforto gastrintestinal, sintomas neurológicos ou dermatológicos e crises de enxaqueca. Há pessoas com uma sensibilidade incomum ao adoçante e não devem, obviamente, fazer uso do produto (Zero Cal® Aspartame, Finn® Aspartame).

> Todos os alimentos e bebidas contendo aspartame deverão mencionar a presença do adoçante nos rótulos, como informação necessária aos portadores de fenilcetonúria.

Acessulfame-K: é um sal de potássio produzido a partir de um derivado do ácido acético, com poder adoçante cerca de 200 vezes maior do que o do açúcar.

Não contem calorias, e pode ser levado ao fogo sem perder o seu poder de doçura. Não é metabolizado no organismo, sendo rapidamente eliminado pelos rins.

É comercializado em associação com outros adoçantes.

O uso na gravidez é considerado seguro. Não existem dados para recomendar seu uso durante a amamentação.

Sucralose obtida a partir da sacarose, foi descoberta acidentalmente em 1976, por pesquisadores ingleses.

Na molécula da sacarose, grupos hidroxila foram substituídos por átomos de cloro.

Tem poder adoçante 600 vezes maior do que o açúcar. Possui grande estabilidade – a altas temperaturas, meio ácido e hidrólise.

Não interfere com a absorção da glicose, metabolismo dos carboidratos e secreção de insulina podendo, portanto, ser utilizada por diabéticos. Suas características são preservadas, mesmo se submetida a pasteurização, esterilização ou cozimento em temperaturas elevadas.

Praticamente 85% da sucralose ingerida não é absorvida, e sim eliminada intacta através das fezes.

O Food and Drug Administration (FDA), órgão norte-americano que regulamenta o uso de alimentos e medicamentos) concluiu que a sucralose não apresenta riscos carcinogênicos, neurológicos ou reprodutivos para seres humanos, inclusive no período de gravidez.

Como ocorre com outros adoçantes, seu emprego na lactação não apresenta dados conclusivos (Linea® Sucralose, Finn® Sucralose, Zero Cal® Sucralose).

Estévia: extraída da *Stevia rebaudiana*, é empregada como adoçante não calórico no Brasil e no Japão há mais de 20 anos. Sem conter calorias, tem poder adoçante 300 vezes maior do que o açúcar. Não é metabolizada pelo organismo.

Ao contrário da sacarina, tem gosto amargo de ervas ou de alcaçuz logo no momento da ingestão. A estabilidade em temperaturas altas ou baixas é boa.

Seu uso na gravidez não está bem esclarecido, embora, em estudos com animais, não tenham sido relatados efeitos adversos sobre a gestação (Stevita®).

Xilitol: é um poliálcool com propriedades adoçantes e antimicrobianas. Tem sabor agradável, podendo perfeitamente substituir a sacarose, nas doses adequadas para essa finalidade (doses altas podem trazer efeito laxativo).

Além do sabor refrescante e agradável, o xilitol auxilia na prevenção de cáries: promove maior salivação, tornando o ambiente bucal menos propicio ao desenvolvimento de micro-organismos. Suas propriedades antimicrobianas auxiliam também na antissepsia das vias respiratórias superiores, daí sua utilização em soluções nasais.

11.4.1 Uso de Adoçantes × Segurança

A quantidade diária aceitável (IDA – ingestão diária aceitável) dos adoçantes é bem maior do que a quantidade consumida normalmente. O uso dos adoçantes (nos alimentos e bebidas, e como substitutos do açúcar) é seguro, pois será praticamente impossível ultrapassar as quantidades máximas preconizadas.

Para as pessoas que deles se utilizam corriqueiramente (diabéticos e com restrição ao uso do açúcar, como nos regimes de emagrecimento), é interessante alternar o uso de adoçantes diferentes. Para as grávidas, é aconselhável evitar a sacarina e o ciclamato.

Na Tabela 11.1, conheceremos alguns dados sobre limites máximos de utilização dos adoçantes utilizados no país, nos alimentos e bebidas, e em substituição ao açúcar. Os limites são determinados em g/100 g e g/100 mL:

Tabela 11.1 Limites máximos de uso dos adoçantes citados no texto

Aditivo	Limite máximo (g/100 g ou g/100 mL)
Acessulfame K	0,026 a 0,035
Aspartame	0,056 a 0,075

continua >>

>> *continuação*

Tabela 11.1   Limites máximos de uso dos adoçantes citados no texto

Aditivo	Limite máximo (g/100 g ou g/100 mL)
Ciclamato	0,03 a 0,04
Eritritol	A quantidade necessária
Estévia	0,045 a 0,06
Neotame	0,0033 a 0,0065
Sacarina	0,01 a 0,015
Sucralose	0,025 a 0,04
Taumatina	A quantidade necessária
Xilitol	A quantidade necessária

Fonte: Resolução RDC 18/2008 de 24 de marco de 2008 – ANVISA, que autoriza o uso de aditivos edulcorantes em alimentos, com seus respectivos limites máximos.

11.5 CONSIDERAÇÕES SOBRE VITAMINAS E MINERAIS

Diante de todas as informações que discutimos neste capítulo, vamos reforçar alguns pontos.

- As vitaminas são essenciais para a manutenção e o equilíbrio do organismo, e devem ser adquiridas de fontes externas, ou exógenas. Não produzimos as vitaminas de que necessitamos (com exceção da vitamina D).
- As vitaminas hidrossolúveis não se acumulam no organismo – não formam reservas, e devem ser constantemente repostas pela alimentação, pois são eliminadas, principalmente pela urina.
- As vitaminas lipossolúveis, por serem solúveis em gorduras, formam reservas no tecido gorduroso, geralmente no fígado. Como são cumulativas, se ingeridas em excesso, podem se tornar tóxicas.
- As funções gerais das vitaminas podem ser resumidas como:
  - participar das reações químicas do organismo, na maioria das vezes ligadas a enzimas (são chamadas, portanto, coenzimas);
  - proteger as células e tecidos da ação nociva dos radicais livres: dessa forma, atuam como antioxidantes.
- Carência e excesso de vitaminas são prejudiciais: para uma pessoa sadia, a dieta equilibrada supre perfeitamente suas necessidades diárias.
- O aproveitamento das vitaminas é alterado por vários medicamentos, e mesmo por alimentos: por exemplo, o óleo mineral e o hidróxido de alumínio prejudicam a absorção das vitaminas lipossolúveis; a vitamina C aumenta a absorção do ferro e pode aumentar sua toxicidade; a vitamina D será mais aproveitada se consumida com algum alimento contendo gorduras; os corticoides prejudicam o aproveitamento do ácido fólico – são muitas as interações, o que nos faz concluir que deve

haver uma orientação para a ingestão de vitaminas (especialmente por períodos prolongados) em conjunto com outros fármacos.,

- Os minerais possuem funções essenciais para o funcionamento do organismo:
  — atuam como tampões (estabilizadores do pH) no sangue (como os fosfatos);
  — ajudam a manter a pressão osmótica do sangue constante;
  — participam da transmissão nervosa e contratilidade muscular (como o cálcio e o potássio);
  — fazem parte de muitas enzimas e estruturas do organismo (como o tecido ósseo).
- Como no caso das vitaminas, a falta ou excesso de minerais causa prejuízos ao organismo. Os minerais não são intercambiáveis. A falta de um deles, não é corrigida por outros.
- Alguns minerais são necessários em quantidades maiores (sua IDR – ingestão diária recomendada – é maior). São chamados majoritários, como cálcio, fósforo (como fosfato), magnésio e potássio.
- Outros são requeridos apenas em traços (quantidades muito pequenas), da ordem de microgramas (mcg). São chamados oligoelementos, e são exemplos: cobre, ferro, flúor, iodo, manganês, selênio, zinco.
- Certos minerais são componentes importantes da estrutura óssea: cálcio, fósforo (fosfato) e flúor.
- Esses complementos (vitaminas, minerais e outros) podem atuar como placebos, se não houver uma correta indicação – ou alterar o funcionamento normal do organismo. A quantidade de interações é bastante grande. Ao procurar melhorar algum sintoma (cansaço, por exemplo), pode-se prejudicar o aproveitamento de compostos dos quais o organismo precisa, e que estão sendo fornecidos de forma suficiente, pela alimentação. Sem contar que pode haver acúmulo, causando sinais de excesso e intoxicação (caso do ferro ou vitaminas lipossolúveis).
- Grupos especiais, como gestantes, lactantes, crianças, atletas, vegetarianos, fumantes, consumidores de álcool, pessoas com dificuldade de absorção, ou pacientes em uma situação específica (convalescença, período pós-cirúrgico), poderão necessitar de suplementação, que deve ser orientada.
- Finalizando, em vez de recorrer de imediato a preparações contendo vitaminas + minerais + outros componentes, é interessante rever os hábitos alimentares, procurar exercitar-se (caminhar é uma boa iniciativa), normalizar os horários de sono – e também rever a atitude diante do fumo e do consumo de álcool.

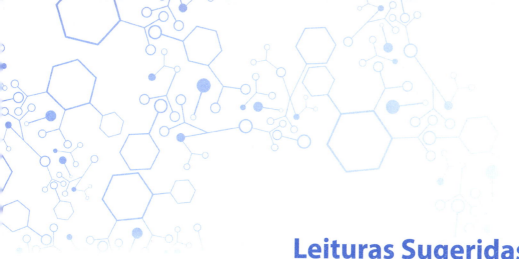

Leituras Sugeridas

1. Ansel HC, Popovich NG, Allen LV Jr. Farmacotécnica – formas farmacêuticas & sistemas de liberação de fármacos. 6. ed. São Paulo: Editorial Premier; 2000. p. 90-133.
2. Brasil. Agência Nacional de Vigilância Sanitária (ANVISA). Farmacopeia Brasileira. 5. ed. Brasília (DF): Fundação Oswaldo Cruz; 2010. p. 40-53.
3. Korolkovas A, Carneiro de França FFA. Dicionário terapêutico Guanabara. 21º ed. Rio de Janeiro: Guanabara Koogan; 2014-2015.
4. Larini L. Fármacos & medicamentos. Porto Alegre: Artmed; 2008.
5. Minneman KP, Wecker L. Brody – Farmacologia Humana. Trad. 4ª ed. Rio de Janeiro: Elsevier. 2006.
6. Brasil. Ministério da Saúde, Agência Nacional de Vigilância Sanitária (ANVISA). Lei 9.787 de 10 de fevereiro de 1999. Estabelece o medicamento genérico, dispõe sobre a utilização de nomes genéricos em produtos farmacêuticos e dá outras providências. [Internet]. Brasília (DF). [acesso em 2021 Abr 26]. Disponível em: http://www.anvisa.gov.br/legis/resol/510_99.htm.
7. Brasil. Ministério da Saúde, Agência Nacional de Vigilância Sanitária (ANVISA). Curso básico de controle de infecção hospitalar. Caderno C – Métodos de proteção anti-infecciosa. 2000; p. 29-32.
8. Brasil. Ministério da Saúde, Agência Nacional de Vigilância Sanitária (ANVISA). Lista de Medicamentos de Referência. Lista A: Medicamentos que contenham um único insumo farmacêutico ativo. Atualizada em 09/04/2021. Disponível em: https://www.gov.br/anvisa/pt-br/setorregulado/regularizacao/medicamentos/medicamentos-de-referencia/arquivos/lista-a-incluidos-09-04-2021.pdf.
9. Brasil. Ministério da Saúde, Agência Nacional de Vigilância Sanitária (ANVISA).Lista de Medicamentos de Referência. Lista B: Medicamentos que contenham dois ou mais insumos farmacêuticos ativos em uma única forma farmacêutica. Atualizada em 09/04/2021. Disponível em: https://www.gov.br/anvisa/pt-br/setorregulado/regularizacao/medicamentos/medicamentos-de--referencia/arquivos/lista-b-incluidos-09-04-2021.pdf.

10. Silberstein SD, Kimmel S. Manual MSD, Versão para Profissionais de Saúde. Migrânea [Internet]. Merck Sharp & Dohme Corp. (MSD). [acesso em 2021 Mai 25]. Disponível em: https://www.msdmanuals.com/pt-br/profissional/dist%C3%BArbios-neurol%C3%B3gicos/cefaleia/migr%C3%A2nea.

11. Giacomozzi AR et al. Consenso Latino Americano para as Diretrizes de Tratamento da Migrânea Crônica. Headache Medicine (Internet). 2012 [acesso em 2021 Mai 25];3(4):150-61. Disponível em: https://headachemedicine.com.br/consenso-latino-americano-para-as-diretrizes-de-tratamento-da-migranea-cronica/.

12. Peres MFP. A nova era no tratamento para enxaqueca, os anticorpos monoclonais anti-CGRP. Sociedade Brasileira de Cefaleia {Internet]. 2018 Dez 26 [acesso em 2021 Mai 26]: Rio de Janeiro. Disponível em: https://sbcefaleia.com.br/noticias.php?id=412.

13. Tavares C, Sakata RK. Cafeína para o tratamento de dor. Rev Bras Anestesiol [Internet]. 2012 [acesso em 2021 Mai 26];62: 3:387-401. Disponível em: https://www.scielo.br/pdf/rba/v62n3/v62n3a11.pdf.

14. Guyton AC, Hall JE. Fisiologia humana e mecanismo das doenças. 6. ed. Rio de Janeiro: Guanabara Koogan; 1998. p. 485-90.

15. Rang HP, Dale MM, Ritter JM, Moore PK. Farmacologia. 5. ed. Rio de Janeiro: Elsevier; 2004. p. 209-18.

16. Brasil. Ministério da Saúde, Agência Nacional de Vigilância Sanitária (ANVISA). Listas de medicamentos de referência. 2020 nov. Disponível em: http://antigo.anvisa.gov.br/en/registros-e-autorizacoes/medicamentos/produtos/medicamentos-de-referencia/lista.

17. Pizzichini MMM, Carvalho-Pinto RM, Cançado JED et al. Recomendações para o manejo da asma da Sociedade Brasileira de Pneumologia e Tisiologia - 2020. J. Bras. Pneumol. [Internet]. 2020 [acesso em 2021 Mai 27]; 46(1): e20190307. Disponível em: https://www.scielo.br/scielo.php?pid=S1806-37132020000100400&script=sci_arttext&tlng=pt#t1s.

18. Reis AP, Stirbulov R. Síndrome de sobreposição asma e DPOC. Arq Asma Alerg Imunol. [Internet]. 2017 [acesso em 2021 Mai 28];1(2):189-194. Disponível em: http://aaai-asbai.org.br/detalhe_artigo.asp?id=775.

19. Cardoso AP, Aguiar FS, Araújo AM. O uso da combinação LABA/LAMA em pacientes com DPOC. Pulmão RJ [Internet] 2017 [acesso em 2021 Mai 28];26(1):19-22. Disponível em: http://www.sopterj.com.br/wp-content/themes/_sopterj_redesign_2017/_revista/2017/n_01/05-artigo.pdf.

20. Geller M. Conexão asma-rinite e suas implicações terapêuticas. Rev. bras. alergia imunopatol. [Internet] 2020 [acesso em 2021 Mai 29]:vol 23, n.3, mai/jun 2000. Disponível em: http://www.sbai.org.br/revistas/Vol233/conex.htm#:~:text=Os%20anti%2Dhistam%C3%ADnicos%20s%C3%A3o%20eficazes,asma%20leve%20%C3%A0%20moderada57.

21. Faculdade de Ciências Médicas - Unicamp. Antígenos [Internet} 2021 [acesso em 2021 mai 29]. Disponível em: https://www.fcm.unicamp.br/fcm/cipoi/imunologia-celular/overview/antigenos.

22. Regateiro F, Moura AL, Faria E. Novos biológicos para o tratamento da asma. Rev Port Imunoalergologia [Internet] 2017 [acesso em 2021 Mai 30];25(2):99-113. Disponível em: https://www.spaic.pt/client_files/rpia_artigos/novos-biolgicos-para-o-tratamento-da-asma.pdf.

23. Wandalsen GF et al. Guia para o manejo da asma grave 2019 – ASBAI. Arq Asma Alerg Imunol [Internet]. 2019 [acesso em 2021 Mai 30]:vol. 3, n° 4. Disponível em: http://aaai-asbai.org.br/audiencia_pdf.asp?aid2=104&nomeArquivo=v3n4a02.pdf&ano=2019.

24. Batlouni M. Anti-inflamatórios não esteroides: efeitos cardiovasculares, cérebro-vasculares e renais. Arq. Bras. Cardiol. [Internet]. 2010 [acesso em 2021 Mai 31]; 94 (4): 556-563. Disponível em: https://www.scielo.br/scielo.php?script=sci_arttext&pid=S0066-782X201.0000400019.

25. Azevedo VF et al. Revisão crítica do tratamento medicamentoso da gota no Brasil. Rev. Bras. Reumatol. [Internet]. 2017 Ago [acesso em 2021 Mai 31]; 57(4): 346-355. Disponível em: https://www.scielo.br/scielo.php?pid=S0482-50042017000400346&script=sci_arttext&tlng=pt.

26. Guimarães FMG. Tratamento da gota na atenção primária à saúde. Rev Bras Med Fam Comunidade [Internet]. 2017 [acesso em 2021 Mai 31];12(39):1-8. Disponível em: https://docs.bvsalud.org/biblioref/2018/02/877105/1445-9224-1-pb.pdf.

27. Goeldner I et al. Artrite reumatoide: uma visão atual. J Bras Patol Med Lab [Internet] 2011 Out [acesso em 2021 mai 31];47(5):495-503. Disponível em: https://www.scielo.br/pdf/jbpml/v47n5/v47n5a02.pdf.

28. Mota LMHC et al. Segurança do uso de terapias biológicas para o tratamento de artrite reumatoide e espondiloartrites. Rev. Bras. Reumatol. [Internet]. 2015 Jun [acesso em 2021 Mai 31]; 55(3): 281-309. Disponível em: https://www.scielo.br/scielo.php?script=sci_arttext&pid=S0482-50042015000300281.

29. Mota LMH et al. Diretrizes para o tratamento da artrite reumatoide. Rev Bras Reumatol [Internet] 2013 [acesso em 2021 jun 01];53(2):58–183. Disponível em: https://www.scielo.br/pdf/rbr/v53n2/v53n2a04.pdf.

30. Rezende MU, Campos GC, Pailo AF. Conceitos atuais em osteoartrite. Acta Ortop. Bras. [Internet]. Abril 2013 [acesso em 2021 jun 01]; 21(2): 120-122. Disponível em: https://www.scielo.br/scielo.php?pid=S1413-78522013000200010&script=sci_arttext&tlng=pt.

31. Silva RG, Vannucci AB, Latorre, LC, Zerbini CAF. Artrite reumatoide. Rev Bras Med [Internet]. 2003 Ago [acesso em 2021 Mai 31];60(8):570-6. Disponível em: http://www.saudeemmovimento.com.br/revista/artigos/rbm/v60n8a1.pdf.

32. Bighetti AE, Antônio MA, Carvalho JE. Regulação e modulação da secreção gástrica. Rev. Cienc. Méd. [Internet] 2002 [acesso em 2021 Jun 03];11(1): 55-60. Disponível em: http://seer.sis.puc-campinas.edu.br/seer/index.php/cienciasmedicas/article/viewFile/1307/1281.

33. Ladeira MSP, Salvadori DMF, Rodrigues MAM. Biopatologia do Helicobacter pylori. J Bras Patol Méd Lab [Internet]. 2003 Jan [acesso em: 2021 Jun 03]; 39(4):335-8. Disponível em: https://www.scielo.br/j/jbpml/a/gKxSx44pDYDnXPBfzQVKvqQ/?lang=pt..

34. Galvão-Alves J. Constipação intestinal. JBM [Internet] 2013 mar/abr [acesso em 2021 Jun 04];v.101, n.2. Disponível em: http://files.bvs.br/upload/S/0047-2077/2013/v101n2/a3987.pdf.

35. Vedovato K. et al. O eixo intestino-cérebro e o papel da serotonina. Arq. Ciênc. Saúde UNIPAR [Internet] 2014 jan/abr [acesso em 2021 jun 09];v.18(1), p. 33-42. Disponível em: https://www.revistas.unipar.br/index.php/saude/article/view/5156.

36. Santos Jr JCM. Laxantes e purgativos – o paciente e a constipação intestinal. Rev Bras Coloproct [Internet]. 2003 [acesso em: 2021 jun 09]; 23(2):130-3. Disponível em: https://www.sbcp.org.br/revista/nbr232/P130_134.htm.

37. Brasil. Ministério da Saúde. Manejo do paciente com diarreia [Internet]. [acesso em 2021 Jun 10]. Disponível em: https://bvsms.saude.gov.br/bvs/cartazes/manejo_paciente_diarreia_cartaz.pdf.

38. Martins FS, Barbosa FHF, Nicoli JR. O probiótico Saccharomyces boulardii. Revista de Biologia e Ciências da Terra [Internet]. 2009 2º Sem [acesso em 2021 Jun 12];9(2):171-75. Disponível em: redalyc.org/pdf/500/50016937014.pdf.

39. Brasil. Ministério da Saúde, Agência Nacional de Vigilância Sanitária (ANVISA). Resolução RDC n. 41: Painel de avaliação dos hepatoprotetores. Diário Oficial da União. 2003 Fev 26:67.

40. Tavares LF et al. Doença hepática gordurosa não alcoólica - diagnóstico e tratamento: uma revisão de literatura. Pará Res Med J. [Internet]. 2019 [acesso em 2021 jul 04];3(2):e11. Disponível em: https://www.prmjournal.org/article/10.4322/prmj.2019.011/pdf/prmjournal-3-2-e11.pdf.

41. Brasil. Ministério da Saúde, Agência Nacional de Vigilância Sanitária (ANVISA). Resolução RDC n. 14 de 31 de março de 2010. Dispõe sobre o registro de medicamentos fitoterápicos [Internet]. Brasília (DF), 2010 [acesso em 2021 jul 14]. Disponível em: http://portal.crfsp.org.br/index.php/juridico-sp-42924454/legislacao/2027-resolucao-rdc-no-14-de-31-de-marco-de-2010.html.

42. Sociedade Brasileira de Cardiologia. Atualização da Diretriz Brasileira de Dislipidemias e Prevenção da Aterosclerose. Arq. Bras. Cardiol. [Internet]. 2017 [acesso em 2021 Jul 10]. Disponível em: http://publicacoes.cardiol.br/2014/diretrizes/2017/02_DIRETRIZ_DE_DISLIPIDE-MIAS.pdf.

43. Sociedade Brasileira de Cardiologia. Atualização da Diretriz Brasileira de Dislipidemias e Prevenção da Aterosclerose - Pocket Book Light [Internet]. 2017 [acesso em 2021 Jul 10]. Disponível em: bc-portal.s3.sa-east-1.amazonaws.com/diretrizes/Pocket%20Books/2019/Atualização%20da%20Diretriz%20Brasileira%20de%20Dislipidemias%20e%20Prevenção%20da%20Aterosclerose20–%.202017.pdf.

44. Campo VL; Carvalho I. Estatinas hipolipêmicas e novas tendências terapêuticas. Quím. Nova [Internet] 2007 Abr [acesso em 2021 Jul 12]; 30(2). Disponível em: https://www.scielo.br/j/qn/a/Fx4N9qMGj78vfJpqrxBk8wf/?lang=pt.

45. Santos RD. Farmacologia da niacina ou ácido nicotínico. Arq Bras Cardiol [Internet]. 2005 Out [acesso em 2021 Jul 13]. Disponível em: https://www.scielo.br/j/abc/a/hQ9tBSWxWG6Mjwz3RdKqTyL/?lang=pt.

46. MINISTÉRIO DA SAÚDE. Secretaria de Atenção à Saúde. Estratégias para o cuidado da pessoa com doença crônica: Diabetes mellitus. Cadernos de Atenção Básica n° 36 [Internet]. 2013 [acesso em 2021 Jul 26]. Disponível em: https://bvsms.saude.gov.br/bvs/publicacoes/estrategias_cuidado_pessoa_diabetes_mellitus_cab36.pdf.

47. Pires AC, Chacra AR. Ab evolução da insulinoterapia no diabete melito tipo 1 - Revisão. Arq Bras Endocrinol Metab [Internet] 2008 Abr [acesso em 2021 Jul 17];52(2). Disponível em: https://www.scielo.br/j/abem/a/gghq5fbCYKYg4XWRPs4HWJw/?lang=pt#.

48. Sociedade Brasileira de Diabetes (SBD). Diretrizes 2019-2020 [Internet] 2020 [acesso em 2021 Jul 17]. Disponível em: http://www.saude.ba.gov.br/wp-content/uploads/2020/02/Diretrizes-Sociedade-Brasileira-de-Diabetes-2019-2020.pdf.

49. BD. O que é insulina e tipos de insulina [Internet]. 2021 [acesso em 2021 Jul 27]. Disponível em: https://www.bd.com/pt-br/our-products/diabetes-care/diabetes-learning-center/insulin-treatment/what-is-insulin-and-insulin-types.

50. Daher V, Mocelin AJ. Diabetes Mellitus: uma viagem ao passado. Arq. bras. endocrinol. metab; 1997; 41(1):43-6.

51. Minelli L, Nonino AB, Salmazo JC, Neme L, Marcondes M. Diabetes mellitus e afecções cutâneas. An Bras Dermatol [Internet]. 2003 Dez [acesso em 2021 Jul 04];78(6):735-747, Disponível em: https://www.scielo.br/j/abd/a/H3pdnqrjXFR6Sh54LxdbMLP/?format=pdf&lang=pt.

52. Kim, W.; Egan, J. M. The role of incretins in glucose homeostasis and diabetes treatment (Resumo). Pharmacol. Rev.[Internet]. 2008 Dez [acesso em 2021 Ago 20]; 60(4):470-512. Disponível em: https://pharmrev.aspetjournals.org/content/60/4/470.

53. Novo Nordisk Farmacêutica do Brasil. Liraglutida – sinopse científica, 2011. São Paulo. p. 9-27.

54. Pires AC, Chacra AR. A evolução da insulinoterapia no diabetes melito tipo 1. Arq Bras Endocrinol Metab [Internet]. 2008 Mar [acesso em 2021 Ago 22]; 52(2):268-78. Disponível em: https://www.scielo.br/j/abem/a/gghq5fbCYKYg4XWRPs4HWJw.

55. Astoviza MB. Aspectos de la historia del descubrimiento de algunas vitaminas. Rev Cubana Med Gen Integr [Internet]. 2004 Jul-Ago [acesso em 2021 Ago 22]; 20(4). Disponível em: http://scielo.sld.cu/scielo.php?script=sci_arttext&pid=S0864-21252004000400012.

56. Mourão DM, Sales NS, Coelho SB, Pinheiro-Santana HM. Biodisponibilidade de vitaminas lipossolúveis. Rev Nutr [Internet]. 2005 Ago [acesso em 2021 Ago 22];18(4): 529-39. Disponível em: https://www.scielo.br/j/rn/a/6Bg46DxcRFKXLKCKgCZP8yH/?lang=pt.

57. Departamento de Insuficiência Cardíaca (DEIC) e Sociedade Brasileira de Cardiologia (SBC). Diretriz Brasileira de Insuficiência Cardíaca Crônica e Aguda [periódico na Internet]. Arq Bras Cardiol. 2018 [acesso em 2021 Abr 25]; 111(3):436-539. Disponível em: http://publicacoes. cardiol.br/portal/abc/portugues/2018/v11103/pdf/11103021.pdf.

58. Departamento de Hipertensão Arterial da Sociedade Brasileira de Cardiologia (DHA-SBC), Sociedade Brasileira de Hipertensão (SBH), Sociedade Brasileira de Nefrologia (SBN). Diretrizes Brasileiras de Hipertensão Arterial – 2020 [periódico na Internet]. Arq Bras Cardiol. 2021 [acesso em 2021 Abr 10]; 116(3):516-658. Disponível em: https://abccardiol.org/wp-content/ uploads/articles_xml/0066-782X-abc-116-03-0516/0066-782X-abc-116-03-0516.x14831.pdf.

59. Brasil. Ministério da Saúde, Agência Nacional de Vigilância Sanitária (ANVISA). Resolução RDC n. 269 de 22 de novembro de 2005. Regulamento técnico sobre a ingestão diária recomendada (IDR) de proteína, vitaminas e minerais [Internet]. Brasília (DF): 2005 [acesso em 2021 Ago 22]; Disponível em: https://bvsms.saude.gov.br/bvs/saudelegis/anvisa/2005/ rdc0269_22_09_2005.html.

60. Bianchi MLP, Antunes LMG. Radicais livres e os principais antioxidantes da dieta. Rev Nutr [Internet]. 1999 Ago [acesso em 2021 Ago 23]; 12(2):123-30. Disponível em: https://www. scielo.br/j/rn/a/bzHBTqBfJr8jmJn3ZXx9nMs/?format=pdf&lang=pt.

61. Bricarello LP, Goulart RMM. O papel das vitaminas em lactentes e crianças. Pediatr. mod [Internet]. 1999 [acesso em 2021 Ago 24];35(10):797-8, 800, 803-4, Disponível em: file:///C:/ Users/Vera/Downloads/nutricionista-do-setor-de-lipides-e-aterosclerose-da-escola-paulista-de--medicina-unifesp-sao-paulo-sp.pdf.

62. Barreiros ALBS, David JM. Estresse oxidativo: relação entre geração de espécies reativas e defesa do organismo. Quím Nova [Internet]. 2006 Fev [acesso em 2021 Ago 24];29(1):113-123. Disponível em: http://static.sites.sbq.org.br/quimicanova.sbq.org.br/pdf/Vol29No1_113_20--DV04221.pdf.

63. Diniz DGA, Lima EM, Antoniosi Filho NR. Isotretinoína: perfis farmacológico, farmacocinético e analítico. Rev Bras Cienc Farm [Internet]. 2002 Dez [acesso em 2021 Ago 25]; 38(4):415-30. Disponível em: https://www.scielo.br/j/rbcf/a/SKt9xVcBRxWkncwmpjJL4GG/?lang=pt.

64. Zago MA, Carências de folatos ou vitamina B12 - Anemias megaloblásticas. In: Zago MA, Falcão RP, Pasquini R. Tratado de Hematologia. São Paulo: Editora Atheneu; 2013. p. 125-133.

65. Ferreira R. Linus Pauling: Por que Vitamina C?. Quím Nova [Internet]. 2004 Abr [acesso em 2021 Ago 25];27(2). Disponível em: https://www.scielo.br/j/qn/a/6mwx4NWB8HKy5fyq5QfT 5Zj/?lang=pt#.

66. Paniz C, Grotto D, Schmitt GC, Valentini J, Schott KL, Pomblum VJ, Garcia SC. Fisiopatologia da deficiência de vitamina B12 e seu diagnóstico laboratorial. J Bras Patol Med Lab [Internet]. 2005 Out [acesso em 2021 Ago 25]; 41(5): 323-34. Disponível em: https://www.scielo.br/j/ jbpml/a/ds8PKDSTTBsXBhtfHqncT8M/?lang=pt.

67. Dôres SMC, Paiva SAR, Campana AO. Vitamina K: metabolismo e nutrição. Rev Nut. [Internet]. 2001 Dez [acesso em 2021 Ago 25];14(3):207-18. Disponível em: https://www.scielo.br/j/ rn/a/xVfssYSZdh435bSRPBSfQCh/?lang=pt.

68. Victorava LF, Feoktistova YC. El metabolismo del cobre. Sus consecuencias para la salud humana. Medisur [Internet]. 2018 Ago [acesso em 2021 Set 03];16(4): 579-587. Disponível em: http://scielo.sld.cu/scielo.php?script=sci_arttext&pid=S1727-897X2018000400013.

69. Lewis II JL. Visão geral dos distúrbios da concentração de fosfato. Manual MSD Versão para Profissionais de Saúde [periódico na Internet] 2021 [acesso em 2021 set 18]. Disponível em: https://www.msdmanuals.com/pt-br/profissional/dist%C3%BArbios-end%C3%B3crinos-e- -metab%C3%B3licos/dist%C3%BArbios-eletrol%C3%ADticos/vis%C3%A3o-geral-dos- -dist%C3%BArbios-da-concentra%C3%A7%C3%A3o-de-fosfato.

70. Azevedo MSA. Abordagem inicial no atendimento ambulatorial em distúrbios neurotoxicológicos. Rev Bras Neurol, [Internet]. 2010. [acesso em 2021 Set 24];46 (3):17-31. Disponível em: http://files.bvs.br/upload/S/0101-8469/2010/v46n3/a1527.pdf.

71. Santos C, Fonseca J. Zinco: fisiopatologia, clínica e nutrição. Grupo de Estudos de Nutrição Entérica (GENE) [Internet] 2012 [acesso em 2021 Set 24]; v. VI nº1. Disponível em: https:// www.researchgate.net/profile/Jorge-Fonseca-14/publication/261699548_Zinco_fisiopatologia_clinica_e_nutricao/links/0f317535054d3c3ba3000000/Zinco-fisiopatologia-clinica-e-nu- tricao.pdf.

72. Mafra D, Cozzolino SMF. Importância do zinco na nutrição humana. Rev Nutr [Internet]. 2002 Dez [acesso em 2021 Set 26];17(1):79-87. Disponível em: https://www.scielo.br/j/rn/a/CCfqTx XzvTGzsdYQh7hCMzy/?lang=pt.

73. Knobel M, Medeiros-Neto G. Moléstias associadas à carência crônica de iodo. Arq Bras Endocrinol Metab [Internet]. 2004 Fev [acesso em 2021 Set 19]. Disponível em: https://www.scielo. br/j/abem/a/Sw9LxSPVdGT67kL9QbVsJCC/?lang=pt#.

74. Rates SMK, Gosmann G. Gênero Pfaffia: aspectos químicos, farmacológicos e implicações para seu emprego terapêutico. Rev Bras Farmacogn [Internet]. 2002 Dez [acesso em 2021 Set 26];12(2):85-93. Disponível em: https://www.scielo.br/j/rbfar/a/5fdh4ZKNn96NYkY7RxP8fN z/?format=pdf&lang=pt.

75. Oliveira F. Pfaffia paniculata (Martius) Kuntze: o ginseng-brasileiro. Rev Bras Farmacogn [Internet]. 1986 [acesso em 2021 Ser. 26];1(1):86-92. Disponível em: https://www.scielo.br/j/ rbfar/a/MgfTM9BhKS9nMhmppQL3XcF/abstract/?lang=pt.

76. Brasil. Ministério da Saúde, Agência Nacional de Vigilância Sanitária (ANVISA). Alimentos com alegações de propriedades funcionais e ou de saúde, novos alimentos/ingredientes, substâncias bioativas e probióticos [Internet]. Brasília (DF): 2008 [acesso em 2021 Set 30]. Disponível em https://www.gov.br/agricultura/pt-br/assuntos/inspecao/produtos-vegetal/legislacao-1/ biblioteca-de-normas-vinhos-e-bebidas/alegacoes-de-propriedade-funcional-aprovadas_anvi- sa.pdf.

77. Brasil, Ministério da Saúde, Agência Nacional de Vigilância Sanitária (ANVISA). Alegações de propriedade funcional aprovadas [Internet]. Brasília (DF), 2019 [acesso em 2021 Set 30]. Disponível em: https://www.gov.br/agricultura/pt-br/assuntos/inspecao/produtos-vegetal/legislacao-1/biblioteca-de-normas-vinhos-e-bebidas/alegacoes-de-propriedade-funcional-aprovadas_anvisa.pdf.

78. Martin CA et al. Ácidos graxos poliinsaturados ômega-3 e ômega-6: importância e ocorrência em alimentos. Rev. Nutr. [Internet] Campinas:2006 [acesso em 2021 Out 08];19(6):761-770, Disponível em: https://www.scielo.br/j/rn/a/RrbqXWrwyS3JHJMhRCQwJgv/?lang=pt.

79. Barbosa KBF et al. Ácidos graxos das séries ômega 3 e 6 e suas implicações na saúde humana. Artigo de Revisão. J. Brazilian Soc. Food Nutr [Internet] 2007 Ago [acesso em 2021 Out 08]; v.32, n. 2, p.129-145. Disponível em: https://www.researchgate.net/profile/Paulo-Stringheta/publication/267366767_Acidos_graxos_das_series_omega_3_e_6_e_suas_implicacoes_na_saude_humana_Omega-3_and_6_fatty_acids_and_implications_on_human_health/links/547452860cf245eb436dd775/Acidos-graxos-das-series-omega-3-e-6-e-suas-implicacoes-na-saude-humana-Omega-3-and-6-fatty-acids-and-implications-on-human-health.pdf.

80. Sociedade Brasileira de Cardiologia. Atualização da Diretriz de Prevenção Cardiovascular – 2019 [internet]. Vitaminas e Ácidos graxos Ômega 3. [acesso em 2021 out 08]. Disponível em: http://publicacoes.cardiol.br/portal/abc/portugues/2019/v11304/pdf/11304022.pdf.

81. Coelho, Mota JF, Bragança E, Burini RC. Aplicações clínicas da suplementação de L-carnitina. Rev Nutr [Internet]. 2005 Out [acesso em 2021 out 08];18(5):651-9. Disponível em: https://www.scielo.br/j/rn/a/thjpWkCfJPNHxT8LQrNwHBM/format=html&lang=pt.

82. Torloni MR, Nakamura MU, Megale A, Sanchez VHS, Mano C, Fusaro AS, et al. O uso de adoçantes na gravidez: uma análise dos produtos disponíveis no Brasil. Rev Bras Ginecol Obstet [Internet]. 2007 Mai [acesso 2021 Out 01];29(5):267-75. Disponível em: https://www.scielo.br/j/rbgo/a/yyXcwDn7T3DvSk9hSG4HdSw/?format=pdf&lang=pt.

83. Ribeiro TR, Pirolla NFF, Nascimento-Júnior, NM. Adoçantes Artificiais e Naturais: Propriedades Químicas e Biológicas, Processos de Produção e Potenciais Efeitos Nocivos. Rev. Virtual Quím [Internet]. 2020 Ago [acesso em 2021 Out 01];12(5):00-00. Disponível em: http://static.sites.sbq.org.br/rvq.sbq.org.br/pdf/RVq180820-a1.pdf.

84. Brasil. Ministério da Saúde, Agência Nacional de Vigilância Sanitária (ANVISA). Resolução RDC n. 18 de 24 de março de 2008. Dispõe sobre o regulamento técnico que autoriza o uso de aditivos edulcorantes em alimentos, com seus respectivos limites máximos [Internet]. Brasília (DF): 2008 [acesso em 2021 Out 08]. Disponível em: https://www.gov.br/agricultura/pt-br/assuntos/inspecao/produtos-vegetal/legislacao-1/biblioteca-de-normas-vinhos-e-bebidas/resolucao-rdc-no-18-de-24-de-marco-de-2008.pdf/view.

85. DeLucia R, Oliveira Filho RM, Planeta CS, Gallacci M, Avellar MCW. Farmacologia integrada. 3.ed. Rio de Janeiro: Revinter; 2007. p. 659-68.

86. Souza VM, Antunes Jr. D. Ativos farmacêuticos. ed. especial. São Paulo: Pharmabooks; 2009. p. 167-280.

87. Garcia-Sánchez JE, Garcia-Merino E, Martin-del-Rey A, Garcia-Sánchez, E. Antibioterapia para el siglo XXI, antibacterianos para la segunda década. ¿Posibilidades o realidades en un futuro? Rev Esp Quimioter [Internet]. 2012 [acesso em 2021 Out 13];25(2):100-121. Disponível em: https://www.researchgate.net/publication/297702736_Antibioterapia_para_el_siglo_XXI_antibacterianos_para_la_segunda_decada_Posibilidades_o_realidades_en_un_futuro.

88. Valdés BSG. Estrutura e atividade dos agentes antifúngicos. Rev Cubana Farm. [Internet]. 2005 Ago [acesso em 2021 out 14];39(2):1-1. Disponível em: http://scielo.sld.cu/scielo.php?pid=S0034-75152005000200012&script=sci_arttext&tlng=en.

89. Barbedo LS, Sgarbi DBG. Candidíase. Art. Revisão. J bras Doenças Sex Transm. [Internet]; 2010 [acesso em 2021 Out 13];22(1):22-38. Disponível em: http://ole.uff.br/wp-content/uploads/sites/303/2018/02/r22-1-2010-4-Candidiase.pdf.

90. Minelli L, Neme L.. Micoses superficiais. RBM Rev. Bras. Med. [Internet] 2004 mai [acesso em 2021 Out 20]:61(5):247-9. Disponível em: https://pesquisa.bvsalud.org/ses/resource/pt/lil-385789.

91. Porth, CM. Essentials of pathophysiology – concepts of altered health states. 2ª ed. Philadelphia: Lippincolt Williams & Wilkins; 2007. p. 1061-4.

92. Manzione, CR, Formiga, FB, Nadal, SR. Uso de imiquimode tópico no tratamento da infecção anal pelo papilomavírus humano. Rev bras. colo-proctol. [Internet]. 2010 Jan/Mar] [acesso em 2021 Out 23];30(1). Disponível em: https://www.scielo.br/j/rbc/a/TKx9JLqTtFfXyQQyMPbX5Vz/?lang=pt.

93. Heukelbach J, Oliveira FAS, Feldmeier H. Ectoparasitoses e saúde pública no Brasil: desafios para controle. Cad Saúde Pública [Internet]. 2003 Out [acesso em 2021 Out 23];19(5):1535-40. Disponível em: https://www.scielo.br/j/csp/a/LLKQBSqrXMgDnDQ5wHm4FBd/?lang=pt.

94. Bagatin E. Mecanismos do envelhecimento cutâneo e o papel dos cosmecêuticos. Rev Bras Med [Internet]. 2009 Abr [acesso em 2021 Out 26];66(3):10-11. Disponível em: https://pesquisa.bvsalud.org/portal/resource/pt/lil-529233..

95. Herlihy B, Maebius NK. Anatomia e fisiologia do corpo humano saudável e enfermo. São Paulo: Manole; 2002. p. 104-10.

96. Costa AD, Machado S, Selores M. Corticoides tópicos – considerações sobre a sua aplicação na patologia cutânea. Rev Port Clín Geral [Internet]. 2005 [acesso em 2021 Out 27];21(4):367-73. Disponível em: https://www.rpmgf.pt/ojs/index.php/rpmgf/article/view/10155/9892.

97. Balbás GM, Rossell LG, Regaña MS, Millet PU. Urea a altas concentraciones: empleo en dermatologia. Piel: Formación continuada en dermatologia [Internet]. Barcelona, España:, 2008 [acesso em 2021 Out 27];23(4):207-10. Disponível em: https://www.sciencedirect.com/science/article/pii/S0213925108710165.

98. Batistuzzo JAO, Itaya M, Eto Y. Formulário médico farmacêutico. 3. ed. São Paulo: Pharmabooks; 2006. p. 499-590.

99. Tofetti MHFC, Oliveira VR. A importância do uso do filtro solar na prevenção do fotoenvelhecimento e do câncer de pele [Internet]. 2006 Abr. Investigação – Rev Científica da Univ de Franca [acesso em 2021 Out 26];6(1):59-66. Disponível em: https://publicacoes.unifran.br/index.php/investigacao/article/view/183.

100. Mendonça AE et al. Aspectos sobre a etiopatogênese e terapêutica do vitiligo. Rev med (São Paulo) [Internet] 2020 mai-jun [acesso em 2021 Out 25];99(3):278-85. Disponível em: https://www.revistas.usp.br/revistadc/article/view/156202/161319.

101. Moreira ACA, Pereira MHQ, Porto MR, Rocha LAP, Nascimento BC, Andrade PM. Avaliação in vitro da atividade antimicrobiana de antissépticos bucais. Rev Cienc Méd Biol[Internet]. 2009 Ago [acesso em 2021 Out 27];8(2):153-61. Disponível em: https://periodicos.ufba.br/index.php/cmbio/article/view/4065/2963.

102. Jármy-Di Bella ZIK, Araujo MP, Martins KDF, Zucchi EVM, Girão MJBC, Sartori MGF. O uso de sabonetes íntimos femininos. Femina [Internet]. 2009 Abr [acesso em 2021 Out 27];37(4):229-34. Disponível em: file:///C:/Users/Vera/Downloads/silo.tips_doutorado-em--ginecologia-pela-universidade-federal-de-sao-paulo-unifesp-sao-paulo-sp-brasil-2.pdf.

Finalizando esta relação de Leituras Sugeridas, foram consultadas também, quando necessário, as bulas dos medicamentos de referência, para muitos dos fármacos constantes do texto deste livro.

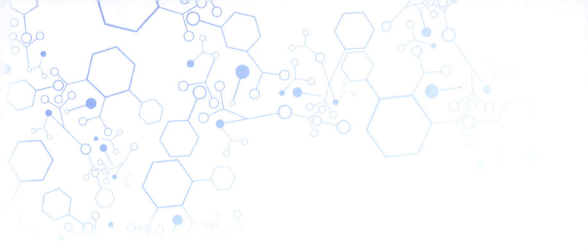

Índice Remissivo

A

α1-bloqueadores, 174
AAS®, 34
Abatacepte, 75
Ablok®, 176
Ação
   dos AINEs na dor e na febre, 64
   nos receptores α e β, 173
   vasodilatadora, 175
Acarbose, 143
Aceclofenaco, 67
Acessulfame-K, 271
Acetilcisteína, 51
Acetilcolina, 39
Acheflan®, 225
Aciclovir, 215
Acidez, 84
Ácido(s)
   acetilsalicílico, 34, 35, 43
      efeitos adversos, 36
   araquidônico, 55
   ascórbico, 255
   azelaico, 220
   benzoico, 212
   clorídrico, 82
   e compostos relacionados, 212
   fólico, 252
   glicólico, 220
   graxos, 114
      ômega 3, 121, 269
      ômega 6, 269
   hialurônico, 78
   mefenâmico, 68
   nicotínico, 121, 250
   pantotênico, 251
   propiônico, 213
   retinoico/compostos relacionados, 220
   salicílico, 213, 219
   undecilênico, 213
   ursodesoxicólico, 110
Acnen®, 222
Actine®, 222
Acúmulo de cininas, 160
Ad-Til®, 246
Adacne Clin®, 208
Adalat®, 168
Adalimumabe, 75
Adeforte®, 246
Adoçantes dietéticos, 270
Adrenalina, 53

Adrenérgicos, 95
Adstringentes, 222
Advil®, 67
Aerolin®, 15, 53
Aftine®, 223
Agentes de hidratação e reparação da pele, 233, 234
Agonista(s), 41
  adrenérgicos, 52
    α2-adrenérgicos de ação central, 182
    β2-seletivos de ação prolongada, 53
  de receptores
    β1, 174
    β2, 174
    de serotonina, 96
    imidazolínicos, 183
Agranulocitose, 12, 37
Água
  boricada, 27, 30
  oxigenada, 26
Ajovy®, 44
Alantoína, 225
Alcatrão, 221
Álcoois, 25, 29
Álcool-desidrogenase, 265
Aldomet®, 182
Aldosterona, 156
Alenia®, 15
Alfuzosina, 174
Alginato de sódio, 93
Alisquireno, 165
Alivium®, 67
Alizaprida, 106
Áloe vera, 233
Alogliptina, 145
Alopurinol, 73
Alvesco®, 56
Amaryl®, 141
Ambroxol, 51
Aminoácidos, 266
Aminofenazona, 67
Aminofilina, 53
Amiodarona, 200
Amitriptilina, 46

Amorolfina, 213
Amplictil®, 108
Amprax®, 176, 178
Analgésicos, 33, 45, 223
  miorrelaxantes, 39
  narcóticos, 34
  tipos de, 33
Analgésicos/antitérmicos, 48
Análogos
  da meglitinida, 144, 147
  de incretinas, 146, 148
  de insulina, 137
Anaseptil®, 222
Andolba®, 223
Andriodermol®, 213
Anemia(s)
  aplástica, 12, 37
  hipocrômica, 260
  microcíticas, 260
  perniciosa, 255
Anestésicos, 223
Anfotericina B, 211
Angina, 189
  do peito, 167
  pectoris, 167
Angiopatia diabética, 131
Angiotensina
  I, 156
  II, 156, 157
Angiotensinogênio, 156
Anidrase carbônica, 265
Anlodipino, 163, 168
Anoro®, 53, 57
Antagonistas, 41
  da histamina, 86
  dos receptores
    β-adrenérgicos, 190
    de leucotrienos, 58
Anti-hipertensivos com ação no sistema nervoso central, 181
Anti-histamínicos, 48, 57, 95
Anti-inflamatórios, 35, 61, 66, 68, 69, 95, 160, 225
  corticosteroides, 69

e condroprotetores usados na osteoartrose artrose, 76

não esteroidais, 43, 64, 178
  precauções a serem observadas em relação a todos os, 66
  principais grupos de, 67
usados na gota e artrite reumatoide, 72

Antiácido absorvível, 91

Antiácidos, 83, 90, 93, 95, 160

Antialérgicos, 48, 57, 70

Antiarrítmicos, 199

Antibióticos, 207, 238

Anticolinérgicos, 56, 57
  antiespasmódicos, 41
  antimuscarínicos, 42
  de longa duração, 53

Anticorpos monoclonais, 58, 59
  na asma, 59

Antidepressivos, 95

Antidiarreicos, 84, 103

Antieméticos, 84, 104
  anti-histamínicos, 105
  antidopaminérgicos, 106
  antisserotoninérgicos, 107
  diversos, 108

Antiespasmódicos, 39, 56, 95

Antifúngicos, 209
  de uso tópico, 213
  do grupo dos antibióticos, 211
  imidazólicos e triazólicos, 211

Antigripais sintomáticos, 47

Antilipêmicos, 111

Antimicóticos, 209

Antimicrobianos para o tratamento das micoses superficiais, 206

Antioxidantes, 233, 234, 244

Antiperspirantes, 236

Antipruriginosos, 223

Antissepsia, 23, 24
  tópica, 23, 31

Antissépticos, 24
  principais grupos de, 25

Antitussígenos, 50

Antitussivos, 50

Antivirais de uso tópico, 214

Antivômitos, 104

Aparelho digestivo, 81

Apidra®, 138

Aplasia de medula óssea, 12

Apneia obstrutiva do sono, 154

Aprepitanto, 108

Apresolina®, 184

Aprovel®, 163, 164

Arava®, 75

Arcalion®, 268

Arcoxia®, 68

Arnica Montana, 225

Arritmia, 151, 198

Arritmogênicos, 199

Arteriosclerose, 132

Articulação sinovial, 76, 77

Artrite reumatoide, 73, 75

Artrose, 77, 78

Asma, 51

Asmofen®, 58

Aspartame, 270

Aspartato de arginina, 266

Aspirina®, 34

Atacand®, 163, 164

Atenolol, 176

Atensina®, 182

Aterosclerose, 111, 132

Atividade simpatomimética intrínseca, 177

Atlansil®, 200

Atorvastatina, 119

Atropina, 42, 56

Atropion®, 42

Atrovent®, 57

Aturgyl®, 16, 49

Azatioprina, 75

Azelan®, 220

Azulfin®, 74

B

β-bloqueadores, 175, 180, 200
  não seletivos, 175, 176
  seletivos, 175, 176

Bacitracina, 208
Bálsamo Bengué®, 225
Bambair®, 53
Bambuterol, 53
Beclometasona, 56
Benazepril, 159
Benefiber®, 97
Benegrip®, 48
Beneroc®, 249, 251
Benestare®, 97
Beneum®, 249
Benicar®, 163, 164
Benralizumabe, 59
Benzac Ac®, 222
Benzbromarona, 73
Benzidamina, 69, 238
Benzoato de benzila, 217
Benzocaína, 223
Bepantol®, 234
Bepantriz®, 234
Beribéri, 242
Berotec®, 53
Betabloqueadores, 140, 155
Betaciclodextrina, 68
Betaxolol, 176
Betoptic®, 176
Bexiga neurogênica, 134
Bextra®, 68
Bezafibrato, 120
Bi-nerisona®, 213
Bicarbonato de sódio, 91
Biguanida, 142, 147
Biodisponibilidade, 20, 21
Bioequivalência, 20, 21
Bioflac®, 68
Biotina, 252
Bisacodil, 98
Bismu-Jet®, 223
Bisolvon®, 51
Bisoprolol, 176, 179
Bloqueadores
    de receptores da angiotensina II, 162
    do UV, 234
    dos canais de cálcio, 155, 167, 190

diidropiridínicos, 168
dos receptores da angiotensina II, 155
β-adrenérgicos
    não seletivos, 178
    principais interações medicamentosas
    dos, 177
    seletivos cardiosseletivos, 179
Bomba de prótons, 88
Bothrops jararaca, 161
Bradicardia, 176
Bradicinina, 62, 156, 158
Brevibloc®, 176, 179
Bromexina, 51
Bromoprida, 106
Bronquite, 51
Budecort®, 56
Budesonida, 56
Bumadizona, 67
Buscopan composto®, 42
Buscopan®, 42
Butenafina, 213
Butoconazol, 211
Byetta®, 146

C

Caladryl®, 224
Calamed®, 224
Calamina, 224
Calciferol, 246
Cálcio, 258
Calcipotriol, 221
Caldê®, 246
Calminex Ice®, 224, 225
Caltren®, 168
Canagliflozina, 149
Candesartana, 163, 164
Candidíases, 210
Cânfora, 224
Capsaicina, 224
Cápsulas, 7
    gelatinosas duras, 8
    para inalação, 8
Captopril, 159, 160

Captosen®, 159, 160
Carbocisteína, 51
Carbonato
  de cálcio, 258
  de magnésio, 92
Cardilol®, 176, 178
Cardizem®, 167, 201
Carduran Xl®, 174
Cariax®, 237
Carnabol®, 266
Cartilagem articular, 77
Carvedilol, 176, 178
Cáscara sagrada, 98
Cataflam Pro®, 67
Cataflam®, 67
Catárticos, 94
Catecolaminas, 172
Cedur®, 120
Celebra®, 68
Celecoxibe, 68
Centrum®, 250, 263, 265
Cepacol®, 237
Ceramidas, 234
Certolizumabe, 75
Cetoacidose diabética, 130
Cetoconazol, 165, 211
Cetonúria, 130
Cetoprofeno, 67
Cetorolaco, 67
Choque hipovolêmico, 193
Cialis®, 195
Cianocobalamina, 254
Cicatrizantes, 225
Ciclamato, 270
Ciclesonida, 56
Ciclopirox, 213
Ciclosporina, 75
Cicloxigenases, 62
Cilazapril, 159, 162
Cimetidina, 87, 165, 177
Cimzia®, 75
Cinchocaína, 223
Cininas, 156
  vasodilatadoras, 158

Ciprofibrato, 120
Citalor®, 119
Citoneurin®, 254
Citrato de potássio, 264
Clareadores, 231
Classes de fármacos antiarrítmicos, 199
Clenil®, 56
Clindamicina, 208
Clindoxyl®, 208
Clioquinol, 213
Clonidina, 182
Clonixinato de lisina, 68
Cloperastina, 50
Cloranfenicol, 208
Cloreto
  de cetilpiridíneo, 237
  de potássio, 264
Clorexidina, 27, 30, 237
Cloroquina, 74
Cloroquinaldol, 213
Clorpromazina, 108
Clorpropamida, 141
Clostebol, 225
Clotrimazol, 212
Cobalaminas, 254
Cobamamida, 254
Cobavital®, 254
Cobre, 259
Codeína, 34
Colchicina, 73
Colchis®, 73
Colesterol, 112
Colestiramina, 116, 117
Colgate Plax®, 237
Colírios, 5
Colódios, 216
Coltrax®, 39
Coma diabético, 130
Comedões, 205
Complexo B, 249
Compostos fenólicos, 28
Comprimido(s), 7
  de liberação controlada prolongada, 7
  dispersível, 7

efervescente, 7
mastigável, 7
revestido, 7
Concor®, 176, 179
Condroflex®, 77
Condroitina, 78
Condroprotetores, 77
Congestão do sangue, 187
Conservantes, 233, 235
Constipação intestinal, 95
Constrição, 176
Contractubex® Gel, 225
Contratilidade, 166
Controle
  da pressão arterial, 153
  de pH, 235
Cordia verbenacea, 225
Coristina D®, 48, 49
Córtex das suprarrenais, 156
Corticoides, 54, 71, 226
  e outras substâncias, 227
Corticosteroides, 54
  inalatórios, 54
Coversyl®, 159, 162
COX, 62
COX-1, 62
COX-2, 63
Coxibe, 68
Cozaar®, 163, 164
Creatinofosfoquinase, 165
Creme(s), 10
  Fenergan®, 224
Crestor®, 119
Cronobê®, 254
Cronotropismo
  negativo, 190
  positivo, 190
Cuproenzimas, 259
Cutisanol®, 222

D

Daonil®, 141
Dapaglifozina, 149

Débito cardíaco, 166
Decadron®, 56
Decongex Plus®, 48
Deficiência de vitamina B_{12}, 255
Deltametrina, 218
Depressão da medula óssea, 12
Depressores do sistema nervoso central, 34
Derivados
  de amidas, 223
  do ácido fíbrico, 120
  do ácido hialurônico, 77
  fenólicos, 213
  piretroides, 218
Dermatite atópica, 205
Dermatose, 205
Dermazine®, 207
Derme, 203, 204
Dermodex®, 222
Descongestionantes, 49
  por via oral, 50
Desidratação, 131
Desinfecção, 23
Desinfetantes, 24
Desintegração entérica, 8
Desodorantes, 236
Dexalgen®, 254
Dexametasona, 56
Dexpantenol, 234
Dextrometorfano, 50
Diabetes
  complicações agudas, 129
  complicações crônicas, 131
  gestacional, 127
  mellitus, 125
  prevenção do, 128
  sintomas do, 128
  tipo 1, 127
  tipo 2, 127
    rastreamento do, 128
Diabinese®, 141
Diacereína, 77, 78
Diamicron® MR, 141
Diarreia, 101
  do viajante, 102

sanguinolenta, 102
Diclofenaco, 67, 227
Dieta inadequada, 95, 154
Digedrat®, 108
Digesan®, 106
Digestão, 82
Digitálicos, 178
Digitoxina, 192
Digoxina, 190, 192
Diidropiridínicos, 168
Dilacoron®, 167, 201
Diltiazem, 167, 201
Dimenidrinato, 105
Dimorf®, 34
Dinaflex®, 77
Dinitrato de isossorbida, 197
Diovan®, 163, 164
Dipirona, 37, 43
Discrasia sanguínea, 12
Disfunção erétil, 134
Dislipidemias, 154
Dispepsia funcional, 86
Dispneia, 187
Diuréticos, 155, 190
  poupadores de potássio, 160, 163
  tiazídicos, 175
Dobutamina, 193
Dobutrex®, 193
Docusato sódico, 99
Doença(s)
  autoimune, 67
  vasculares periféricas, 132
Dolamin®, 68
Domperidona, 106, 107
Dopacris®, 193
Dopamina, 172, 193
Dores espasmódicas, 41, 42
Dorflex®, 39
Dose de ataque, 192
Doxazosina, 174
Drágeas, 8
Dramin®, 105
Drenifórmio ®, 213
Droperdal®, 108

Droperidol, 108
Dropropizina, 50
Dulaglutida, 146
Dulcolax®, 98
Durogesic D-Trans®, 10
Durogesic®, 34

E

Eczema, 205
Edema, 187, 205
Efedrina, 53
Efeito(s)
  adverso(s), 36
    da dipirona, 38
    da prazosina, 175
    dos AINEs, 64
    dos bloqueadores β-adrenérgicos, 177
    dos corticoides, 54
    dos digitálicos, 191
    dos nitratos, 196
    dos vasodilatadores diretores, 184
    e interações dos bloqueadores dos canais de Ca+2, 168
    paracetamol, 38
  colateral, 36
  cronotrópico negativo, 167
  devidos aos β-bloqueadores, 176
  incretina, 146
  inotrópico negativo, 167
  local, 11
  não associados ao bloqueio dos receptores β, 177
  sistêmico, 11
Elidel®, 228
Emama®, 247
Emend®, 108
EMLA®, 223
Emolientes, 233, 235
Empagliflozina, 149
Emulsificantes, 233, 235
Emulsões, 5, 6
Enalapril, 159, 161
Enalaprilate, 161

Enbrel®, 75
Endofolin®, 252
Endopeptidase neutra, 198
Enemas, 9
Enfisema, 51
Enxaguatórios bucais, 237
Enxaqueca, 42
Enxofre, 221
Ephynal®, 247
Epiderme, 203, 204
Epitezan® colírio, 208
Equilíbrio entre as frações, 14
Erenumabe, 44
Ergotaminas, 43
Erisipela, 205
Eritema, 205
Eritrasma, 205
Eritrócitos, 12
Escabiose, 216
Escopolamina, 42
Escorbuto, 242
Esmolol, 176, 179
Esofagite de refluxo, 86
Esomeprazol, 88
Espessantes, 233, 235
Estatinas, 117
Ésteres do ácido para-aminobenzoico, 223
Esterilização, 23, 24
Estévia, 272
Estimulantes, 96
    da secreção de insulina não sulfonilureia, 144
Estímulo, 40
Estômago, 84
Estrato córneo, 204
Etanercepte, 75
Etodolaco, 67
Etoricoxibe, 68
Eucerin® Ureia, 234
Eugenol, 28
Exames laboratoriais para a investigação do diabetes ou da glicemia alterada, 129
Exantema, 205
Excesso de vitamina D, 247
Exelon Patch®, 10

Exenatida, 146
Expectorantes, 51
Extremidades frias, 177
Ezetimiba, 119
Ezetrol®, 119

F

Fadiga, 176
Famotidina, 87
Famox®, 87
Farmacologia, 2
Fármacos
    anti-hipertensivos, 185
        com ação no sistema nervoso simpático, 169
    antiarrítmicos, 198, 199
    ARMD, 74
    bloqueadores seletivos dos canais de cálcio BCC, 165
    cardiovasculares, 151
    com ação inotrópica positiva, 193
    com ação vasodilatadora, 185
    e ativos de uso dermatológico, 203
    inotrópicos, 190
    mais comumente utilizados como energéticos ou antiastênicos, 266
    para a insuficiência cardíaca, 186
    para a redução da secreção ácida, 86
    para tratar a acidez gástrica, 83
    que foram utilizados como antiarrítmicos, 201
    utilizados nos distúrbios digestivos, 83
Fasenra®, 59
Fator de proteção solar FPS, 229
Feldene®, 68
Fenaflan®, 67
Fenergan®, 105
Fenilbutazona, 67
Fenilcetonúria, 271
Fenofibrato, 120
Fenóis, 30
Fenoterol, 53
Fenotiazínicos, 178

Fentanila transdérmica, 34

Fenticonazol, 212

Ferrini®, 261

Ferro, 260

  aminoácido quelato, 261

Ferronil®, 261

Ferropolimaltose, 261

Fibermais®, 97

Fibra(s)

  da dextrina resistente de trigo, 97

  de goma guar, 97

  insolúveis, 97

  solúveis, 97

Fibratos, 120

Fibrilação atrial, 192, 199

Filtros solares, 229

Fitiríase, 217

Fitomenadiona, 248

Fitoquinona, 248

Flagyl

  Ginecológico®, 208

  Nistatina®, 208

Flanax®, 67

Flixotide®, 56

Flogoral®, 69, 238

Floralyte®, 104

Floratil®, 104

Florax® SM, 104

Florinefe®, 54

Flotac®, 67

Fludrocortisona, 54

Fluimucil®, 51

Flúor, 261

Flurbiprofeno, 67

Fluticasona, 56

Folatos, 252

Foliculite, 205

Foradil®, 53

Formadores de massa, 96

Formas farmacêuticas, 3

Formóis, 28, 30

Formoterol, 53

Formulações líquidas, 15

Forten®, 254, 266

Forxiga®, 149

Fosamax D®, 246

Fosfatase alcalina, 265

Fosfatidilcolina, 268

Fosfato, 262

  tricálcico, 258

Fosfodiesterase tipo 5 PDE5, 195

Fosfolipase A2, 69

Fosfolipídeos, 112

Fósforo, 262

Fremanezumabe, 44

Fungos mais comuns, 209

Fuoreto, 261

G

Galvus®, 145

Gastrina, 82

Gastrinoma, 86

Gastrite, 86

Gastroparesia diabética, 134

Gel(éis), 10

  de arnica Herbarium®, 225

Gelol®, 225

Genfibrozila, 120

Gingilone®, 223

Ginseng, 267

Glibenclamida, 141

Glicemia de jejum, 129

Glicerol, 99

Gliclazida, 141

Glicocorticoides, 54, 69

Gliconato de cálcio, 258

Glicose, 124

Glicosídeos digitálicos, 190, 191

Glifage®, 142

Glifage® XR, 142

Glimepirida, 141

Glipizida, 141

Gliptinas, 145, 148

Glóbulos

  brancos, 12

  vermelhos, 12

Glucagen® Hypokit, 140

Glucagon, 140
Glucobay®, 143
Glyquin XM®, 220
Goicoechea®, 225
Golimumabe, 75
Gorduras do sangue, 111
Gota, 72
Granissetrona, 107
Granulados, 6
Gripe, 47
Guaifenesina, 51
Guttalax®, 98

H

Helicobacter pylori, 86
Hemácias, 12
Hemoglobina glicada, 129
Hepa-Merz®, 266
Heparina/heparinoides, 227, 228
Hepatoprotetores, 84, 108
Herpes-zoster, 215
Hexaclorofeno, 28
Hidralazina, 184
Hidratantes, 232
Hidroclorotiazida, 163
Hidrólise, 6
Hidroquinona, 232
Hidroxicloroquina, 74
Hidróxido
   de alumínio, 92
   de magnésio, 92
Hidroxocobalamina, 254
Hiosciamina, 42
Hioscina, 42
Hipercalemia, 163, 259
Hiperglicemia, 123
Hiperglicemiantes, 140
Hiperlipidemias, 111, 116
Hiperplasia prostática benigna, 174
Hiperpotassemia, 160
Hiperqueratose, 205
Hipertensão, 151
   arterial, 189

   e fatores de risco, 153
   sistêmica, 153
   tratamento da, 155
   essencial, 154
   primária, 154
Hipertensão-rebote, 182
Hipertrofia (aumento) do coração, 188
Hipervitaminose, 247
Hipnoanalgésicos, 34
Hipocalcemia, 258
Hipoclorito de sódio, 25, 29
Hipocolesterolêmicos, 111
Hipoderme, 203
Hipoglicemia, 129, 135, 176
Hipoglós®, 222
Hipopotassemia, 191
Hipotensão, 159
   ortostática, 175
Hirudoid®, 228
Histamina, 61, 82, 86
Homatropina, 42
Homeostase, 169
Hormônio polipeptídico, 134
Humalog®, 137
Humectol D®, 99
Humira®, 75
Hyperium®, 183

I

Ibuprofeno, 67
IECA e proteção renal, 159
Imidazólicos, 211
Imiquimode, 215
Imosec®, 103
Impetigo, 205
Impulso nervoso, 40
Imunem®, 75
Imunobiológicos, 75
Índice terapêutico, 191
Indometacina, 67
Infarto do miocárdio, 189, 190
Inflamação aguda, 61
Infliximabe, 75

Inibição
   da taquicardia, 176
   do processo de contração, 165
Inibidor(es)
   da absorção do colesterol, 119
   da bomba de prótons, 88
   da enzima conversora de angiotensina, 155, 158
   da glicosidase, 143, 147
   da neprilisina, 198
   da reabsorção da glicose pelos rins, 148
   da renina, 155, 165
   de canais de cálcio, 163
   de cotransportadores da reabsorção da glicose nos rins, 148
   de receptores de leucotrienos, 58
   do sistema renina-angiotensina-aldosterona, 190
   dos receptores
      da angiotensina II, 155, 164
      α1-adrenérgicos, 174
      β-adrenérgicos, 175
Injetáveis, 5
Inotrópicos positivos, 190
Inotropismo
   negativo, 190
   positivo, 190
Insuficiência cardíaca, 151, 176, 186, 187
   congestiva, 175
Insulina, 124, 134
   alternativas para a aplicação da, 139
   aplicação da, 139
   asparte, 138
   conservação e transporte da, 139
   de ação
      intermediária, 137
      longa e ultralonga, 137
      rápida, 136
   degludeca, 139
   detemir, 139
   glargina, 138, 139
   glulisina, 138
   lispro, 137
   tipos de, 135

Interações
   dos AINEs com outros medicamentos, 66
   medicamentosas, 37
      dos digitálicos, 192
      dos nitratos, 196
      mais comuns dos IECA, 160
Interleucina-5 (IL-5), 59
Invokana®, 149
Iodex®, 225
Iodo, 26, 30, 262
Ipratrópio, 57
Irbesartana, 163, 164
Iruxol®, 208
Isoconazol, 212
Isometepteno, 43
Isordil®, 197
   sublingual®, 16
Isotretinoína, 244
Isquemias, 189
Ivabradina, 198
Ivermectina, 216

J

Januvia®, 145
Jardiance®, 149

K

Kanakion MM®, 248
Kavit®, 248
Kollagenase cloranfenicol®, 208
Kwell®, 218
Kytril®, 107

L

L-arginina, 194
Label®, 87
Lacidipino, 168
Lacipil®, 168
Lactato de cálcio, 258
Lactulona®, 99

Lactulose, 99
Lamisil®, 214
Lamisilate®, 214
Lansoprazol, 88
Lantus®, 138
Laxantes, 94, 95, 96
   agonistas dos receptores de serotonina, 100
   catárticos, 84
   estimulantes, 98
   lubrificante, 100
Laxol®, 99
Lecitina de soja, 268
Leflunomida, 75
Leiba®, 104
Lercanidipino, 168
Leucócitos, 12
Leucocitose, 13
Leucopenia, 13
Leucotrienos, 62
Levemir®, 139
Leverctin®, 216
Levitra®, 195
Levocarnitina, 266
Levosimendana, 193
Lidocaína, 201, 223
Ligação
   dos fármacos a proteínas plasmáticas, 13
   fármaco + proteínas do plasma, 14
Limpeza, 23
Linagliptina, 145
Lioresal®, 39
Lipídeos, 112
Lipidil®, 120
Lipodistrofia, 135
Lipoproteínas, 154
   de baixa densidade, 154
Liraglutida, 146
Lisimune®, 266
Lisinopril, 159, 162
Litocit®, 264
Livalo®, 119
Lixisenatida, 146
Loceryl®, 213
Loniten®, 184

Loperamida, 103
Lopid®, 120
Loprox®, 214
Losartana, 163, 164
Losec Mups®, 88
Lotensin®, 159
Lovastatina, 118
Loxonin®, 67
Loxoprofeno, 67
Lubrificantes, 96, 233, 235
Luftal®, 94
Lyxumia®, 146

M

Mabthera®, 75
Macroangiopatia, 132
Macrogol, 99
Magaldrato, 92, 93
Magnésio, 263
Malassezia furfur, 210
Malvatricin®, 209, 238
Malvona®, 237, 238
Manganês, 263
Manidipino, 168
Manivasc ®, 168
Materfolic®, 252
Maxalt®, 44
Maxsulid®, 68
Mecanismos
   compensatórios, 184
   de resistência, 207
Meclin®, 105
Meclizina, 105
Medicamento(s), 2
   anticolinérgicos, 39, 56
   antienxaqueca, 42
   biológicos para o tratamento da artrite
   reumatoide, 75
   com ação
      descamativa, 219
      no trato gastrintestinal, 81
      no trato respiratório, 47
   contra a dor, 33

contra a tosse, 50
contra ectoparasitas, 216
de uso transdérmico, 10
hipoglicemiantes orais e análogos de
incretinas, 140
inibidores da HMG-CoA redutase, 117
isento de prescrição, 43
líquidos, 4
para artrite reumatoide, 73
para controle
   do colesterol e lipídeos do sangue, 111
   do diabetes, 123, 134
para hiperlipidemias, 116
para sintomas de resfriados e gripes, 47
para tratamento da artrose, 77
para uso inalatório, 15
pastosos, 9
sólidos, 6
utilizados no tratamento da asma,
bronquite crônica, enfisema, 51
Meloxicam, 68
Menadiona, 248
Menaquinona, 248
Menopausa, 154
Mepolizumabe, 59
Mesalazina, 90
Metadona, 34
Metamucil®, 97
Metemoglobina, 196
Metformina, 128, 142, 143
Meticorten®, 56
Metildopa, 182
Metilxantinas, 53
Metoclopramida, 106, 107
Metoprolol, 176, 180
Metotrexato, 75
Metri®, 121
Metronidazol, 208
Micardis®, 163, 164
Micolamina®, 214
Miconazol, 212
Micoses superficiais, 206, 209
Micotiazol®, 212
Micro-organismos vivos, 103

Microangiopatia, 131
Miflonide®, 15
Milrinona, 193
Minerais, 257, 273
Mineralocorticoides, 54
Minidiab®, 141
Minilax®, 100
Minoxidil, 184
Mioflex®, 39
Miosan®, 39
MIP (medicamentos isentos de prescrição), 34
Monocordi®, 197
Monofosfato de guanosina cíclico, 194
Mononitrato de isossorbida, 197
Monóxido de carbono, 154
Montelucaste, 58
Morfina, 34
Motilium®, 107
Muco e bicarbonato, 82
Mucofan®, 51
Mucolíticos, 51
Mucosa(s), 16
   conjuntival, 16
   nasal, 16
   retal, 17
   sublingual, 16
   vaginal, 17
Mucosolvan®, 51
Multigrip®, 48
Mupirocina, 208
Muvinlax®, 99
Mytedom®, 34

N

Naldecon Noite®, 48
Não diidropiridínicos, 167, 168
Naprix®, 159, 162
Naproxeno, 67
Naramig®, 44
Naratriptana, 44
Narcaricina®, 73
Naridrin®, 16
Nateglinida, 144

Naturetti®, 98
Náusea, 104
Nebacetin®, 208
Nebilet®, 176, 180
Nebivolol, 176, 180
Nefropatia diabética, 132
Nene Dent®, 223
Neomicina, 208
Neprilisina, 198
Nesina®, 145
Neuropatia diabética, 133
Neurotransmissor, 39, 40, 44
Nexium®, 88
Niacina, 121, 250
Niacinamida, 250
Nicotina, 154
Nicotinamida, 250
  adenina dinucleotídeo, 250
    fosfato, 250
Nifedipino, 168
Nimesulida, 68, 228
Niquitin®, 10
Nistatina, 211
Nisulid®, 68
Nitratos orgânicos, 193
Nitrendipino, 168
Nitroderm TTS®, 197
Nitroglicerina, 197
Nódulo
  atrioventricular, 166
  sinoatrial, 166, 198
Nome(s)
  comerciais, 3
  genérico, 3
  químico, 3
Noplak®, 237
Noradrenalina, 172
Noripurum®, 261
Norvasc®, 168
Novalgina®, 37
Novorapid®, 138
Nucala®, 59
Nutraplus® ureia, 234

O

Oclusivos, 233
Ocufen®, 67
Óleo(s)
  de rícino, 99
  essenciais, 238
  insaponificáveis de soja e abacate, 77, 79
Olmesartana, 163, 164
  medoxomila, 164
Omalizumabe, 59
Ômega
  3, 122
  6, 122
Omeprazol, 88
Omnic Ocas®, 174
Ondansetrona, 107, 108
Onglyza®, 145
Onicit®, 107
Opiáceos, 34
Opioides, 95
Orencia®, 75
Oroxadin®, 120
Oscal D®, 246
Oseltamivir, 47
Osteoartrite, 78
Osteoartrose, 76, 77
Oto-Xilodase®, 223
Óvulos, 9
Oxicams, 68
Oxicodona, 34
Oxiconazol, 212
Óxido
  de zinco, 222
  nítrico, 194
Oxifembutazona, 67
Oxitetraciclina, 209
Oxsoralen®, 231
Oxycontin®, 34
Ozempic®, 146

P

Palonossetrona, 107
Panarício, 205

Pano branco, 210
Pantoprazol, 88
Pantotenato de cálcio, 251
Pantozol®, 88
Papiloma-virus, 214
Paracetamol, 38
Parestesias, 133
Pariet®, 88
Paroníquia, 205
Pasurta®, 44
Pé diabético, 133
Pedialyte®, 104
Pediculose, 216
Pediderm®, 218
Pediletan®, 218
Pelagra, 251
Pele, 203
  e cuidados, 239
Pentasa®, 90
Pepsamar®, 92
Pepsinogênio, 82
Peptídeo inibitório gástrico, 82
Peptulan®, 89
Perda involuntária de peso, 128
Perindopril, 159, 162
Periogard®, 237
Permanganato de potássio, 27
Permetrina, 218
Peróxido(s), 26, 30, 238
  de benzoíla, 222
  de hidrogênio, 26
Pharmaton®, 250, 265
Phosfoenema®, 100
Piascledine®, 77
Picossulfato sódico, 98
Pidolato de magnésio, 263
Pidomag®, 263
Piedras, 210
Pimecrolimo, 228
Pindolol, 176, 179
Piodermite, 205
Pioglitazona, 144
Piridoxal, 251
Piridoxamina, 251

Piridoxina, 251
Piroxicam, 68
Pitavastatina, 119
Pitiríase versicolor, 210
Pityrosporum orbiculare, 210
Plantaben®, 97
Plantago ovata, 97
Plaquetas, 12
Plaquinol®, 74
Plasil®, 107
Plasma, 13
Podofilotoxina, 216
Policarbofila, 97
Polidipsia, 128
Polifagia, 128
Polifarmacoterapia, 190
Poliminerais, 266
Polissulfato de mucopolissacarídeo, 228
Poliúria, 128
Polivitamínicos, 266
Pomadas, 9
Ponstan®, 68
Pós, 6
Posprand®, 144
Potássio, 264
Pravastatina, 119
Prazol®, 88
Prazosina, 174
Prednisolona, 56
Prednisona, 56
Predsim®, 56
Prelone®, 56
Preparações sólidas, 15
Pressão
  arterial, 151, 156
  de contração, 152
  de relaxamento, 152
  diastólica, 152
  sistólica, 152
Prexige®, 68
Prilocaína, 223
Primacor®, 193
Pró-fármacos, 159
Procaína, 223
Procainamida, 168

298 FARMACOLOGIA – COMO AGEM OS MEDICAMENTOS

Processo inflamatório, 61
Procoralan®, 198
Proctyl®, 223
Proderm®, 225
Produtos
  de uso comum na higiene corporal, 235
  pigmentantes e despigmentantes, 231
Proepa®, 122
Profenid®, 67
Proflam®, 67
Profol®, 266
Prolive®, 104
Prometazina, 106, 224
Propafenona, 200
Propatilnitrato, 197
Propranolol, 176, 178
Prostaglandinas, 62
Proteínas plasmáticas, 13
Protetores
  da mucosa gástrica, 83, 89
  solares, 229
Prucaloprida, 101
Prurido, 206
Psoríase, 206

Q

Quadriderm®, 213
Queimalive®, 207
Quelantes, 233, 235
Queloide, 206
Queratolíticos, 219
Questran light®, 116
Quinidina, 168, 199

R

Rabeprazol, 88
Racecadotrila, 103
Radiação ultravioleta, 229
Radicais livres, 194, 244
Ramipril, 159, 162
Ranitidina, 87
Rasilez®, 165

Reação(ões)
  adversa a um medicamento, 35
  alérgicas ao ácido acetilsalicílico, 36
  de hipersensibilidade a medicamentos, 207
Receptores
  acoplados à proteína G, 162
  adrenérgicos, 174
  β-adrenérgicos, 52
Reeducação intestinal, 95
Refluxo gastroesofágico, 90
Reforgan®, 266
Rehidrat®, 104
Relaxantes musculares, 39
Remédio, 2
Remicade®, 75
Renina, 157
Renitec®, 159, 161
Repaglinida, 144
Reparadores do tecido, 233
Resfriado, 47
Resina de ligação aos ácidos biliares, 116
Resolor®, 101
Respimat®, 53, 57
Retinol, 243
Retinopatia diabética, 132
Revectina®, 216
Riboflavina, 250
Rilmenidina, 183
Rinosoro®, 16
Rinovírus, 47
Ritmo cardíaco lento, 176
Ritmonorm®, 200
Rituximabe, 75
Rizatriptana, 44
Roacutan®, 244
Rocaltrol®, 246
Rosuvastatina, 119
Rozex®, 208
Rtrodar®, 77

S

Sabões
  antissépticos, 29

comuns, 28
Sabonetes íntimos femininos, 235
Sacarina, 270
Sacarose sulfatada, 90
Sacubitril + valsartana, 198
Sais
  de cálcio, 91
  de magnésio, 92, 100
  para reidratação oral, 104
  quaternários de amônio, 27, 30
Sal Amargo®, 100, 263
Salbutamol, 52, 53
Salicilato de metila, 225
Salonpas®, 225
Salonsip®, 224
Sanasar®, 218
Sandimmun®, 75
Sangue, 12
Sanilin®, 223
Saxagliptina, 145
Secativos, 222
Secreção ácida, 86
Secretina, 82
Sedentarismo, 95, 154
Selênio, 264
Seletivos dos canais de cálcio, 198
Seloken®, 176, 180
Semaglutida, 146
Sene, 98
Seretide Diskus®, 15, 53
Serotonina, 44, 62
Sildenafila, 195
Silglós®, 207
Simdax®, 193
Simeticona, 94
Simpatomiméticos, 160
Simponi®, 75
Síncope, 175
Síndrome
  de retirada, 182
  de Zollinger-Ellison, 86, 88
  hiperosmolar não cetótica, 131
  metabólica, 111
Singulair®, 58

Sinvastacor®, 119
Sinvastatina, 118, 119
Sirdalud®, 39
Sistema
  barorreceptor, 156
  nervoso
    autônomo, 56
    central, 56, 169
    simpático, 156, 169
  renina-angiotensina-aldosterona, 155, 156
Sitagliptina, 145
Solução-tampão, 85
Soluções, 4
Somatostatina, 82
Sorine®, 16
  adulto®, 49
Soro caseiro, 104
Sotacor®, 176, 179
Sotalol, 176, 179
Spiriva®, 57
Stanglit®, 144
Starlix®, 144
Strepsils®, 67
Striverdi®, 53
Subcitrato de bismuto coloidal, 89
Substâncias ativas, 2
Substantividade, 238
Sucrafilm®, 90
Sucralfato, 90
Sucralose, 271
Sulbutiamina, 268
Sulfacetamida, 207
Sulfadiazina de prata, 207
Sulfas, 206
Sulfassalazina, 74
Sulfato
  de condroitina, 77, 78
  de glicosamina, 77, 78
  de magnésio, 100, 263
  ferroso, 261
Sulfonilureias, 140, 147
Sumatriptana, 44
Sumax®, 44
Superan®, 106

Superóxido-dismutase, 265
Supositório(s), 9
  de Glicerina Granado®, 99
Suspensões, 5
Sustrate®, 197
Synvisc-One®, 77
Systen®, 10

T

Tabagismo, 154
Tacrolimo, 228
Tadalafila, 195
Tamarine®, 98
Tamiflu®, 47
Tampão, 85
Tandrilax®, 39
Tansulosina, 174
Taquifilaxia, 206
Tarflex®, 221
Targifor®, 266
Tefin®, 213
Tegaserode, 101
Telmisartana, 163, 164
Tenoxicam, 68
Teofilina, 53
Teolong®, 53
Terbinafina, 214
Terbutalina, 53
Terbutil®, 53
Terconazol, 212
Terramicina®, 209
Teste oral de tolerância à glicose, 129
Tevametho®, 75
Tiabendazol, 219
Tiamina, 249
Tiazolidinadiona, 147, 144
Tilatil®, 68
Timolol, 176
Timoptol®, 176
Tinea
  capitis, 209
  corporis, 209
  cruris, 209

pedis, 209
unguium, 210
Tinhas, 209
Tioconazol, 212
Tiorfan®, 103
Tiotrópio, 57
Tirosina, 172
Tirotricina, 209
Tocoferol, 247
Tocotrienóis, 247
Tosse, 50
  improdutiva, 50
Toujeo®, 139
Tramadol, 34
Tramal®, 34
Transpulmin®, 51
Traumeel® S pomada, 225
Trayenta®, 145
Tresiba®, 139
Tretinoína, 221, 244
Triazólicos, 212
Triclosana, 28, 238
Triglicerídeos, 113
Trimebutina, 108
Trinitroglicerina, 193
Triptanos, 43
Trombócitos, 12
Tromboxanos, 62
Trulicity®, 146
Tryptanol®, 46
Tylenol®, 38
Tylex®, 34

U

Úlceras gástricas ou duodenais, 86
Ultibro®, 57
Ultrafer®, 261
Umectantes, 233, 235
Ureadin®, 234
Ureia, 222, 234
Urepel®, 234
Ursacol®, 110
Uso de adoçantes × segurança, 272

V

Valsartana, 163, 164
Vardenafila, 195
Vascase®, 159, 162
Vasoconstrição, 157, 165, 173
Vasodilatação, 158, 165, 173, 175
  pelos nitratos, 194
Vasodilatadores, 183
  arteriais, 184
  diretos, 184
  na disfunção erétil, 195
  na insuficiência cardíaca, 193
Veículos, 233
  aquosos e oleosos, 235
Verapamil, 167, 201
Vesícula, 206
Via(s)
  conjuntival, 16
  de acesso do medicamento ao organismo, 10
  de administração, 10
    parenteral, 18
  inalatória, 15
  intramuscular, 18
  nasal, 16
  oral, 17
  parenteral, 18
  retal, 16
  subcutânea, 18
  sublingual, 16
  tópica, 14
  vaginal, 16
  venosa, 18, 19
Viagra®, 195
Vibral®, 50
Vick Vaporub®, 224
Victoza®, 146
Vildagliptina, 145
Vioxx®, 68
Vírus influenza, 47
Visken®, 176, 179
Vita K®, 248
Vita R®, 247
Vitafer®, 261

Vitamina(s), 241, 242, 273
  A, 243
  B1, 249
  B2, 250
  B3, 121, 250
  B6, 251
  B7, 252
  B8, 252
  B9, 252
  B12, 254
  C, 249, 255
  D, 246
  do complexo B, 110
  E, 247
  H, 252
  hidrossolúveis, 249
  K, 248
  lipossolúveis, 243
Vitanol-A®, 244
Vitergan Master®, 250
Vitiligo, 231
Voltaren®, 67
Vonau®, 107

X

Xantinas, 53, 178
Xatral OD®, 174
Xerostomia, 183
Xilitol, 272
Xolair®, 59
Xylocaína® spray, 223
Xyloproct®, 222

Z

Zanidip®, 168
Zelmac®, 101
Zestril®, 159, 162
Zinco, 265
Zofran®, 107
Zolmitriptana, 44
Zomig®, 44
Zyloric®, 73
Zyrtec®, 58